# 원격의료와 지역사회

노기영·권명순·박동진

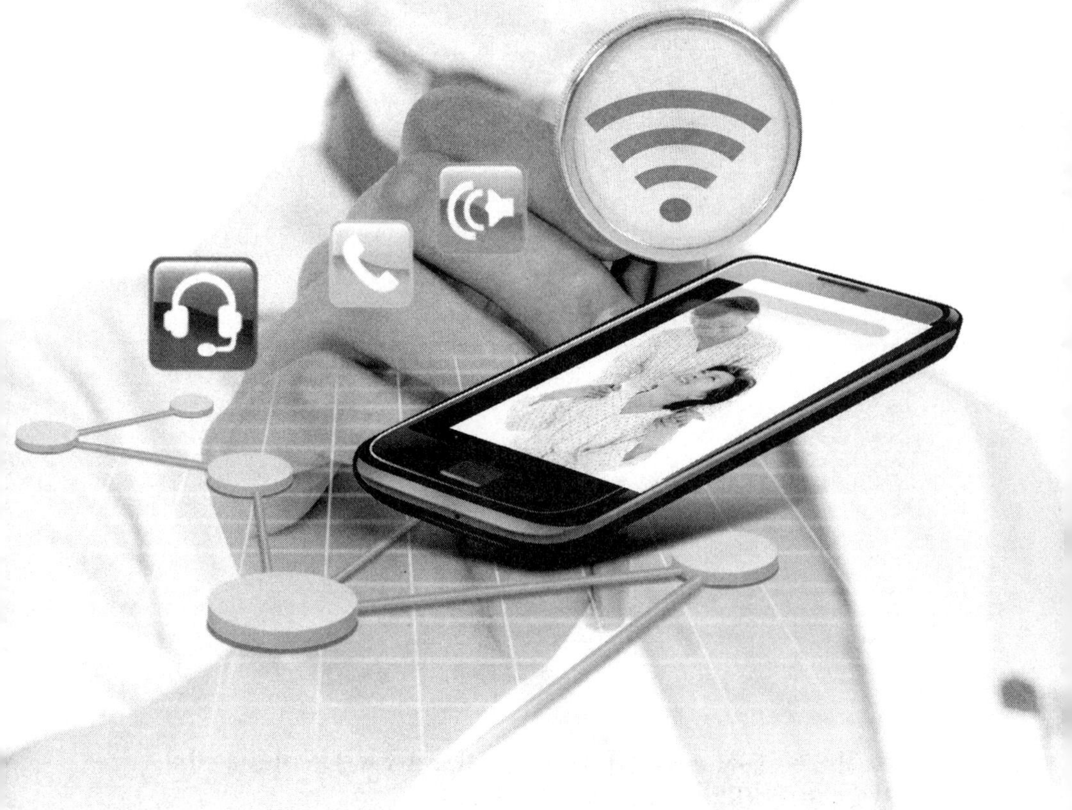

한림대학교 출판부
Hallym University Press

* 이 저서는 정부(교육부)의 지원으로 한국연구재단의 지원을 받아 저술되었음(NRF-2012S1A3A2033480).

# 서문

우리나라는 집을 나서면 바로 병의원, 보건소, 헬스센터 등이 있어 의료 접근성이 별로 문제가 되지 않는다고 한다. 다 대도시 얘기다. 종합병원의 80%가 도시에 있고, 의료 인력의 87%가 도시에 거주하고 있으며 의료시설의 80%이상이 도시에 집중돼 있다. 농촌지역의 성인들은 도시지역 거주자들보다 만성질환의 빈도도 높고 건강상태도 더 열악하다. 건강관리를 위한 의료시설과 자원이 부족한 지역사회의 건강수준은 계속 낮을 수밖에 없다. 경제가 성장하면 지역간 건강불평등도 사라질 것이라는 낙관적 전망이 실현되기를 기대했는데 현실은 그렇지 않은 것이다. 물론 빈곤층이 줄어들었고 항생제를 비롯한 의학기술 덕분에 농어촌지역에서도 전염병이나 절대빈곤과 같은 문제는 사라지고 있다. 그러나 질병의 형태가 전염병에서 만성질환으로 바뀌고 건강 위험요인이 영양실조에서 운동이나 정신질환으로 바뀌었을 뿐 농어촌의 건강과 의료상태는 여전히 불평등하다.

의료시설이나 자원이 부족해서 생긴 건강불평등을 완화하기 위해서 헬스커뮤니케이션 테크놀로지를 도입해서 활용하는 것도 하나의 대안이다. 대표적인 사례가 원격의료다. 원격의료란 ICT기술을 이용해 의사가 원거리에서 환자기록, 의료영상 등 각종 정보를 확인하고 진단, 처방하는 것을 말한다. 선진국에서는 의료 패러다임의 변화에 따라 ICT기반의 원격진료 환경을 구축하여 고령화와 같은 새로운 의료 수요에 대처하고 있다. 우리사회도 고령화와 생활패턴의 변화로 만성질환이 급속도로 증가하고 있어 원격의료를 도입하게 되면 비용절감은 물론 의료자원이 부족한 취약지역에서도 제때에 의료서비스를 받을 수 있게 된다.

이 책은 농어촌과 도시간의 건강격차를 발생시키는 의료자원에의 접근성을 개선하기 위해 지역사회 기반의 원격의료의 성공적 실행을 위한 이론과 사례를 소개하고자 한다. 구체적으로 원격의료의 개념과 이해, 수용과 실행, 커뮤니케이션이론, 건강관리이론, 국내외 원격의료의 사례분석 등 6개의 장으로 분류하여 구성하였다. 먼저 1장 원격의료의 개념과 이해에서는 원격의료의 역사와 유형 그리고 ICT기술의 활용을 다루었고 지역 건강관리와 건강증진을 위한 원격의료의 역할을 다루었다. 2장 원격의료와 텔레커뮤니케이션 수용과 실행에서는 텔레커뮤니케이션 테크놀로지의 접근방법을 소개하고 개혁확산모델과 기술수용모델을 최근의 이론과 실증분석을 포함하여 소개하고 있다. 또한 복합기제로서 원격의료의 실행과 평가의 방법에 대해서 논의하는 한편 지역기반 원격의료의 수용모델에 대한 사례연구를 소개하고 있다. 3장 원격의료와 커뮤니케이션 이론은 헬스커뮤니케이션과 원격의료의 관계를 소개하면서 커뮤니케이션의 다양한 접근법과 모델을 설명하고 있다. 대인커뮤니케이션, 컴퓨터매개 커뮤니케이션을 중심으로 원격의료상황에서의 테크놀로지 중재 커뮤니케이션에 대해 이론적으로 접근하고 있다. 4장 원격의료와 지역 건강관리이론에서는 건강관리체계 모형, 자가간호모형, 사회생태학적 모형등 원격의료에 적용되는 건강관리에 대한 다양한 이론과 모델을 설명하였다. 5장 지역기반 원격의료 사례분석에서는 강원도 만성질환 원격진료 서비스의 발전과정과 특징을 사례분석으로 제시하고 있다. 특히 강원도 원격진료 서비스를 대상으로 한 원격관리 경험연구와 효과연구의 실증분석을 소개하고 있다. 마지막으로 원격의료의 해외 사례분석은 해외의 원격의료의 운영사례를 소개하는 한편 원격의료 서비스의 발전을 위한 제언으로 이 책을 마무리하고 있다.

이 책은 2012년에 한림대학교 헬스커뮤니케이션 연구소를 설립하고 지역기반 헬스커뮤니케이션 테크놀로지 연구의 일환으로 수행된 연구결과를 바탕으로 하고 있다. 국내에서는 처음으로 설립된 헬스커뮤니케이션 연구소에서 공동으로 연구를 수행하고 학술포럼 등 다양한 학술활동을 하면서 축적된 연구 성과를 총서의 형태로 발간하게 된 것이다. 아직 학계에서 이 분야의 연구가 본격화되지 못해서 저자들의 기대수준에는 미치지 못했지만 차근차근 기초를 만들어간다는 의미에서 용기 내어 발간하게 되었다. 이 연구학술서가 원활하게 발간될 수 있도록 도와준 한림대 출판부와 연구를 지원해준 한국연구재단에 감사드린다. 이 책이 우리나라 지역사회의 건강격차를 완화할 수 있는 기제로서 원격의료가 성공적으로 실행될 수 있도록 이론적인 밑받침이 되었으면 하는 바람을 가져본다.

**2015년 6월**
**저자를 대표해서**
**노 기 영**

# 목차

# 1.

# 원격의료의 개념과 이해

## 1) 원격의료의 역사

원격의료는 미국에서 1877년 21명의 의사들이 지역 약국과의 원활한 의사소통을 위하여 전화교환장치를 만들었던 것을 시초로 있다. 1959년 네브라스카 주에서 오마하 시의 정신병원과 다른지역의 주립 정신병원을 마이크로웨이브로 연결하여 양방향 폐쇄회로TV를 통해 정신의학 상담을 실시하기로 하였다.(전영주, 2014). 이 시스템은 24시간 동안 양쪽 기관을 연결하여 면대면 커뮤니케이션을 제공했으며, 이를 통해 주립병원은 원격지의 기관에서 전송되는 소리와 영상을 듣고 볼 수 있었다(류시원, 2004). 1970년대에 이르러서는 위성을 통한 영상진찰을 통해 알래스카에 있는 마을의 보건의료를 개선시킬 수 있는지를 측정하는 프로그램이 진행되었다(구병기, 2013).

특히 1970년대에는 남미와 호주에서 몇몇의 주요한 프로젝트들이 진행되면서 원격의료 열풍이 불었는데, 여기에는 Arizona 남부에서 진행된 National Aeronautics and Space Administration(NASA)의 Space Technology Applied to Rural Papago Advanced Health Care(STARPAHC) 프로젝트, Massachusetts 주의 Boston에 위치한 Logan Airport에서 진행된 프로젝트, Canada 북부에서 진행된 프로그램을 포함한다(Dunn et al., 1980). 이러한 초기의 프로젝트들은 원격가정의료와 같은 미래 원격의료의 새로운 도입을 위해서 매우 가치 있는 자료를 제공했다. 그 당시 데이터들이 매우 제한적임에도 불구하고, 원격의료 서비스에 대한 평가는 의료정보를 전송하는데 효과적이었고 사용자들의 만족도는 긍정적이었다(Conrath et al., 1975; Dongier et al., 1986). 원격의료 시범 사업은 1990년대에 이르러서는 급속한 성장을 가져왔다. 1990년대 초기에는 디지털기술의 발달 덕분에 저렴한 가격으로 비디오와 오디오, 이미지 정보들이 디지털화되고 압축될 수 있었다.

1990년대에는 4가지의 활동적인 원격의료 서비스가 등장하였다. 미국의 경우 1997년까지 90개에 달하는 서비스가 존재하였고, 1998년까지 200개가 넘는 원격진료 서비스들이 등장하였다(Federal Telemedicine Update, 2002). 1990년대 후반부터 일부 선진국들이 원격진료를 제도적으로 허용했으며 미국이 가장 먼저 법제화를 추진했다. 1993년 원격진료기관인 미국원격진료협회(ATA: America Telemedicine Association)가 설립되고 관련법제로는 1996년 '건강보험 정보 활용 및 책임에 관한 법(HIPPA: Health Insurance Portability and Accountability Act)'이 제정되어 의료정보 서비스가 허용되었다. HIPPA는 개인 건강정보의 사용과 노출은 물론 개인이 자신의 건강정보가 어떻게 사용되는지 알고 이를 통제할 수 있는 프라이버시 권리를 위한 표준을 제시하고 있다. 이 법은 세계최초로 만들어진 가장 포괄적인 원격진료법으로서 모델로 사용되고 있으며, 또한 1997년 연방원격지원법(Balanced Budget Act)을 제정하여 DHHS(미국복지부)내 OAT(원격진료활성화전담반)를 중심으로 u-Health 관련 정책을 수립하고 서비스 인프라의 구축을 지원하고 있다. 2009년 오바마 정부는 경기부양책에 의료기록

전산화를 포함하였고 향후 11년간 192억 달러의 보건정보기술(HIT: Health Information Technology)에 대한 투자를 추진하고 있다. 최근에는 언제 어디서나 무선장치를 통해 원격의료도 가능할 전망이며, 이를 위한 별도 주파수 지정 등 원격의료 활성화 작업이 본격화되고 있으며 연방통신위원회(FCC)는 의료용통신망(Medical Body Area Networks. MBAN) 도입을 위해 지속적인 프로젝트를 진행해 오고 있다(전영주, 2014). 2010년 4월에는 '오바마 케어'로 불리는 보험개혁안을 입법하여 4,000만 명이 추가로 보험혜택을 누릴 수 있게 됨에 따라, 의료진 부족 현상을 보완할 방안으로서 원격의료가 새로운 화두로 부각되었으며 군인, 재소자 등의 의료복지 향상을 위한 설치형 키오스크 병원, 만성질환 관리용 원격 모니터링 시스템, 처방으로 인정받는 당뇨 원격관리 소프트웨어 등이 사용 중에 있다(한국인터넷진흥원, 2013).

일본은 1970년대부터 지방의 의사부족 문제를 완화할 수 있다는 점에 의의를 두고 원격의료를 시작했다. 일본 원격의료의 시작은 1971년 오지에 의료공급을 목적으로 하는 전화선에 대한 실험을 효시로 이후 1980년대에 통신위성을 통해 재해 시 원격지원 등에 이용한 바 있다. 1997년 12월, 후생성에서 정보통신기기를 사용한 진료를 공인하면서부터 원격진료가 발전했으며 2001년에 이르러 내각에 IT전략본부를 설치, IT기본법, E-JAPAN전략을 통한 원격의료 정책 서비스 인프라를 지원하고 있다. 이후 2003년 'e-Japan 전략 II'를 수립하여 의료부분을 포함한 7개 분야를 정보화 선도 분야로 선정, 육성하고 있으며, 2008년 '경제성장전력' 정책에서도 잠재적 수요가 높은 건강, 생활에 관한 산업을 미래성장 분야로 설정하여 원격진료기술의 활용을 추진하고 있다. 이를 위해 일본은 지방의료기관을 중심으로 원격진료가 추진되고 있다.

이 외 국가에서도 원격의료 서비스를 제공하기 위해 노력 중이다. 캐나다는 원격의료 서비스 추진계획의 일환으로 비디오 영상구축에 앞

장서고 있으며, 이 계획에 힘입어 캐나다 전역에 1,000여개 이상의 영상회의실이 설치되어 있다. 또한 90,000여명이 넘는 온타리오의 가상 환자들이 온타리오 원격진료 네트워크에 방문했으며, 5,700개 이상의 원격진료 시스템이 지역사회를 지원하고 있다. 노르웨이에서는 병원에 올 수 없는 환자들의 조기 진단과 심근경색 치료를 위해 2010년 Tele ECG 계획을 시행했으며 노르웨이 구급차는 ECG 신호와 이미지를 캡쳐해 전송하는 장비를 활용하고 있다. 이들 원격 이미지들은 심장 전문의에게 전달되어 진단 및 후속조치를 결정하는데 도움을 주게 된다(최재호·신은경, 2014).

한편, 국내 원격의료는 80년대에 정부차원으로 원격진료 운용에 대한 태동이 시작되었다. 1990년대에 이르러서는 원격의료에 관한 연구논문이 등장했고, 1991년에는 심장질환자의 조기 발견을 위한 방법으로써 혈압, 체온, 맥박, 심전도 등의 의료 데이터를 기존의 공중망회선을 이용해 원격진료 진단을 하기 위한 원격심전도진단 시스템을 개발했으며, 이 시스템을 활용하여 연세대학교 원주 기독병원의 외래환자 중 심장에 이상이 있다고 가정되는 50명의 심전도 파형을 디스켓에 저장한 후 모뎀을 이용하여 서울에 위치한 자동진단 장치에 입력, 이상유무를 판정하는 실험을 실시했다. 1999년부터 2001년까지 IT벤처가 활성화되는 시기에 민간에서 원격의료 사업을 추진하려는 벤처기업들이 다수 등장했으나 대부분 실패하거나 추진이 어려운 상황에 있었다. 2002년 의료법 개정으로 제한된 원격진료의 개념이 최초로 도입되고, 2010년 처음으로 의료인과 환자 간 원격진료 허용에 관해 보건복지부에서 의료법 개정안을 국회에 제출했으나 폐기되기도 했다.

이렇게 난항을 거듭하던 중, 2013년 10월 보건복지부의 입법예고를 통해 원격의료가 부활했고, 2014년 9월 말부터 6개월간 9개 시, 군, 구와 11개 의료기관(의원 6곳, 보건소 5곳), 특수지 시설 2곳을 포함해 1,200명 고혈압 및 당뇨환자를 대상으로 본격적인 시범사업을 시도했으나 현재는 의료계와 분쟁이 지속되고 있다(황유익, 2015). 최근에는 대학병원이나 종합병원, 일부 보건소를 중심으로 원격진료 프로젝트가 진행 중이며 현재 운용되는 원격진료는 영상회의와 원격진단기기를 통해 의사가 시행하는 진단방법 중 촉진, 타진을 제외한 문진, 청진, 시진을 구현하여 진료실의 면대면 진료와 거의 차이가 없는 수준에 이르렀다. 또한 전국적인 초고속 인터넷통신망을 이용하여 온라인으로 검사결과와 처방이 환자에게 전달되고 인쇄한 처방전을 가지고 약국에서 조제도 가능하다. 그러나 정보통신산업계 등 다양한 관계자들이 원격진료 활성화의 필요성을 주장하며 기술개발과 인프라 구축, 홍보 등에 많은 노력과 투자를 기울이고 있지만, 실제로 이러한 노력이 비즈니스 단계로 이어지지 못하고 있다. 정부부처의 시범사업들 또한 서비스 상용화로 연계되지 못하고 단발성으로 종료된 경우가 대부분이다. 이는 이들이 개발해 온 서비스 모델들이 대부분 현행 의료법상 허용이 되지 않아 아직까지 원격자문 외에는 상용 가능한 서비스 모델이 없기 때문이다(이윤태·김시연, 2008). 이처럼 국내의 원격진료 서비스는 공익적 차원에서 정부의 시범사업이 진행 중이지만 현행 의료법 상의 서비스 유형 제약, 원격진료에 대한 보험수가가 개발되지 않은 점, 기술 표준의 부재, 전문인력의 부족 등으로 인해 활성화 되지 못하고 있는 것으로 평가되고 있다(송태민 외, 2011). 앞으로 정부, 의료계의 입장 차를 좁히고 정책적인 지원이 있다면 원격의료에 대한 요구 및 활용이 확대 될 수 있을 것으로 전망된다.

## 2) 원격의료의 개념 및 분야

### (1) 원격의료의 개념

원격의료란 기술적으로 의료정보를 전달하는데 전기신호를 사용하는 것을 말하다. 원격의료의 활용 범위는 의사간의 단순한 전화통화로부터 원격진단까지 그 범위가 넓다고 할 수 있다. 정보통신 테크놀로지의 발달은 원격의료를 보다 더 발전시키는 계기가 되었고 원격의료는 의료의 미래에 지대한 영향을 미칠 잠재력을 가질 수 있다.

원격의료에 대한 개념은 학자나 기관에 따라 조금씩 다르게 정의하고 있으며 원격진료나 원격보건(Telehealth), 원격건강관리(Telecare) 등 유사한 의미의 용어들이 존재한다. 일반적으로 넓은 의미에서 원격의료는 의학적, 기술적 측면에서 양방향으로 상호작용하는 정보통신기술을 이용하여 서로 떨어져 있는 의사와 환자 사이에 의료정보 및 의료 서비스를 전달하는 모든 활동을 말한다(Bashshur, Sanders, & Shannon, 1997). 미국의 원격진료협회는 원격의료란 다른 지역에 있는 사람들에게 임상서비스를 제공하기 위해 전자커뮤니케이션과 IT를 사용하는 서비스로 정의하고 있다(ATA, 2007). 이 정의는 원격진료(Telemedicine)의 개념으로 이와 밀접하게 관련되어 있는 용어가 원격보건(Telehealth)으로 ICT가 건강관리 서비스를 지원하기 위해 사용되는 다양한 영역으로 확장된 개념으로 원격교육이나 소비자서비스 등 적용영역이 넓게 사용된다. 환자 포털을 포함하는 e-health, 이미지의 원격화상 전송서비스, 생체정보의 원격모니터링, 원격교육, 전화간호센터 등이 원격진료나 원격보건의 사례라 할수 있다.

원격진료란 환자가 병원을 직접 방문하지 않고도 혈압, 심전도 등의 생체정보를 측정/전송하면 원격지 의사가 영상을 통해 원격지 환자의 상태를 파악하고 원격진찰, 처방서비스를 제공하는 것이다. 1990년 산업의 초기 IP의 급속한 진전으로 기존의 의료진 중심과 질환 발생 후 대응하는 치료 중심적 패러다임에서 환자 중심과 예방 중심으로 주요 패러다임이 이동하였다.

정보의 디지털화, 통신의 광대역화, 보건의료 IT 기술의 급격한 발전으로 광대역 기반의 네트워크 기술이 진화하였다. 대용량의 정보를 유무선 통신망에 빠른 속도로 전송하는 것이 가능하게 되어 과거에 차트 및 필름에 기록하였던 환자의 건강정보를 EMR, PACS 등 디지털로 기록하고 저장하면서 병원 내의 정보화 수준이 진전되었다. 원격진료 서비스는 병원중심의 진료라는 공간적 제약을 극복하고, 시/공간을 넘어 진료 및 비용을 절감하여 효율성을 극대화 하고자 등장하였다.

환자 및 정보가 먼 거리로 떨어져 있거나 시간적으로 많은 차이가 발생하는 등 여러 가지 문제로 인해 도달할 수 없는 경우 의료정보 및 전문적 조언을 원격으로 제공하며, 환자 진료뿐만 아니라 의료행정, 의학교육, 자문과 의뢰 등을 포함하는 포괄적인 개념으로 쓰이고 있다. 즉 컴퓨터와 데이터 통신 기술을 이용하여 의학영상, 동영상, 환자기록 등 각종 데이터를 주고받고 의료서비스를 전달하는 기술을 통칭한다.

원격의료의 응용범위를 살펴보면 가장 일반적이고 개발이 활발히 진행 되고 있는 재택진료, 그리고 원격화상회의, 그밖에 원격진료영상 저장전송시스템(PACS: Picture Archiving and Communications System), 원격영상진단, 가상병원 등이 있다.

1952년 미국 네브라스카주 오마하시 정신병원과 112마일 떨어진 주립정신병원을 연결한 것을 원격진료의 효시로 꼽고 있다. 이후 여러 원격진료 프로젝트가 있었으나 수익성 등의 이유 때문에 제대로 진행 되지 못했다. 그러나 1990년대 들어 원격의료는 비약적인 발전을 이루게 되었으며, 오지나 도서 지역과 같이 첨단의료 혜택을 받지 못하는 지역에서부터, 가정에서의 치료, 장기요양환자, 또 교도소나 군대와 같은 특수 지역까지 원격의료의 범위가 광범위해졌다.

### (2) 원격의료의 유형

원격의료의 영역은 대상과 방법에 따라 다음과 같이 여러 가지 형태로 구분되고 있다. 첫째로 전문가 정보서비스(Socialist Referral Service)로 일반 의료진이 처방을 하기 위해 전문의의 소견을 받는 것을 의미한다. 이러한 과정은 실시간 원격자문을 통해 전문의가 환자를 직접 진료하는 경우도 해당하며 또한 전문의가 추후에 확인할 수 있도록 환자에 대한 진단이미지나 영상들을 전송하는 서비스 모두 해당한다. 둘째 유형은 직접적 환자관리(Direct Patient Care)로 진단,

치료계획, 처방과 자문을 위해 환자와 보건진료전문가 사이에 음성, 영상 의료정보를 공유하는 것을 의미한다. 이 경우 환자는 원격진료소나 의원 또는 가정에 있게 된다. 세 번째 유형은 원격환자 모니터링(Remote Patient Monitoring)으로 해석을 위해서 모니터링센터로 원격으로 수집된 데이터를 전송하는 서비스를 말한다. 혈압, 포도당, 심전도나 체중과 같은 특별한 생체정보를 측정하고 전송하는 원격기기를 사용하는 가정 원격보건서비스가 그러한 사례이다. 네 번째 유형은 의료교육 및 자문(Medical Education and Mentoring)으로 보건전문가들을 위한 평생의료교육을 제공하거나 특별한 그룹을 위한 특수의료 교육세미나를 진행하는 것을 말한다. 마지막으로 의료소비자 건강의료정보(Consumer Medical and Health Information)는 의료소비자들에게 특별한 건강정보를 제공하기 위한 인터넷과 웹사이트를 개설하거나 의료소비자들 간의 지원을 제공하기 위한 온라인 토론그룹이나 커뮤니티 블로그 등을 개설하는 것을 말한다.

특히 원격의료의 전문가 서비스를 유형별로 살펴보면 다음과 같이 분류할 수 있다.

### ㉠ 환자진료에 대한 상담(Tele-Consultation)

원격상담은 특히 내과질환, 피부과질환, 정신과질환 등에 대하여 매우 유용하다고 보고 있다. 평소에는 TV회의시스템 같은 쌍방향으로 영상통신이 가능한 장치를 써서 환자의 영상을 쌍방에서 보면서 의사간의 토의를 통하여 원격상담을 실시할 수 있다. 그러나 이 경우 사전에 의사와 환자로서의 어떠한 관계나 임상진료 경험이 없는 상태에서의 온라인 상담이나 전화 상담은 상당한 문제점을 갖고 있는 것도 사실이다. 특히 이러한 방식으로 얻게 된 정보의 신뢰성, 비밀유지 및 보안 등과 관련한 문제를 비롯해 상담을 해 주는 의사가 누구인지, 그리고 의사의 자격 여부 등에 대해서도 불확실성이 존재할 수 있다.

### ㉡ 진료행위의 실시간 원격지도(Tele-assistance)

지리적으로 고립되어 있거나 열악한 환경에 놓여 있어서 현지 의사에게서 치료를 받을 수 없는 환자와 의사 사이의 상호관계이다. 진료행위의 실시간 지도 원격상담의 응용으로 환자에 행해지는 여러가지 의학적 조치(수술, 검사 등) 등의 영상을 원격지에 실시간으로 전송하여 그 조치를 원격지에서 지도하는 원격진료의 영역이 일반적으로는 응급상황 같이 매우 특수한 상황으로 국한되었지만, 최근 급속히 발전되어 내시경화상, 초음파화상, 안과의 현미경화상 등으로 그 대상이 확장되었다. 특히 내시경수술의 지도는 매우 효과적인 것으로 나타나고 있다.

### ㉢ 원격 방사선진단(Tele-radiology)

X선 사진, CT, MRI 화상 등을 전송하여 원격지 전문의의 진단결과를 획득하는 방법으로 최초로 실용화되었다. 초기에는 X선 사진 등을 카메라로 촬영한 화상을 원격지에 보내는 방법을 사용하였으나 최근에는 CT, MRI 뿐 아니라 X선 사진이 원본과 동일한 형상을 디지털로 획득할 수 있어 원격지에서도 현지와 같은 조건으로 진단할 수 있게 되었다.

### ㉣ 원격 병리진단(Tele-pathology)

원격병리진단은 현재 병리의가 매우 적고 또 대도시에 편재해 있으며 시술 중 신속한 병리진단이 불가능한 병원이 많기 때문에 원격방사선진단과 함께 일찍부터 연구된 영역으로 의학적 유용성이 가장 높다. 따라서 원격병리진단에 대한 기대는 매우 크며 실재로 의료에 적용되는 곳이 많다.

### ㉤ 원격가정간호(Tele-homecare)

재택환자 중에는 이른바「와상(누워있는)노인」과 같이 재택에서의 요양은 가능하지만 병원의 외래진찰을 하기에는 여러가지 곤란을 겪는 환자가 많이 있다. 이러한 환자를 위하여 환자 집에 설치된 TV전화를 사용하여 의사 지시에 따라 집에서 적절한 처치를 할 수 있다.

### ㉥ 원격 감시(Tele-monitoring)

환자의 혈압이나 심전도 같은 의료 정보가 전자적인 방법으로 의사에게 전달되는 상황에서 의사와 환자 사이의 상호관계이다. 이 경우 의사는 환자의 상태를 규칙적으로 파악할 수 있다. 이 유형은 당뇨병, 고혈압, 신체장애 등과 같이 만성적인 질환을 갖고 있는 환자에 대해 주로 사용될 수 있다. 이 유형에서는 환자 본인이나 가족이 필요한 정보를 수집해서 전송할 수 있도록 훈련을 받는 경우도 있으며 간호사나 의료기사, 혹은 전문 자격을 갖춘 사람이 신뢰할 수 있는 결과를 얻기 위해 개입할 수도 있다.

이외에도 의료인이 아닌 복지 종사자 간의 건강관리의 관여, 네트워크에 의한 진료정보의 공유 등의 분야에서 의료를 재택으로 확대하려는 지속적인 사업이 이루어지고 있다. 따라서 원격진료를 카테고리별로 구분해 보면 [표 1]과 같다.

[표 1] 원격진료의 카테고리별 유형과 내용

| 카테고리 | 내 용 |
|---|---|
| Decision-making aids | - 가장 초기 형태의 원격진료 모델로써 데이터베이스의 지식기반을 이용하여 환자가 직접 본인의 병변을 진단하는데 도움을 주는 의사결정 방식 |
| Remote Sensing | - 원격지에서 환자의 심전도(ECG), Digital x-ray 등의 정보를 전송받아 병변을 진단하는 방식 |
| Collaborative arrangement for real-time management of patients at a distance | - 원격의 환자를 실시간 화상회의(Video conferencing)나 원격상담(Tele-consulting) 등을 통해 병변을 진단하는 방식 |
| Emergency situations handling | - 응급상황에서 현장의 비디오 영상을 라이브로 전송받아 전문가와 담당의사가 상황을 판단하여 적절히 조치를 내리도록 하는 방식 |

## 3) 원격의료와 원격통신

버군(Burgoon, 1985)은 메시지를 생산하고 송신하는 커뮤니케이션의 종류를 7가지로 나누어 정의하고 있다. 첫째로, 동작적인 요소로 눈에 보이는 상대방의 동작, 몸짓, 얼굴표정, 자세 응시 등을 포함하는 개념이다. 둘째는 음향적인 요소로 언어적인 뜻을 제외한 목소리로 전달되는 것으로 음의 높이, 크기, 속도, 침묵, 음조의 변화를 가리킨다. 셋째는 형체적인 요소로 머리스타일 이나 신체형태로 구분된다. 넷째는 접촉적인 요소로 신체부위의 접촉, 악수, 껴안음 등을 포함한다. 다섯째는 거리, 공간적인 요소로 상대방과의 거리정도, 공간적인 위치가 여기에 포함된다. 여섯째는 시간적인 요소로 기다리는 시간, 상대방과의 대화에 투자한 시간 등이다. 마지막으로 물리적인 요소로 주변에 있는 물건들의 배치, 환경적인 요소를 포함한 커뮤니케이션이 일어나고 있는 물리적인 배경이나 상황을 의미한다. 특히 로저스(Rogers, 1986)는 인류문화의 생성과 함께 해온 커뮤니케이션 발달을 크게 미디어의 발달사로 구분해서 문자, 인쇄, 원격통신, 상호작용적 커뮤니케이션의 4단계로 나누어 놓고 있다.

인류의 역사에서 가장 오래된 것은 문자 커뮤니케이션이다. 초기 인쇄 매체의 발달은 정보를 대량으로 생산하는 것을 가능하게 해주었다. 이후 인간은 사회구조를 형성하고 정보의 교류를 필요로 하게 되면서 커뮤니케이션이 중요하게 되었고 이에 커뮤니케이션에 제약이 되는 공간적 한계를 극복하기 위해 많은 노력을 기울였다. 커뮤니케이션 기술의 발달과 함께 전화, 라디오, TV가 등장하면서 인간은 거리와의 공간적 제약을 받지 않고 매체를 통한 정보 교환의 커뮤니케이션이 가능하게 되었다. 또한, 컴퓨터가 등장하면서 커뮤니케이션은 상호작용이라는 특성을 매체를 통해 구현하게 되었고 현대사회의 생활에 중요한 영향을 끼치게 되었다. 커뮤니케이션 테크놀로지는 인간커뮤니케이션을 대중화하는데 기여했으며 자신에게 맞는 맞춤형 형태로 커뮤니케이션 참여자들은 능동적 선택을 할 수 있게 되었으며 시·공간적 제약이

거의 사라지게 되었다.

이와 같은 매체의 특성에 따라 커뮤니케이션은 크게 면대면 커뮤니케이션과 원격통신으로 구분하게 된다. 면대면 커뮤니케이션이란 송신자와 수신자 사이에 채널이 면대면인 경우를 말한다. 두 사람 혹은 그 이상의 개인들 사이에서 일어나는 대면적 상호작용을 의미하며 이는 음성을 통한 구두 커뮤니케이션을 수행하고 정보를 주고받는 언어적 커뮤니케이션과 서로 같은 시간에 한정된 공간에서 얼굴을 마주보며 커뮤니케이션 하는 과정에서 병행되는 눈맞춤, 얼굴표정, 몸동작, 어투 등의 비언어적 커뮤니케이션으로 나누어지게 된다.

원격통신은 다수의 정보원 사이에서의 통신에 대한 필요성에서 등장하였다. 수많은 정보원 사이를 직접 접속하는 것은 경제적으로도 기술적으로도 제약이 많아, 이를 해결하기 위한 방법으로 등장한 원격통신은 다양한 커뮤니케이션 중계적 역할을 수행한다. 이러한 원격통신은 의료분야에서 의사와 환자, 병원 등 의료공급자와 소비자 전반을 포괄하는 커뮤니케이션과 연계되어 활용된다. 의료분야는 의학지식의 전문성과 용어의 난해함, 그리고 치료 과정의 어려움 등으로 인해 정보의 비대칭성이 두드러진 분야이다. 특히 환자들은 의료소비자 개념이 부각되기 이전까지 의사들의 진단과 처방에 전적으로 신뢰하고 의지하여왔다. 환자는 의료지식과 전문성의 부족으로 인해 질환의 원인이나 진행상황, 그리고 수술 필요성 등에 대해 판단하기 어려웠고 따라서 의료진의 의료행위에 대해 이의를 제기하는 것은 매우 어려웠다.

그러나 미디어의 발달과 커뮤니케이션의 발달로 의료소비자들도 정보접근이 용이해지면서 의사와 환자와의 전통적인 관계도 변화하기 시작했다. 과거의 소극적 수용자의 입장에서 벗어나 보다 적극적이고 주도적인 역할을 담당하는 존재로 변하고 있는 것이다. 이렇듯 미디어의 발달과 원격통신 기술이 합쳐져 새로운 커뮤니케이션의 융합적 영역이 생겨난 것이다. 원격통신은 무엇보다 컴퓨터를 매개로 수행되는 의사소통으로 일반적으로는 동시적 의사소통, 비동시적 의사소통 그리고 전자 데이터베이스를 통한 정보 조작과 인출, 저장을 모두 포함한다(Salis & Kassabova, 2000). 따라서 원격통신은 특성과 기능에 따라 일대일(one-to-one), 일대다(one-to-many), 다대다(many-to-many)의 다차원적인 의사소통이 가능하고 시간의 제약을 받지 않는다는 점에서 비동시적인 의사소통 양식의 특성을 보인다.

원격통신은 특히 의료분야에서 원격진료(Telemedicine)를 매개로 하여 서로 다른 장소에 있는 환자들의 커뮤니케이션을 구성하고 정보를 저장, 전달, 처리하는 통신과정의 한 도구로 규정된다. 원격통신은 다양한 서비스 범위로 원격진료에 가능성을 열어주었고 원격진료의 범위를 이동수단으로까지 확장시켰다(Gallego et al., 2005). 원격진료란 원격통신수단을 이용한 원거리에서의 의학적인 지식의 공유 및 헬스케어(healthcare)를 포괄한다(Pattichis et al., 2002), 원격진료 시스템은 원격진료를 수행하는 의료 시스템을 의미한다. 원격통신을 사용하는 원격진료 시스템은 생체 신호와 환자의 비디오, 오디오, 의학 스캔 이미지 등을 다루며, 원격진료지침을 통해 의사의 진료결정을 지원하고, 환자의 성별, 연령별, 개인의 위험요인별로 개별화된 평생건강관리도 제공하고 있다. 예를 들면 자신의 의무기록을 인터넷을 통해 조회할 수 있으며 건강과 관련된 문제는 멀티미디어 건강정보와 원격통신망으로 연결되어 보다 세밀한 정보를 원하는 시간에 볼 수 있게 한다. 원격통신망은 기존의 유선망과 달리 높은 에러율과 지연의 변화가 심한 특성을 가지고 있지만, 대용량의 정보를 빠른 속도로 전송하는 것이 가능하게 되어 과거에 차트 및 필름에 기록하였던 환자의 건강정보를 EMR, PACS 등 디지털로 기록하고 저장하면서 원격지 환자들과의 의사소통이 용이해지는 효율성을 극대화시키고 있다.

이렇듯 원격통신을 이용하고 있는 원격진료는 기존의 진료 커뮤니케이션과는 달리 시공간을 초월하는 동시적, 비동시적 커뮤니케이션 형태를 띠고 상호작용성으로 인해 물리적인 거리감과 더불어 사회적인 거리감 또한 극복할 수 있는 특징이 있다. 또한, 다양한 환자, 의료진들의 참여와 상호작용적 관계를 형성하고 가상의 공동체(virtual community)를 형성하여 표준적인 사회적 언어가 아닌 기술적인 언어체계로 구성된 새로운 정보흐름과 생성, 재가공을 형성할 수 있게 한다.

## 4) 원격의료와 건강관리

우리나라의 전체 인구 중 65세 이상의 인구가 차지하는 비율은 2014년 기준 12.7%이며 이는 전체 인구 10명 중 1명에 해당하는 수치이다. 특히 18개 시·도 중 강원, 전남, 전북, 경북, 충남, 충북 6개의 시·도는 이미 고령자 비율이 14% 초과하였다. 이처럼 고령화 현상이 날로 심화되고 있는 가운데 만성질환 유병률이 특히 높은 농어촌 의료취약지역 주민을 대상으로 한 의료서비스의 접근성에 대한 향상에 대한 필요성은 매우 높다. 의료서비스 제공을 비롯한 주기적인 만성질환의 관리는 지역주민의 삶의 질 향상은 물론 국민 건강보호 차원에서도 중요한 국가 보건건강 의제라 할 수 있다. 그럼에도 불구하고 인적, 물적, 지리적 한계 등으로 의료 취약 지역에 속하게 되는 농어촌 주민들의 경우 전문 의료진의 진료와 추후관리 서비스가 필요에 비해 접근 불충분한 형편이다. 따라서 의료 접근성 문제와 국민의 건강관리 문제를 해결할 수 있는 방안으로 고려되는 것이 바로 원격진료 또는 원력의료 시스템이다. 국민의 건강증진 및 보건예방 사업으로써의 원격의료는 의료취약계층에게 공간을 초월한 의료서비스를 제공할 수 있는 유력하면서 유효한 수단으로 인정되고 있다.

원격의료 시스템이 널리 보급되면 국가적으로도 의료 및 보건관리 비용을 절감시킬 수 있어 의료비 부담을 줄일 수 있다. 원격진료가 가능한 환경을 조성하기 위한 초기비용이 요구되지만 장기적으로 보면 정부의 의료 예산 재정의 부담을 완화할 수 있는 미래형 의료 패러다임이라 할 수 있다.

미국에서는 U-Health 시스템이 원격의료와 비슷한 개념으로 정의되고 있다. U-Health는 유비쿼터스 헬스(Ubiquitous Health)의 약자로 정보통신과 보건의료를 연결하여 언제 어디서나 예방, 진단, 치료, 사후관리 등의 보건의료 서비스를 제공하는 것을 의미한다. 즉 유선 또는 무선의 네트워크를 바탕으로 환자, 의료기관, 정부기관, 관련 업체 등의 유기적인 연결을 통해 건강한 삶을 보장해 주기 위한 서비스이다. 환자는 병원 내에서 뿐만 아니라 병원 밖에서도 실시간으로 원격자가진단, 치료, 상담 등을 받을 수 있다. 이와 같이 원격의료 시스템은 환자에게 의료서비스를 제공하기 위해 원격지에 위치한 의사가 환자의 증상이나 생체정보를 기준으로 하여 진료하는 시스템이다. 의사는 원격진료시스템과 임상장비를 통해 환자의 상태를 파악하고 그에 맞는 진단을 내리게 되는데 원격진료시스템과 연동할 수 있는 대표적인 의료 진단장비로는 심전도 측정기, 혈압 측정기, 디지털 청진기 등을 들 수 있다. 이들 디바이스를 통해 측정된 환자의 데이터가 병원이나 의사에게 전달되도록 함으로써 환자는 원격지에서도 의료적 편의를 향유하게 된다.

전 세계적으로 당뇨병을 비롯한 고혈압, 고지혈증, 그리고 최근 현대인들의 가장 큰 질환이라 불리는 스트레스까지 다양한 만성질환이 폭발적으로 증가하고 있다. 특히 만성질환에 대한 원격진료 분야는 단순한 의료차원이 아니라 다른 산업과의 융합부문에서도 산업적 파급효과도 강조된다. 보건복지부와 질병관리본부의 2013년 국민건강영양조사에 따르면, 현재 우리나라는 만 30세 이상 성인 중 11%, 약 400만 명이 만성질환인 당뇨병을 앓고 있는 것으로 나타났다. 지난 2001년 8.6%에서 최근 10년간 9% 수준을 유지하다가 2013년에는 10%를 넘어섰다. 특히 당뇨병과 같은 만성질환은 합병증을 유발하는데 합병증의 발병률도 계속해서 상승하고 있는 추세이다. 이러한 만성질환은 특히 노인인구에게 많은 합병증을 유발시키고 있다. 따라서 인구고령화 등으로 만성질환자가 크게 증가할 것으로 예상되는 점을 감안하여 의료 서비스의 향상과 국민의 삶의 질 향상을 위한 원격의료 시스템을 도입해 효과적으로 만성질환을 관리할 필요가 있다.

각종 만성질환 관리의 주축이 되는 원격진료 시스템은 전달정보의 종류와 기능에 따라 그 유형과 효과를 구분할 수 있다. 오늘날 대부분의 원격진료는 텍스트, 음향, 동영상 등의 모든 데이터를 포함하는 멀티미디어 자료로 제공된다. 과거에는 환자와 의사가 원격진료 시스템을 통해 단순한 형태의 의료정보만 공유하고 진단할 수 있었다면 이제는 임상실험 정보나 X-선, MRI와 같은 영상자료까지도 교환할 수 있게 되었다. 또 원격 시스템을 활용한 의료는 국민의 건강관리를 목적으로 여러 분야에 적용되어 사용될 수 있다.

첫째, 의사 간 협업 즉 원격상담에 의한 진료가 가능하다. 원격지 의사가 각종 정보통신망을 통하여 현지의사에 의료지식 및 기술을 상담하는 것이며, 이는 일대일 또는 일대다 형태로 의사 간 상담이 가능하다. 원격 시스템을 활용한 의사 간 협업은 진료와 치료를 받게 될 환자는 보다 높은 의료 서비스를 경험할 수 있게 된다.

둘째, 의사와 환자 간의 원격검진에 의한 진료 및 처방이 가능하다. 만성질환과 직접적인 연관이 있는 혈압과 혈당 확인뿐만 아니라 심전도, 맥박, 체지방 등의 측정도 할 수 있어 의사가 측정결과를 분석하고 그 결과에 따라 환자의 상태를 판단할 수 있는 것이다. 따라서 환자는 시공간을 초월한 진료와 처방을 받을 수 있고 특히 이러한 과정은 의료취약계층에게 매우 유용할 것이다.

셋째, 의사와 환자 간의 원격상담을 통한 건강관리도 가능하다. 의사가 정보통신망을 통하여 원격지의 환자를 상담하는 것으로, 환자는 상담까지의 복잡한 과정과 절차를 겪지 않아도 의사로부터 언제든지 의료 서비스를 제공받을 수 있게 된다.

넷째, 환자는 원격진료 시스템을 통해 원격처치를 받을 수 있다. 기존에 환자의 상태를 담당하던 원격지의 의사가 현지에 있는 의사 또는 의료인을 통하여 처치를 실시할 수 있다. 따라서 환자는 매번 새로운 의료 환경에 놓이는 것이 아닌 연속적인 치료와 상담이 가능하다. 이와 같은 맥락으로 원격 수술도 가능하게 되었다. 환자의 상황이 급격히 나빠져 원거리에 있는 의료기관으로 이동할 정도의 시간이 부족한 경우, 원격진료 시스템을 활용하면 원격지의 의사가 현지의 의사와 상담 또는 지시를 하여 현지의 환자가 무사히 수술과 치료를 받을 수 있도록 조치할 수 있다.

마지막으로 환자는 원격간호 서비스를 제공받음으로써 건강관리를 효율적으로 할 수 있다. 원격지에 있는 의사 또는 간호사가 현지의 간병인 또는 보호자를 통하여 의료정보를 전달하고 지시하여 환자에 대한 간호를 실시할 수 있다. 특히 거동이 불편한 환자의 경우 이러한 원격진료 시스템은 환자의 건강관리에 긍정적인 영향을 미칠 수 있다.

원격진료를 통한 환자의 건강관리 방식은 의료의 실시 시점에 따라서도 분류될 수 있다. 원격진료는 실시간(real time) 방식 또는 비동기식(asynchronous) 방식으로 이루어진다. 실시간 원격진료 시스템은 의사와 환자가 비디오를 통해 실시간으로 만나 상담할 수 있어야 하기 때문에 이 때 의사와 환자는 원격진료를 위해 서로의 위치에서 실재감(presence)의 환경이 제공되어야 한다.

그에 반해 비동기식 원격진료는 통신기기의 저장 및 전달기술을 활용하여 이루어지는 시스템을 말한다. 이러한 시스템은 비디오, 오디오, 정지화상, 데이터 등을 송신하거나 수신하는 시점이 서로 다를 수 있으나 실시간 원격진료 방식보다 시간을 절약하고 비용면에서도 효과적인 의료서비스를 제공할 수 있다는 장점을 가지고 있다. 환자는 원격진료 시스템을 통해 의료의 접근성이 향상되어 진료 및 비용 상의 편의를 확보할 수 있다. 방문검진이나 입원 없이도 조기진단이 가능하고 빠른 진료 절차로 인해 자신의 증세에 대한 환자의 불안감도 감소

된다. 또한 의사의 진료계획에 대한 순응도가 증가하여 빠른 의료 조치가 가능하고 특히 의료기관과 원거리에 위치한 거동이 불편한 환자 및 노령 환자의 진료가 가능하여 이동상의 불편 해소는 물론 교통비 절감의 효과까지 불러올 수 있다.

의료기관, 즉 의료 제공자는 의료서비스의 시간과 지리적 영역을 확대함으로써 환자들의 새로운 의료 욕구를 충족할 수 있다. 환자들과 보다 양질의 진료시간을 유지할 수 있으며 환자에 대한 접근성이 향상되어 자신이 담당하는 환자에 대한 지속적인 사후관리가 가능하다. 특히 임상 진료 시간 활용에 대한 효율성이 높아지고 의료서비스 전달의 비용 효과성을 향상시킬 수 있다. 의료 진료비에 대한 완전한 정보를 가지고 있지만 환자는 자세한 진료 및 처방 사항을 자세히 모르는 상태에서 진료비만 통보받게 되는 의료비용 정보의 비대칭(asymmetric information)이 발생하게 된다. 그러나 원격진료 시스템을 활용하면 자신이 제공받은 처치사항에 대해 알게 되며 이에 따라 의료정보의 비대칭을 해소할 수도 있다. 국가적 측면에서 바라본 원격진료는 의료비 절감 외에 의료자원 이용의 효율성을 제고시킬 수 있다. 이처럼 원격의료는 환자의 편익이나 의료영역에서의 발전 가능성이 높지만 정책적 사안과 법률적인 문제가 해결될 필요가 있다. 특히 의료정보는 무엇보다도 환자의 정보 보호와 비밀유지 의무를 지켜야 한다. 그러나 원격진료 시스템에서 디지털화된 의료정보는 전송과정에 있어서 정보유출과 관련된 문제가 발생할 가능성이 있다. 따라서 의료영역에 있어서 원격 기술의 적용이 바람직할 것인지에 대한 여부는 의료계의 결정과 주의에 따라서 활용범위가 달라질 수 있다.

세계 각국에서 급변하는 사회 환경과 기술력의 조화로 원격진료는 보건의료분야에서 새로운 패러다임으로 자리 잡고 있다. 우리나라의 경우에도 2002년 의료법 개정을 통해 원격진료 부분이 처음 규정된 이래 2009년 개정 의료법 내에서 원격진료에 관한 사항들을 새롭게 정비한 바 있다. 이처럼 국가적 차원에서 원격진료나 진료에 대한 안전성을 확보하고 활성화하기 위한 노력이 지속된다면 원격진료 시스템은 의료취약지역뿐만 아니라 조만간 상용화되어 보편적 의료형태의 하나로 자리 잡을 것으로 예상된다. 원격진료 시스템은 국민들의 의료서비스 형평성을 높임과 동시에 우리나라의 정보통신기술과 의료기기산업의 성장 잠재력을 기반으로 새로운 산업분야를 육성할 수 있다는 측면에서도 추진되고 있다.

## 5) 지역기반 원격의료서비스

미국, 유럽 등의 기존 선진국뿐만 아니라 한국과 같은 신흥 선진국 국민들의 수명 증가는 의료기술 발전에 의한 새로운 질병 치료 범위의 확대와 함께 급격한 의료비 증가를 야기해 국가경제에 심각한 영향을 줄 수 있다. 이에 따라 각국의 정부와 의료 기관들은 의료재정의 신뢰성을 확보하면서 동시에 국민들의 건강관리를 위한 대안으로 원격진료 및 의료 시스템에 대한 관심이 고조되고 있다.

우리나라에서 원격진료의 개념으로 u-Health가 시작된 것은 1988년 서울대학교 병원과 연천 보건소 간의 원격영상진단 시범사업부터라 할 수 있다. 그 이후 정보통신기술이 본격적으로 의료계와 개인들에게 확산되기 시작한 것은 1990년 10월부터 1년간 진행된 원격진료 사업 때문이다. 서울대병원, 춘천한림대병원, 경북대병원 이렇게 3곳의 대학병원과 연천, 화천, 울진의 3개 보건의료원 간의 원격진료 시스템이 시범 실시되었으나 의료정보의 전송속도 및 연결망 등의 기술적인 문제로 중단되었다. 그 이후에도 의료취약 지역을 중심으로 공중교환 전화망을 이용한 원격진료 진단을 시범 실시하였으나, 정보기술의 수준, 사회경제적 환경, 법제도의 문제로 중단되거나 보류되었다. 그러나 정보기술이 발전하고 이에 따른 법제도와 사회경제적 환경이 개선되면서 이를 융합하는 산업이 증가하게 되었고, 결국 원격진료 산업을 발전시키는 원동력이 되어, 의료기관에서 사용 중인 컴퓨터단층촬영(CT), 자기공명영상(MRI) 등의 기술들이 원격진료를 통해 질병을 관리하고 치료하는 국내외 여러 의료 현장에서 다양한 모습으로 실행되고 있다.

원격진료는 의사와 환자가 얼굴을 맞대지 않고 진료를 할 수 있도록 한다. 미국이 1997년 원격진료를 처음 허용한 것을 비롯해 일본, 호주, 스웨덴, 덴마크 순 등으로 확산되자 중국도 그 뒤를 이었다. 중국은 최근 고소득, 고령화 도시인 저장성 낭보시에서 전체 인구 760만 명을 대상으로 원격진료 서비스 도입 계획을 발표한 바 있다. 우리 정부가 중국 최대 소프트웨어 기업과 협력하여 미래형 원격진료 서비스를 시작하자 동시에 병원 100여 개와 의료관계자 220여 명이 참여해 국민들의 큰 관심을 모은바 있다. 또한 중국 정부는 2013년에 건강 서비스업 발전에 관한 법률 등을 개정해 원격진료, 원격수술에 관한 법률적 근거를 마련하였다.

미국의 경우는 지역 간 거리가 매우 넓기 때문에 전국적인 원격진료 망을 구축하는데 있어서 많은 시간을 필요로 하였다. 과거 오리건(Oregon)주에서 실시된 원격진료 프로젝트는 4개 도시를 모뎀 전화선으로 연결해 시도하였다. 주로 피부과 분야에 적용했으며 환자의 정보를 데이터베이스화하여 관리하였다. 따라서 미국의 해당도시에 속하는 지역민들은 연속적인 의료 처치를 지원받을 수 있게 되었다. 또 태평양 상에 있는 미국령 섬인 괌, 사모아, 마샬 군도와 같이 의료 접근성과 지원의 범위가 크지 않은 곳을 대상으로 원격진료를 적용하고자 하였다. 하와이의 트리플러(Tripler) 육군병원을 주축으로 마샬 군도의 미육군기지와 원격진료를 시도하였고 그 결과 약 180명 이상의 환자를 진료할 수 있게 되었다. 원거리에 있는 환자의 초음파 영상을 실시간으로 전송하거나 피부과 및 정형외과 분야에도 시도되어 손쉽게 진료와 치료를 받을 수 있게 되었다. 텍사스(Texas) 주에 위치한 94개 교도소에 입소되어 있는 150,000명의 지역민에게도 원격진료 시스템이 적용된 바 있다. 텍사스 대학병원과 연계하여 진료가 진행되었으며 이러한 시스템은 비교적 외출이 자유롭게 허용되지 않는 환자들에게도 진료스케줄의 차질 없이 체계적으로 운영되었다.

유럽의 경우에도 원격진료 및 의료 시스템을 기반으로 한 헬스케어 프로젝트를 진행 중에 있다. 대표적인 프로젝트는 AMON 프로젝트이다. AMON 프로젝트는 유럽연합(EU)의 후원을 받아 2년 간 진행된 프로젝트이다. 각각의 바이오센서들을 이용하여 생체신호를 모니터하고 평가하는 웨어러블 건강시스템을 개발한 것이다. 손목에 착용할 수 있는 모니터링 시스템은 심박 수, 혈압, 피부발한, 체온 등을 측정할 수 있는 감지기를 내장하고 있다. 이 시스템은 생체정보를 모아 분석하고 환자의 데이터를 원격의약처방센터로 전송하여 재분석한 후 환자에게 통지한다. 따라서 AMON은 입원하지 않은 환자 또는 만성질환 환자들이 자신의 생체신호를 지속적으로 모니터하고 분석할 수 있도록 도울 뿐만 아니라 환자가 필요할 때 적절한 의료 서비스를 지원받을 수 있었기 때문에 국민들의 삶의 질 개선에 목적을 둔 프로젝트라고 할 수 있다.

그 외에 특히 산악지형에 위치한 노르웨이에서는 국가사업으로 전화선 ISDN을 구축하여 원격진료 시스템을 활발히 사용하고 있다. 또 경증 환자를 치료하기 위한 목적으로 과거 런던의 MTC(Minor Treatment Center) 병원에서는 비디오 전화를 통해 한 달 동안 약 500여명의 환자를 진료하고 있는 것으로 알려졌다.

일본에서의 원격진료에 대한 첫 시도는 1971년 와카야마현에서 이루어졌으며 오지에 의료 서비스 공급을 목적으로 임시 설치한 CCTV와 전화선에 의한 진료가 처음으로 시행되었다. 이후 원격진료 기술에 대한 관심이 계속되어 오키나와현에서의 정지화상 전송장치를 이용한 의료취역 지역에 대한 포괄 의료 시스템 등의 사례로 발전되어 나갔다. 이러한 사례들에서 일본 지역민들은 내과질환, 피부과질환, 정신과질환 등의 분야에 있어서 의료진으로부터 원격상담을 받을 수 있었고 간단한 치료나 검사와 같은 의학적 조치와 관련된 영상을 실시간으로 전송하여 환자가 위급한 상황에 응급 처치 할 수 있도록 하는 환경을 마련했다. 또 의료진과 복지 종사자 간의 협업을 위해 환자의 정보를 공유하면서 진료나 간호가 가능하게 되었다.

한편, 국내에서도 원격진료 분야에 대한 관심은 계속해서 증가하고 있다. 보건복지부에 따르면 페루와 정식으로 보건의료 협력 약정을 체결했으며, 2014년부터 논의해온 원격진료 분야에 대한 협력을 구체화하기로 합의했다. 이처럼 우리나라는 원격진료 산업의 활성화를 위해 해외의 원격진료 사례와 정책 등에 대한 분석과 지원체계를 확립해 나가고 있다. 국내 가천대학교 길병원은 보건복지부가 선정한 '응급의료 취약지 원격협진 네트워크' 시범사업의 6개 거점병원 중 하나로 선정되어 원격진료 시범사업을 펼친바 있다. 대학병원 전문의와 취약지 병원 의료진이 함께 협업하여 환자의 치료방향과 계획을 수립할 수 있는 것이다. 따라서 해당지역 환자들이 대학병원까지의 응급 이송이 필요한 경우엔 미리 환자와 관련된 정보를 분석해 응급처치까지 소요되는 시간을 최대한 단축시킬 수 있다.

또한 안동 의료원은 경상북도 내 지역민들에게 실시간으로 공공의료 서비스를 제공하기 위해 보건복지부 및 경상북도 지자체와 협의해 '경상북도 원격 영상 진료 시스템 업그레이드' 구축 사업을 시작했다. 안동 의료원은 본원과 경상북도 내 6개 지역 보건진료소에 영상협업 솔루션을 포함한 원격진료 시스템을 설치해 주로 해당지역의 만성질환이나 노인성질환 환자들을 대상으로 의료 지원을 제공하고 있다. 이로 인해 환자들은 거주지 근처에 있는 보건진료소에서 영상협업 솔루션을 통해 안동의료원에 있는 의료진으로부터 자신의 건강 상태를 확인하고 진료 받을 수 있으며 그 자리에서 처방전을 발급받을 수 있게 되었다.

이 외에도 보건복지부가 선정한 강원도 홍천군, 경상북도 영양군 보건소에서도 원격진료 시범사업을 시작했으며 원격모니터링 환자 상담은 2014년 10월부터 개시되었다. 보건진료소에서 간호사가 각각 만성질환자의 혈압과 혈당 데이터를 모으면 보건소에 있는 공중보건의사들이 시범사업 기간 동안 환자의 건강 체크와 사후관리에 들어가는 것이다. 따라서 만성질환을 심각하게 앓고 있는 환자들은 갑작스러운 응급 상황에 대한 대비가 가능하고 자신의 병세에 대한 불안감을 떨쳐 보다 안정적인 일상생활을 유지할 수 있다. 또 국내의 경우 환자가 의사를 직접 만나지 않고 멀리 떨어져 진료를 받는 원격진료 시범사업을 정부가 2014년 9월부터 수행하고 있다. 원격진료를 실행하고 있는 전국 보건소와 의원 18곳에서 고혈압 및 당뇨 환자 845명을 상대로 원격진료에 대한 만족도를 조사하였는데 참여 환자 가운데 77%는 '대체로 만족스럽다'는 반응을 보였다. 특히 전체 환자의 84%가 원격진료는 만성질환 관리를 위해 좋은 진료 방법이라 평가했고 과거에 비해 훨씬 더 건강상태를 지속적으로 확인할 수 있게 되었다는 의견이 많았다. 국내 보건복지부는 이러한 반응을 바탕으로 2015년에는 순차적으로 원양어선과 교정시설, 군인 등을 대상으로 한 원격진료 시범사업도 확대할 계획임을 밝혔다.

이처럼 국내외 원격진료 시스템은 환자 개개인의 건강관리뿐 아니라 지역의 건강, 나아가 국가의 건강발전에도 긍정적인 영향을 미칠 수 있다. 여전히 국내에 존재하는 원격 시스템에 대한 불안요소를 축소시키고 환자의 안전을 보장하는 원격진료에 대한 체계적인 법제도가 마련된다면 원격진료 시스템은 새로운 의료복지 서비스를 제공하는 기술로써 자리매김 할 것이다.

# 2. 원격의료와 텔레커뮤니케이션

## 1) 커뮤니케이션 기술에 대한 이론적 접근

커뮤니케이션은 인간의 의사소통 행위를 말한다. 사회적 동물로서 살아가는데 필수불가결하고 중요한 부분이다. 커뮤니케이션 행위의 핵심은 '인간'이며, 기술이 매개하는 커뮤니케이션이 아무리 발달해도 그 중심에는 사람이 위치한다. 인간은 커뮤니케이션 능력을 갖고 있다. 메시지를 단순히 주고받는 것이 아니라 창조하고 분석하며 경우에 따라서는 커뮤니케이션 패턴을 바꾸기도 하기 때문이다. 인간이 창조하고 유지하는 커뮤니케이션은 인간 삶의 중요한 부분인데 예술이나 놀이도 결국 커뮤니케이션에 해당한다고 볼 수 있다.

인간의 역사는 한편으로는 매체의 변화, 발전의 역사라고 볼 수 있다. 말이 유일한 의사소통 도구였던 구어 커뮤니케이션 시대에서부터 문자, 활판인쇄술, 전기통신의 발명을 거치며 인간 커뮤니케이션 역사는 시간과 공간을 끊임없이 압축함으로써 커뮤니케이션의 영역을 지속적으로 확장하는 방향으로 발전해왔다. 이와 동시에 사회에 대한 매체의 영향력 역시 확대되어 왔다. 앨빈 토플러도 커뮤니케이션 기술의 발전이 인류의 삶을 송두리째 바꾸어 놓는다고 갈파했다. 그가 지은 제3의 물결은 정보기술을 중심으로 하는 커뮤니케이션 기술의 발전이 인류사회를 새로운 세상으로 안내한다고 내다보았고 그것은 상당부분 현실화되고 있다. 이렇듯 인간은 커뮤니케이션 기술을 끊임없이 발전시켜 왔고 커뮤니케이션 기술은 인류 삶을 변화시키는 중심축 역할을 해오고 있다. 즉, 커뮤니케이션이란 인간 또는 미디어가 서로 정보와 메시지를 전달하고 수신하여 공통된 의미를 수립하며 나아가 서로의 행동에 변화를 유발시키는 모든 과정을 의미하며, 공간과 사람들을 통제할 목적으로 지식과 아이디어와 정보를 보다 멀리, 보다 빨리 전파하고 전달하고 확산시키는 과정, 또는 테크놀러지라 할 수 있다(James, 1989).

커뮤니케이션이란 무엇인가라는 본질적 문제에서는 커뮤니케이션을 전달(transmission) 행위로 보는가 아니면 공유(share)의 행위로 보는 가로 나누어진다. Raymond Williams에 따르면, 커뮤니케이션이라는 말이 표현하는 행동범위에는 이 두 가지 의미가 모두 포함된다. 즉, 일방적 과정을 뜻하는 전달의 의미와, 양방향적 상호작용 과정을 뜻하는 공유의 의미가 모두 포함되어 있는 말이 커뮤니케이션이라는 단어이다. 그 중간적 입장의 의미로서, 많은 사람들에게 보편화시키는 것, 그리고 퍼지게 하는 것(make common to many, and impart)은 어느 쪽으로도 해석될 수 있다(박정순, 1997).

먼저 커뮤니케이션의 전달개념에 놓여있는 핵심적 아이디어는 사람들의 행동이나 태도를 의도한 바대로 통제하기 위해 메시지를 빠르고 멀리 전달하고 확산시키는 것이다. 정치 설득과 선전 광고의 커뮤니케이션이야말로 이 같은 개념을 잘 대변하는 것이라고 하겠다. 그러나 무엇보다도 커뮤니케이션의 전달개념은 공간과 시간의 제한을 극복하고 메시지의 전달속도와 전달범위를 증가시키고자 하는 커뮤니케이션 테크놀로지의 발달에서 가장 극명하게 나타난다. 이에 Lasswell은 전달의 개념에서 커뮤니케이션이 누가, 누구에게, 어떤 경로를 통해,

어떤 효과를 갖고 말하는가라는 언어적 모델로 커뮤니케이션의 과정을 설명하였다. 그에 따르면 커뮤니케이션 과정은 S(source)-M(message)-C(channel)-R(receiver)-E(effect)의 5개 요소로 효과적으로 묘사될 수 있다는 것이다. 이 모델은 커뮤니케이션의 전달개념, 이것의 선형성, 송신자의 주도성, 메시지의 일방성, 수신자의 피동성, 효과의 의도성 그리고 이에 따른 송-수신자 사이의 원인-결과적 관계를 말하고 있다. 커뮤니케이션이란 송신자로부터 수신자에게 흐르는 메시지의 선형적이고도 일방적인 전달 과정이라는 개념이다(박정순, 1997). 공유개념으로서의 커뮤니케이션에 대한 관념은 구두 커뮤니케이션 시대에서 그 뿌리를 찾을 수 있다. 구두 커뮤니케이션에 의한 면대면 상황의 원시공동체 생활은 바로 공유적 커뮤니케이션의 원형적 사례이다. 전달의 커뮤니케이션과 비교할 때 공유의 커뮤니케이션은 메시지의 공간적 확대를 지향하기보다는 사회공동체의 시간적 지속을 지향하는 것이며, 정보를 전달하기 보다는 공유되는 신념에 대한 표상을 나눠 갖는 것이라고 하겠다(양지은, 2002).

발신자(addresser)는 하나의 메시지를 수신자(addressee)에게 보낸다. 그는 이러한 메시지가 그 자체 외의 다른 어떤 것을 지칭해야한다고 생각했으며 이것을 상황(context)이라고 불렀다. 여기에다 그는 두 가지의 다른 요소들을 첨가했는데 그 중 하나가 접촉(contact)이다. 접촉은 발신인과 수신인 사이의 물리적인 채널과 심리적인 연계를 의미한다. 다른 하나의 요소는 약호(code)로서 약호는 메시지가 구조화될 수 있도록 공유된 의미체계이다(강태완, 2001). 개인과 개인의 직접적인 대화야 말로 이 모델이 생각하는 가장 원형적인 접촉형태라고 볼 수 있다.

무엇보다 정보통신이 발전한 오늘날의 상황에서 전달하다는 의미는 정보와 메시지의 전달 및 교환이 된다. 따라서 커뮤니케이션이란 인간 또는 미디어가 서로 정보와 메시지를 전달하고 수신하여 공통된 의미를 수립하며 나아가 서로의 행동에 변화를 유발시키는 모든 과정을 의미하며, 공간과 사람들을 통제할 목적으로 지식과 아이디어와 정보를 보다 멀리, 보다 빨리 전파하고 전달하고 확산시키는 과정, 또는 테크놀로지라 할 수 있다(James, 1989).

인간 커뮤니케이션은 미디어를 통해서 이루어진다. 따라서 인간 커뮤니케이션의 발전은 미디어와 밀접한 관련을 가지고 있다. 초기 원시시대 인류는 손과 몸짓, 그리고 얼굴 표정으로써 커뮤니케이션을 했는데 이때 손, 몸짓, 얼굴 표정은 커뮤니케이션 미디어 구실을 한다. 그 후 인간이 언어를 발명한 뒤부터는 언어가 주요한 커뮤니케이션 미디어 구실을 해왔다. 구텐베르크가 금속활자를 발명한 이후 미디어는 급속히 발전했다. 인쇄기 발명은 책, 신문, 잡지와 같은 미디어를 만들어 냈으며, 또 20세기에 들어서 보급된 방송은 라디오, 텔레비전과 같은 미디어를 만들어 냈다(김정탁, 1998). 그 중에서도 커뮤니케이션 기술의 산물인 라디오는 1890년대에 처음으로 선을 이용하지 않고 모스 부호를 이용하여 정보를 전송하였다. 이러한 무선 라디오는 바다를 항해하는 선박이 육지와 선박 간에, 그리고 선박과 선박 간에 통신을 하는데 이용되었으며, 20세기 초반에 접어들면서 라디오는 음성과 음악을 전송할 수 있는 수준까지 발전하였다. 1920년대에는 세계 최초의 라디오방송국 KDKA방송국이 미국 펜실베니아주 피츠버그시에서 개국되었으며, 1920년대 말에는 라디오 네트워크가 등장하여 각 지역의 지역라디오 방송사에 프로그램을 제공하기 시작하면서 광범위한 대중오락 매체로 자리를 잡게 되었다. 하지만 1940년대에 TV가 등장하면서 라디오방송의 오락적 기능의 상당부분은 TV로 옮겨갔으며 라디오 청취자의 청취패턴 또한 상당히 변하였다. 이 때문에 많은 라디오 방송사들은 점차 뉴스나 정보단신을 곁들인 지역 중심의 음악채널로 변신하였지만(김영석, 2000), TV와 같은 매체는 획기적으로 발전하게 되었다.

이후 디지털 기술을 바탕으로 이루어진 컴퓨터가 등장하여 커뮤니케이션 기술변화에의 핵심적인 요소로 자리를 잡게 되었다. 이를 계기로 1980년대에는 새로운 시스템인 광대역통신, 데이터통신, 전자이체, CD 등이 실용화되었고, 개인용 컴퓨터(PC)의 보급이 확대되어 커뮤니케이션이라는 컴퓨터의 새로운 기능을 확산시켰다. 이러한 가운데 뉴미디어라는 용어가 등장하였다. 뉴미디어(new media)는 1980년대 초반에 나온 개념으로 기존의 미디어에 새로운 컴퓨터 및 통신기술을 결합시킴으로써 과거와는 다른 형태의 정보수집, 처리와 가공, 전송, 분배와 이용을 가능케 하는 미디어이다. 그리고 1990년대에 들어서 디지털 미디어의 개념이 등장하였다. '디지털 미디어'는 영상, 음성, 데이터 등 정보의 서로 다른 감각적 유형을 디지털 신호라는 단일한 신호처리방식에 따라 통합적으로 처리하고 전송하고 표시하는 미디어이다(김영석, 2000). 디지털 미디어는 디지털망을 통해 네트워크(Network)로 연결됨으로써 미디어 시스템에 연결된 사람들이 다양한 정보를 서로 공유할 수 있다.

이렇게 등장한 디지털 미디어는 정보채널이 통합되고 상호연결되어 다양한 커뮤니케이션 유형을 통합적으로 처리할 수 있게 된 것이다. 하나의 미디어를 통해서 신문기사도 읽고 텔레비전도 시청하고 원하는 영화를 선택해서 볼 수도 있으며, 병원에 가지 않고 집에서 진단 및 치료를 할 수 있는 정보를 교환하거나 대화를 나눌 수 있게 된 것이다. 이는 디지털 미디어 기술이 네트워크로 연결된 커뮤니케이션 환경을 구현함으로써 가능하게 된 것이다. 이렇게 디지털 기술에 기초한 다양한 디지털 미디어 서비스의 등장은 전통적 미디어들의 기능을 수용하고 나아가 보다 효과적이며 편리하게 이용할 수 있게 해주었다.

이러한 네트워크의 개념은 인터넷이라는 커뮤니케이션 기술을 발전시키는 계기를 가져왔다. 특히 인터넷은 다른 미디어와는 다르게 사용자간에 대화를 할 수 있도록 하는 서비스를 제공한다. 하지만 처음에는 대학을 연결하는 네트워크망으로 존재하였다. 그렇지만, 인터넷을 통한 커뮤니케이션은 점차 원격접속과 파일검색, 토론참여, 실시간 원격게임과 대화기능으로 확대 발전하게 되었다. 이와 같은 인터넷의 확산으로 대학에서는 원격강의 등이 등장하게 되었으며, 세계 우수의 대학 및 교육기관과 네트워크로 연결함으로써 학술적 기능까지 발전하는 성과를 가져오고, 기업과 기업, 기업과 민간 등 다양한 영역까지 인터넷을 통한 커뮤니케이션이 이루어지기 시작했다. 최근에는 인터넷 기술과 의료서비스를 접목시킨 유무선 네트워킹 기술을 활용하여 시·공간 제약 없이 의료 소비와 공급을 가능하게 해주는 원격진료 서비스까지 확대되었다. 인터넷의 급속한 성장과 발전은 현대의 커뮤니케이션을 물리적인 만남 없이도 커뮤니케이션을 할 수 있게 해주었다. 이러한 점들 때문에 이용자들은 의사결정과 지식형성에 능동적으로 참여하게 되었으며, 특정 메시지에 반응하기 전에 충분한 시간을 가지고 자신들의 아이디어를 정리하고 조직화함으로써 커뮤니케이션의 질을 높이게 되었다.

그러나 아직까지 커뮤니케이션 기술들은 인간이 가진 오감 중 시각과 청각만을 주로 사용하고 있다. 나머지 미각, 촉각, 후각은 미비한 실정이다. 또 아직도 모니터와 마우스와 키보드를 이용해 메시지를 제작하고 전달하고 있는 실정이다. 그러나 앞으로의 커뮤니케이션 기술은 인간의 몸을 메시지 창출 수단으로 사용하게 될지도 모른다. 이런 차이를 기술의 발전이 어디까지 좁혀 줄 것인가는 앞으로 해결해야 할 숙제이다.

## 2) 개혁확산이론과 모델

새로운 개혁적 미디어 혹은 커뮤니케이션 기술이 수용되고 확산될 때마다 미디어 연구자들은 새로운 미디어의 사회적 도입과 개인적 채택이 가지는 의미에 대하여 탐구하여 왔다. 1990년대 중반이후 뉴미디어가 우리사회에 도입되면서 이들을 도입하는 과정과 이후의 미디어 이용행태 변화에 대한 학술적이고 이론적인 관심이 이어졌고, 최근에는 다른 분야에 대해서도 지속적인 연구가 진행되고 있다.

새로운 미디어에 관한 연구들은 여러 방식으로 분류할 수 있지만, 도입 단계를 기준으로 할 경우 아래와 같이 몇 가지로 분류가 가능하다. 먼저, 특정한 새로운 미디어의 도입이 정책적으로 결정되었지만 아직 채 실행되지는 않은 시점에서의 잠재적 이용자들에게 도입 의향을 중심으로 연구하는 예측적 연구 유형이 있다(이상우 외, 2005). 특정 미디어가 도입되고 얼마 지나지 않은 시점에서의 제한된 표본을 대상으로 한 연구(김대호 외, 2006)가 또 다른 유형일 수 있다. 그리고 특정 미디어가 도입된 이후 확산 곡선 상에 이륙(take-off)이 이루어진 이후의 채택자와 미채택자에 대한 비교 연구(Lin, 2001)의 경우는 보다 심층적인 연구가 가능한 유형이다. 그리고 마지막으로 광범위한 확산 이후의 여타 매체와의 관계, 각 채택집단별 비교 등이 주 내용인 연구유형(Wei, 2001)이 있을 수 있다.

기술혁신의 확산과정을 로저스와 슈메이커(Rogers & Agarwala, 1976)는 크게 선행(antecedents), 진행(process), 결과(consequence)의 3단계로 구별한다. 첫 단계인 선행단계는 기술혁신 채택의 환경 또는 기술혁신을 채택하는 당사자들의 특성, 다시 말해서 기술혁신에 관한 정보에 대해 어느 정도 노출 성향이 있는가 또는 해당 정보에 대한 욕구를 가지고 있는가 등을 가리킨다. 둘째, 진행 단계는 학습, 태도 변용 및 결정의 단계이다. 여기에는 그 사회체계의 규범과 가치, 그리고 기술혁신의 특성에 대한 인식이 중요한 역할을 한다. 셋째, 결과 단계는 채택이 이루어질 경우, 기술혁신에 대한 사용과 중단에 관한 과정을 기술하고 있다. 이 가운데, 기술혁신의 두 번째 단계인 진행 단계는 또다시 지식(knowledge), 설득(persuasion), 결정(decision), 실행(implement), 확인(confirmation)의 5가지 과정으로 나뉜다. 지식은 개인이 기술혁신이라는 존재에 노출과 지각 그리고 그것의 기능에 대한 이해도, 설득은 기술혁신에 대해 호의적 또는 비호의적 태도, 결정은 기술혁신을 채택하거나 기각하는 행위, 실행은 수용자가 기술혁신을 채택함에 따라 이에 대한 실생활 사용 여부, 확인은 기술혁신에 관한 자신의 결정에 대해 강화를 추구하는 것을 의미한다. 즉, 기술혁신의 채택은 개인이 기술혁신에 대한 지식으로부터 이에 대한 태도를 형성하고, 채택 혹은 거부를 결정하며, 새로운 개념을 실행하고 결정을 확인하는 전 과정으로 설명될 수 있다(Rogers, 2003).

이렇듯 개혁확산이론은 단순히 개혁적 아이디어나 상품, 서비스가 사회적으로 확산되는 과정 뿐 아니라 개혁과 관련된 광범위한 사회적 관계를 아우르는 대이론(Grand Theory)으로 발전해 오고 있다. 구체적으로 개혁확산이론에서는 개혁 자체가 개발되는 과정, 개인 차원에서의 개혁의 채택 결정 과정, 개혁확산의 커뮤니케이션 채널, 개혁의 특성, 그리고 개혁성에 기초하여 채택 단계별로 다섯 개의 그룹별 특성 등이 연구되어졌고 세부 이론으로 발전되어 왔다(Rogers, 2003). 특히 수많은 개혁확산 이론 중에 대표적인 것이 로저스의 확산에 관한 모델이며, 이를 통상적으로 고전적 모델이라 칭한다. 이러한 수용과정과 관련한 연구를 통해서 여러 가지 모델이 개발되었으나 대표적인 것으로 전통적 수용과정 모델과 Rogers의 혁신수용모델을 들 수 있다.

특히 개혁확산연구는 신매체 도입 시의 채택에 관한 연구에서 많이 사용되어지고 있는데, TV, IPTV, 3DTV의 방송매체분야와 스마트폰, 테블릿 등의 모바일 매체, 최근에는 일반진료에 원격통신을 접목한 원격진료기술 도입에 있어서 개혁확산연구가 이루어지고 있다. 원격진료 기술은 기존의 진료시스템을 바탕으로 새로운 기술에 맞게 변형시킨 것으로 완전히 새로운 기술이 아니어서, 혁신특성 변수의 요인과 관계가 있음을 예측해 볼 수 있다.

원격진료의 관점에서 개혁확산연구를 보게 되면 로저스가 과거의 사례연구 결과를 바탕으로 제시한 [그림 1]을 통해 설명을 할 수 있다. 로저스에 따르면 개혁확산과정에서 수용자 증가 추이는 시간이 지남에 따라 [그림 1]과 같은 S형 곡선 형태를 이루게 된다. 즉, 처음 원격진료가 도입되었을 때는 원격진료를 채택한 채택자수가 완만한 상승을 보이다가 특정 시점에 이르렀을 때부터는 급격하게 증가하는 패턴을 보이게 되는 것이다. 그렇지만 이 곡선의 패턴은 원격진료 서비스의 특성에 따라서 완전 확산에 도달했을 때의 수용자의 수가 다를 수 있고, 완전확산에 도달하는 기간이 짧거나, 긴 차이를 보이기도 한다. 그러나 모든 경우에 있어서 공통적으로 특정 시점에 이르렀을 때 갑자기 수용자 증가속도가 빨라지는 S형 확산의 경향을 보일 수 있다.

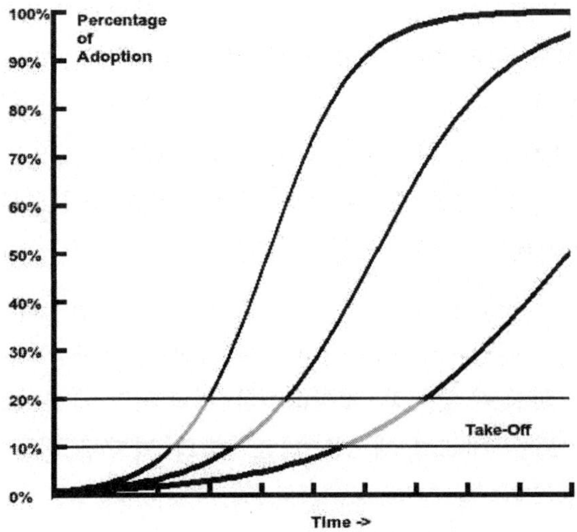


[그림 1] 개혁 확산의 S곡선

수용자의 수가 급격히 증가하기 시작하는 시점은 전체 집단 중에서 10~25%에 이르는 구성원이 개혁을 수용하는 단계에서 시작된다. 우선 이 구간을 성공적으로 거쳐 간 후에는 구성원들 사이에서 자발적인 선택이 이어지면서 그 원격진료의 완전 확산 단계로 진입할 확률이 매우 높아진다. 따라서 이 지점을 얼마나 빠른 시기에 도달하는지가 원격진료의 전체 수용에 있어서 가장 결정적인 문제일 것이다.

10~25%의 구간에 이르기 전에는 그 신기술이 존속하기 위한 결정적 다수 수용자를 확보하지 못한 상태이다. 이 단계에서 확산이 더 진행되지 못한다면 원격진료는 전체 집단에 수용되지 못하고 사라지거나, 새로 등장하는 기술에 의해 대체되어질 것이다.

이렇듯 혁신확산이론은 원격진료를 위한 매우 실용적인 이론이며, 연구 소재도 풍부하다. 최근에 와서 원격진료 확산을 연구하는 학자들은 원격진료 확산을 추진시키는 감정적인 요소와 새로운 의료기술, 특히 원격통신을 이용한 상호작용적인 진료를 통한 원격진료의 확산에 관심의 초점을 맞추고 있다. 심지어 정치학 및 사회과학, 마케팅, 그리고 지리학 까지도 여러 다양한 분야에 적용되어지고 있다. 확산 연구의 높은 실용성과 응용성 덕분에, 확산 연구는 가장 많이 연구가 이루어지는 분야 가운데 하나가 되었으며, 여러 학문 분야를 가로지르는 확산이론의 응용 가능성은 그것이 하나의 이론으로서 강점과 유용성을 갖췄음을 입증해 준다.

새로운 의료 기술의 증가는 학자들의 상당한 관심거리 가운데 하나다. 앞으로 전 세계에서 이루어지는 원격진료 확산 연구는 이러한 혁신의 영향과 확산을 조사할 것이다. 이 연구들은 사회변화와 이 같은 변화가 야기되는 데에서 새로운 의료기술의 역할에 대한 우리의 지식을 높여줄 것이다.

## 3) 기술수용모델과 확장모델

### (1) 기술수용모델과 뉴미디어의 확산

기술수용모델을 이용한 많은 연구에서는 기본적인 기술수용모델에 대한 검증이외에 유용성과 용이성에 영향을 미치는 구체적인 선행 변인들을 알아내고자 하는 시도를 해왔다. 이러한 외부 변수들은 각각의 시스템, 혹은 기술마다 다르게 나타나는 것이 일반적이므로 특정 정보기술과 관련된 여러 영향 요인들을 파악하는 것이 중요한데, 기술수용모델을 제창한 데이비스(Davis, 1989) 역시 향후의 기술수용모델 연구에서는 외부 변인들의 역할이 추가 및 고려되어야 한다고 역설하였다. 따라서 많은 기술수용모델 연구에서 기본적인 기술수용모델이 수정 및 확대되어 왔으며, 이들 중 유용성과 용이성에 영향을 주는 외부 변인들에 관한 연구가 주류를 형성하고 있다. 구체적으로 연구들을 살펴보면 주정민과 박복길의 연구(2006)에서는 쌍방향 TV 수용요인으로 지각된 유용성과 지각된 용이성이 외부변수인 선택가능성과 조작가능성에 영향을 받는 것으로 나타났으며, 이는 쌍방향 TV 이용의도에 긍정적인 영향을 주는 것으로 조사되었다. 김광재(2009)는 DMB의 수용결정요인에 관한 연구에서 TAM 기술수용모델을 기반으로 잠재적 수용자의 DMB 수용 행태를 분석함으로써 잠재적 수용자의 수용행위가 유발되는 데 영향을 미치는 요인들을 밝히고, 각 요인 간 영향관계를 파악하기 위해, TAM 기술수용모델 이론구성 요인인 '지각된 이용의 편리성을 높게 인식할수록 지각된 유용성을 높게 인식할 것이다'였으며, 둘째, '지각된 이용의 편리성을 높게 인식할수록 수용에 대한 행위의도도 높아질 것이다', 셋째는 '지각된 유용성을 높게 인식할수록 수용에 대한 행위의도도 높아질 것이다'라는 세 가지 가설을 설정하고 연구를 진행하였는데, 그 결과 TAM의 적용가능성은 구조방정식 모델의 적합도를 통해 세 가설 모두 통계적으로 유의미한 결과를 보여 검증된 것으로 나타났다. 이 같은 결과는 기존 선행연구를 통해 누적적으로 검증돼 왔던 지각된 유용성과 용이성이 DMB의 수용에 대한 행위의도에 직접적 영향을 미치는 변수임을 의미하는 것이었다. 더불어 TAM 기술수용모델은 DMB의 수용에서도 여전히 유효한 모델로서 기능할 수 있음을 다시 한 번 확인하는 결과라고 할 수 있을 것이다. 또 다른 매체 수용 결정에 대한 연구에서도 외부 변수들에 의해서 매체수용요인인 지각된 용이성과 우용성에 영향을 받으며 이 요인들은 매체의 이용의도에 영향을 주는 것으로 나타났다(윤승욱, 2009). 그리고 조윤경·정일권(2007)은 방송통신 융합 매체인 DMB 채택에 방송과

통신의 이용성향이 어떠한 영향을 미치는지 분석하였는데, 이를 위해 기술수용모델에 근거하여 방송과 통신의 지각된 유용성이 DMB 채택에 영향을 주는지 살펴보았다. 연구 결과, 방송에 대한 지각된 유용성은 지상파 DMB 채택의도를 유의미하게 설명하였다.

진창현과 김상준(2010)은 기술수용모델이론, 플로우 상호작용성에 관한 선행연구 검토를 토대로 양방향 TV의 수용영향요인을 설명하고자 하였는데, 연구결과 지각된 용이성과 지각된 유용성과의 가설에서 지각된 용이성은 지각된 유용성에 긍정적으로 영향을 미치는 것으로 조사되어, 매체 이용자들은 양방향 TV나 광고를 쉽게 접근 및 사용할 수 있다고 인식할 때 정보나 광고가 유용하다고 판단하였고, 지각된 용이성은 이용자들의 광고이용 의도에 아무런 영향을 미치지 못하는 것으로 드러났다. 그리고 지각된 유용성은 이용자들의 광고 이용의도에 깊게 관여하는 것으로 드러났다. 이것은 매체 이용자들이 양방향 TV나 광고는 많은 정보를 제공하고 이용자들에게 필요한 자료를 제공한다는 측면에서 매체나 광고가 유용하다고 인식할 때 양방향 TV 광고를 이용할 의향이 높아지는 것으로 해석하였다. 그리고 이재신과 이민영(2006)의 확장된 기술수용모델을 이용한 IPTV의 수용의도에 영향을 미치는 요인들에 대한 연구에서 IPTV에 대한 외재적 이용동기가 지각된 유용성에 내재적 이용동기가 지각된 용이성에 정적인 영향을 미치는 것으로 나타났다. 그리고 지각된 용이성은 지각된 유용성에 영향을 미쳤으며 지각된 유용성은 IPTV에 대한 태도와 이용의도에 영향을 미치는 것으로 밝혀졌다. 즉, IPTV에 대한 내·외재적 이용 동기가 지각된 IPTV 유용성과 용이성을 통해 이용의도에 간접적으로 영향을 미치는 것으로 나타났다. 정경희 외 3명(2008)의 연구에서는 IPTV의 결정요인에 대해 지각된 유용성과 용이성을 높게 인식할수록 전반적인 이용만족도와 충성도가 높게 나타났고, 지각된 유용성은 신뢰성, 반응성, 확신성, 공감성, 유형성 등의 서비스 품질 요인 순으로 상대적 영향력을 받는 것으로 나타났다. 또한 지각된 용이성은 반응성, 신뢰성, 확신성, 공감성, 유형성 등의 서비스 품질 요인의 순으로 상대적 영향을 미치는 것으로 나타났으며, 지각된 유용성과 지각된 용이성이 고객 만족도와 충성도에도 영향을 미치는 연구결과를 제시하고 있다. 위의 내용을 요약하여 볼 때, 고객들의 IPTV에 대한 지각된 유용성이 지각된 용이성보다 신기술 이용 만족도에 유의한 영향을 미치는 것으로 나타나, 소비자들에게 IPTV기술이 매우 유용하다는 것을 알려 주고 있다.

김영환·최수일(2009)의 연구에서는 통신과 방송의 융합 매체로 국내 및 세계적으로 급속히 성장하고 있는 IPTV 서비스에 대한 지각된 서비스 품질과 품질 만족도의 관계, 정보기술 수용과 고객 만족도와의 관계를 살펴보기 위해, 서비스품질, 정보기술 수용, 고객만족도, 지속사용의도, 추천의도의 5가지 항목의 측정도구를 활용하여 IPTV 서비스 이용자를 대상으로 실증조사를 실시하였다. 그 결과 지각된 서비스 품질과 유용성, 용이성이 고객만족도에 강한 영향을 주며, 지속사용의도와 추천의도에도 유의한 영향이 있는 것으로 나타났다. 특히 콘텐츠의 유용성에 대한 인식이 사용만족도에 큰 영향을 주는 것으로 나타나 고객에게 콘텐츠의 가치를 높게 인식시키고 쉽게 이용할 수 있음을 알리는 것이 고객만족과 고객확보에 중요한 전략이 될 수 있음을 나타내었다. 그리고 이종윤·최영(2012)은 스마트TV 채택결정 요인에 관한 연구에서 스마트TV 채택의도에 영향을 미치는 요인들을 찾아내고, 그 영향력의 관계를 분석하기 위해 기존 기술수용모델에서 검증되었던 채택의도에 영향을 미치는 지각된 용이성 및 지각된 유용성과 함께 이용자와 상호작용하는 스마트TV의 매체 특성상 이용자 개인의 내적 외적 특성을 포함하는 수정 기술수용모델을 수립하고자 하였다. 분석결과 지각된 용이성은 지각된 유용성에 영향을 미치고, 용이성과 유용성은 이용자의 스마트TV 채택의도에 영향을 미치는 것으로 나타났다. 그리고 선행변수로서 스마트폰 등의 이용경험, 자기 효능감, 합리적 비용, 기능적 이용자 인터페이스 등이 용이성에 영향을 미쳤고, 감성적 이용자 인터페이스는 유용성에 영향을 미치는 것으로 나타났다. 이옥기(2011)는 3D 영상에 대한 매체별 수용자 경험에 관한 연구에서 3D TV와 3D 가상현실에서 즉 매체에 따라서 수용자 특성 요인은 어떠한 영향을 주는지, 프레즌스 효과는 어떠한지를 규명하고자 하였다. 이 연구에서는 프레즌스를 입체 영상이라는 사실을 지각하지 못하고 프로그램 장면 속으로 빠져 들어가는 듯한 느낌으로 개념화하여 연구를 진행하였는데, 연구 결과, 수용자들은 3D TV와 가상현실로 구분되는 매체에 따라서 프레즌스 경험에 차이를 보이고 있었으며, 수용자들은 환경적인 요인 즉 지각된 용이성과 입체시 피로도, 깊이지각에 따라 매체별로 프레즌스 경험의 차이를 나타냈다. 구체적으로 3D TV의 경우에는 배우기 쉽고 사용이 효율적이고 실수 유발이 적을 경우에 프레즌스 경험이 증가하는 것으로 나타났고, 가상현실의 경우에는 지각된 용이성이나 깊이지각이 프레즌스에 유의한 영향력을 주는 변인이며, 입체시 피로도는 유의한 영향력을 미치지 못하는 것으로 확인되었다.

한편, 이정기·최믿음·박성복(2012)의 연구에서는 대학생들의 신문 이용 동기와 기술수용모델 변인이 유료 모바일 뉴스 콘텐츠 수용의도에 미치는 영향에 대하여 연구를 진행하였다. 이 연구에서는 새로운 기술과 서비스의 수용의도를 기술수용모델(TAM: Technology Acceptance Model)과 이론적 틀인 이용과 충족 이론(Uses & Gratification)을 접목한 융합 모델을 통해 대학생들의 유료 모바일 뉴스 콘텐츠 수용의도를 검증하고자 하였다. 그 결과 지각된 용이성에 영향을 미치는 변인은 일상생활 도움 동기, 혁신성, 사회적 동조 변인인 것으로 나타났고, 지각된 유용성에 영향을 미치는 변인은 지각된 용이성, 사회적 동조, 기술적 장애/장벽, 대인 관계 동기인 것으로 나타났다. 그리고 기술수용모델 변인 중 지각된 유용성만이 종합일간지 유료 모바일 뉴스 콘텐츠 수용의도에 영향을 미치는 것으로 나타났다. 윤영민 등(2011)은 기존의 UGC 연구에서 벗어나 국내언론사 뉴스룸의 사용자 제작콘텐츠(User Generated Content) 수용에 대한 영향요인을 기술수용모델을 이론적 틀로 활용하여 언론사 뉴스룸의 UGC 수용에 영향을 미치는 요인들을 알아보았는데, 총 42개의 언론사를 대상으로 설문조사를 실시한 결과, 언론사의 지속적인 UGC 사용의도에 가장 큰 영향을 미치는 것은 지각된 유용성 인식으로 나타났다. 또한 언론사의 지각된 용이성 인식이 높을수록, 즉 언론사가 UGC를 활용하는 데 어려움이 없을 것이라고 생각할수록 지속적으로 UGC를 사용하고자 하는 의도 또한 높게 나타났다.

기술수용모델의 유효성과 우수성이 입증된 이후 기술수용모델을 여러 다양한 정보시스템, 정보기술 기반 서비스, 정보기술 제품에 적용하거나, 기술수용모델의 주요 변수인 지각된 유용성과 지각된 용이성에 영향을 미치는 외생변수들을 확인하거나, 다양한 조절변수 및 매개변수를 탐색하여 기술수용모델을 확장하기 위한 연구들이 많이 이루어졌다(김기문, 2008). 특히, 인터넷과 관련된 기술수용모델 연구에서는 지각된 놀이성이 포함된 모델이 수용의도를 더 잘 설명하며, 경우에 따라서는 지각된 놀이성이 지각된 유용성보다도 수용의도에 더 강한 영향을 미친다는 연구결과도 보고되고 있다(Koufaris, 2002; Moon & Kim, 2001). 또한, 팽 등(Fang et al., 2005)은 일반적 과업과 거래 과업 등 기능적 목적의 과업일 경우는 지각된 유용성이 이용의도를 결정하지만, 놀이적(Gaming) 과업에서는 지각된 즐거움(놀이성)이 유용성을 대체한다고 하였다.

기술수용모델을 인터넷 관련 영역에 적용한 연구도 국내외에서 많이 이루어졌는데, 김영택(2006)은 무선인터넷 서비스 이용자를 대상으로 정보기술수용의도에 관한 연구를 진행하였는데, 지각된 유용성과 지각된 용이성, 그리고 플로우를 이용하여 이용의도를 측정한 확장된 기술수용모델(TAM)과 직접적인 사용을 바탕으로 사용 전의 기대와 사용 후의 성과, 확신, 그리고 만족을 이용하여 무선인터넷 서비스 이용자의 이용의도에 영향을 미치는 요인들 간의 인과관계를 실증적으로 검증하였다. 그 결과 지각된 유용성, 지각된 용이성 무선인터넷 서비스 이용의도에 유의한 영향을 미치는 것으로 나타났다. 그리고 장병희(2007)는 UCC 채택 영향요인을 분석하면서 통합적인 접근 방법을 사용하였는데, 개혁확산이론, 기술수용모델, 사회적 영향력 접근, 합리적 행위이론 등을 통합적으로 분석한 바 있다. 특히 기술수용모델과 관련된 가설에서는 지각된 유용성과 지각된 즐거움이 UCC 채택에 긍정적인 영향을 미쳤지만 지각된 용이성은 영향을 미치지 않는 것으로 조사되었다.

문성철과 김경환(2007)은 인터넷 라디오 Mini 이용동기 중 '정보'와 '회피' 동기가 각각 지각된 유용성과 지각된 용이성에 영향을 미치고, 인터넷 동기 중 '휴식' 동기가 지각된 용이성에 영향을 미친다는 사실을 규명하였다. 이때 지각된 유용성과 지각된 용이성 모두 Mini 이용의도에 영향을 미침으로써 Mini 이용에 대한 '정보'와 '회피' 동기, 인터넷에 대한 '휴식' 동기가 Mini 이용의도에 간접적으로 영향을 미치는 것으로 나타났다. 또한, 김주란·이기훈·최영균(2011)의 연구에서도 스마트폰 어플리케이션 이용 동기가 기술수용모델의 변인들과 함께 어플리케이션에 대한 태도와 이용의도에 정적인 영향을 미치는 것으로 밝혀진 바 있다. 구체적으로 항시적 접속 동기와 멀티미디어 콘텐츠 이용 동기, 오락성 동기는 지각된 유용성에 영향을 미쳤고, 유용성 동기, 시간 보내기 동기, 오락성 동기는 지각된 용이성에 영향을 미쳤다. 아울러 지각된 용이성이 태도에, 태도가 이용의도에 영향을 미치는 것으로 나타났다. 신현식·송용욱·성낙현(2010)은 모바일 인터넷과 PC 인터넷의 특성 차이에 대한 사용자의 인식이 모바일 인터넷의 이용의도에 미치는 영향을 분석해 보고자 하였는데, 이를 위해 문헌고찰을 통해 편재가용성, 상황인식성, 적합성, 친숙성, 경제적 가치 등의 특성을 파악한 후 이들 특성의 차이에 대한 사용자의 인식이 모바일 인터넷의 지각된 용이성, 지각된 놀이성, 지각된 유용성을 매개변수로 하여 모바일 인터넷 사용의도에 미치는 영향에 대한 구조방정식 모형을 수립하여 실증분석 하였다. 분석 결과 모바일 인터넷을 이용할 경우 PC 기반 인터넷을 이용하는 것보다 사용자의 개인 특성이나 위치한 장소, 이용시간 등 개별적 상황에 맞는 정보나 서비스를 더 많이 제공받을 수 있다고 생각하는 경우 모바일 인터넷의 유용성과 놀이성(혹은 즐거움)을 더 크게 인식하는 것으로 나타났다.

한편, PC 기반 인터넷에 비해 시공간의 제약을 덜 받는다는 편재 가용성의 차이에 대한 인식은 모바일 인터넷의 놀이성에 대한 인지에는 유의한 영향을 미치지만 유용성에 대한 인지에는 유의한 영향을 미치지 못하는 것으로 나타났다. 이상의 결과를 종합적으로 해석해 볼 때 사람들은 단지 언제 어디서나 사용할 수 있게 되었다는 것만으로는 유용성을 느끼지 못하며, 기존의 PC 기반 인터넷으로는 제공할 수 없는 차별화된 서비스를 이용할 수 있을 때 모바일 인터넷의 유용성을 인지하게 된다는 것을 알 수 있었다. 또한, 모바일 인터넷의 지각된 용이성은 지각된 놀이성과 지각된 유용성에 그리고 지각된 놀이성은 다시 인지된 유용성에 통계적으로 유의한 긍정적 영향을 미치며, 지각된 놀이성과 지각된 유용성은 모바일 인터넷 수용의도에 통계적으로 유의한 긍정적 영향을 미치는 것으로 나타났다. 이는 대체로 선행연구들의 결과와 동일한 결과들을 보여주었다.

테오 등(Teo et al., 1999)은 조직에서 개인의 인터넷 사용동기를 조사한 결과 세 가지 중요한 동기가 개인의 인터넷 사용과 관련이 있음을 증명했다. 이들의 연구에서 지각된 유용성, 지각된 편이성, 그리고 지각된 즐거움이 인터넷 수용과 관련이 있음을 검증하였다. 차라부리와 나자레스(Chiravuri & Nazareth, 2001)는 전자상거래와 신뢰에 관한 연구에서 기술수용모델을 확장하여 신뢰의 개념을 도입한 모델을 제안하고 있다. 이들의 연구 모델을 보면 신뢰에 영향을 주는 요인으로 친밀도와 기업의 평판 사실의 계기, 그리고 경험의 질을 선정하였다. 이 연구에서 신뢰는 이용의도에 영향을 미치고 정보의 질은 지각된 유용성에 영향을 주며 용이성에는 이해의 용이성과 검색의 용이성이 영향을 주며 용이성은 유용성과 이용의도에 영향을 준다고 하였다. 게판과 스트리웁(Gefen and Straub, 2000)은 정보습득을 위해 웹사이트가 사용되는 경우에는 지각된 용이성이 웹사이트 수용에 영향을 미치지만, 구매를 위해 웹사이트가 사용되는 경우에는 지각된 용이성이 웹사이트 수용에 영향을 미치지 않는다는 결과를 제시하고 있다. 또한, TAM 논문의 추세를 분석한 한 연구의 결과(Hsiao &

Yang, 2010)에 따르면, 기존의 소프트웨어와 작업 관련 기술들을 넘어 다양한 디지털 기술의 적용으로 나타나고 있는 다목적(multi-purpose) 기술의 수용과 관련된 연구들이 최근 하나의 큰 부류를 형성하고 있는 것으로 나타났다. 이 연구들에서는 지각된 용이성, 지각된 유용성 그리고 지각된 유희성(perceived pleasure, or fun)이 채택 의도에 매우 중요한 영향을 미치는 변인으로 추가되어 검증되고 있다.

이문봉(2011)은 SNS에서 지속적인 이용의도에 영향을 미치는 요인을 파악하기 위해 정보시스템 사후-수용 모델과 성공모델을 이용하여 연구 모델을 설정하여 대학생들을 대상으로 실증 분석하였는데, 분석결과 지속적 이용의도에 영향을 미치는 요인은 지각된 유용성과 만족으로 나타났다. 이 결과는 기존 연구 결과와 동일하며, 두 요인 중에서 만족이 가장 중요한 요인으로 나타났다. 또한, 만족에 영향을 미치는 요인이 지각된 유용성, 기대일치, 시스템 품질, 정보 품질로 나타났는데, 인터넷 뱅킹을 대상으로 한 브하타처지(Bhattacherjee, 2001)의 연구에서는 지각된 유용성보다는 기대일치가 만족에 더 큰 영향을 미치는 것으로 나타났지만, 이 연구에서는 지각된 유용성이 만족에 더 큰 영향을 미치는 것으로 나타났다. 이러한 연구결과는 e-러닝을 대상으로 한 로카 외 그의 동료들(Roca et al., 2006)의 연구와 마찬가지로 지각된 유용성이 보다 더 큰 영향을 미치는 것으로 나타난 결과와 동일하였다. 또한, 김인경·박원준(2011)의 연구에서는 기술발전에 따라 등장하게 된 융합미디어에 대한 수용자 인지가 실제 이용의도에 어떠한 영향을 미치는지 분석하였는데, 분석결과, 융합미디어에 대한 지각된 유용성이 높다고 생각할수록 이용의도가 높아지며, 지각된 용이성이 높을수록 이용의도 역시 높아지는 것으로 나타났다. 이성준(2012)은 확장된 기술수용모델과 혁신저항 모델을 기반으로 소셜 커머스 이용에 영향을 주는 요인들은 무엇인지, 또 영향 요인들 간의 관계는 어떻게 형성되는지를 실증적으로 분석하고자 20대부터 40세까지의 소셜 커머스 이용 경험자를 중심으로 온라인 설문을 실시하였는데, 그 결과 기술수용의 중요 영향 요인으로서 지각된 유용성과 지각된 용이성의 경우, 소셜 커머스 이용의향에 유의미한 영향을 미치는 것으로 나타났다. 더불어, 지각된 용이성이 소셜 커머스의 지각된 유용성을 증가시키는 것으로 연구결과 밝혀졌다. 이러한 결과는 소셜 커머스가 소비자에게 구체적으로 그 혜택이 인지될 때, 그리고 소비자가 보다 용이하게 이용할 수 있는 사용자 환경 속에서 더 많은 이용이 일어날 수 있음을 나타낸다.

이재신(2006)은 개인의 기술에 대한 주관적 신념과 사회적 영향을 사용자의 기술사용에 대한 태도에 영향을 미치는 주요 요인으로 설정하고, 이들이 태도 변화에 어떠한 영향을 미치는지를 종단적 연구를 통해 살펴보았는데, 태도의 변화에 영향을 미치는 독립변인으로서 컴퓨터/인터넷 효능감, 기술의 유용성 및 용이성, 그리고 사회적 영향을 설정하였다. 연구 결과, 지각된 유용성 및 용이성의 변화가 태도의 변화에 긍정적 영향을 미치는 것으로 나타났다. 이러한 연구 결과가 의미하는 바는 기술이 유용하며 사용하기 쉽다고 인식이 변화할수록 기술사용에 대한 태도 역시 긍정적으로 변한다는 것으로 해석할 수 있다. 정화민·조원길(2011)은 웹 기반 원격교육에서 국내 고등학생을 대상으로 e-러닝교육 특성이 지각된 용이성과 지각된 유용성을 중심으로 학습 성과에 유의한 영향을 주는지를 분석하였는데, 분석결과, 웹 기반 원격 교육의 전문성과 오락성 모두 지각된 용이성과 지각된 유용성에 모두 유의한 결과를 보여주고 학업성취도에 유의한 결과를 보여줬다. 또한 고등학생들에게도 지각된 용이성과 지각된 유용성 모두 웹 기반 원격교육의 학업성취도에 긍정적 영향을 보이고 있음을 검증하였다. 이러한 연구 결과를 통해 기술수용모델에서 지각된 용이성 및 지각된 유용성이 태도와 이용의도, 실제사용에 유의한 영향을 미치는 많은 연구결과를 기초로 하여 국내 고등학생의 웹 기반 원격교육에서도 응용 적용이 될 수 있음을 알 수 있었다.

또한, 기술수용모델(TAM)은 정보기술수용관련 연구에서 폭넓게 사용되고 있는 이론이다. 또한, 다양한 분야에서 폭넓게 사용되고 있는 이론이기도 하다. 다양한 분야에서 기술수용이론이 적용되어 연구되어지고 있으나, 기존 연구들은 기술위주로 구성된 연구가 대부분이었기 때문에 개인의 이용경험과 기술능력 등 개인적 요인 부분을 동시에 고려한 게임과 관련된 기술수용에 관한 연구는 아직까지 그 연구가 미비한 실정이다. 그렇지만 최근 들어 문화콘텐츠산업에 대한 산업적 중요성이 부각되면서 기술수용모델에 근거한 게임연구들이 활발히 진행되고 있다. 기술수용모델에서는 사용자의 게임과 같은 뉴미디어 수용에 있어 지각된 유용성과 지각된 용이성이 중요한 역할을 한다고 주장한다. 이는 게임과 같은 재미에 가치를 두는 정보시스템에서 매우 중요한 요인이 될 수 있다. 이를 뒷받침하듯 데이비스(Davis, 1989)는 사람들이 정보기술을 수용할 것인지 거부할 것인지 판단하는데 있어 즉 시스템 이용에 영향을 줄 수 있는 많은 변수들 중에 특별히 중요한 것으로 지각된 유용성과 지각된 용이성을 제시하여 기술수용모델을 검증하고 있다. 기존 선행 연구들은 전통적인 정보시스템 관련 분야에서 지속적으로 기술수용모델의 타당성을 입증하였다(Chau & Hu, 2002). 인터넷(Teo et al., 1999; Moon & Kim, 2001), 그룹웨어(Luo & Strong, 2000), 시스템(Venkatesh et al., 2002) 등 다양한 분야에서 기술수용모델을 적용한 연구들이 수행되어 왔고, 데이비스 등(Davis et al., 1989)은 워드프로세서를 이용하여 자신이 만든 기술수용모델과 TRA(Theory of Reasoned Action: 이성적 행동이론[1]) 모델을 비교 검증 하였으며, 이후에도 많은 연구자들에 의해 검증되고 있다(Adams et al., 1992). 이러한 기술수용모델의 타당성이 검증되면서 게임에 대한 연구는 지각된 유용성과 지각된 용이성에 영향을 주는 외부변수들에 관심을 갖기 시작하였다. 노기영(2012)은 헬스 비디오 게임의 수용을 예측하기 위해 몰입 경험과 사용자 경험이 기술수용

1) 이성적 행동이론은 행동에 대한 태도를 한 개인이 어떠한 행동을 하는 것이 긍정적인지 부정적인지, 그리고 그 행동을 좋아하는지 싫어하는지를 나타내는 판단으로 규정하며 어떤 주어진 상징물에 대하여 호의적 또는 비 호의적 양태로 일관성 있게 반응토록 하는 학습된 이론이다.

모델에 미치는 효과성과 구조적 관계를 분석하였는데, 실험연구와 설문조사를 결합한 플레이테스트 방법을 적용하여 기술수용의 관계를 구조방정식 모델을 통해서 검증하였다. 분석결과 기술수용모델은 헬스 비디오 게임의 이용 상황에서도 적합한 모델로서 확인되었으며, 유용성 경험은 헬스 비디오 게임 이용의도에 영향을 미쳤고, 용이성 경험은 직접효과는 나타나지 않았지만 유용성을 매개로 한 간접효과는 정적으로 유의미한 것으로 나타났다. 이는 헬스 비디오 게임이 건강증진이라는 목표를 가진 게임이기 때문에 자신에게 보다 도전적일수록 만족감을 느끼게 되고 이러한 만족감은 지속적 이용의도로 나타나는 것이기 때문에 용이성은 이용의도에 영향을 미치는 것으로 나타났다고 해석할 수 있다. 김영균·안영효·오주연(2009)은 개인의 이용 경험과 기술능력에 따른 온라인 게임 수용성에 관한 연구에서 플로우 경험과 주관적 규범의 확장된 기술수용모델을 적용하고, 기존온라인 게임수용모델이 적용하지 않았던 이용자의 경험, 기술능력 등 개인적 요인을 추가하여 온라인 게임수용결정에 미치는 영향을 분석하고자 하였다. 분석결과, 이용자의 이용경험은 지각된 유용성과 지각된 용이성에 유의한 영향을 미치는 것으로 나타났고, 기술수용모델의 지각된 용이성은 지각된 유용성 및 이용의도에 유의한 영향을 미치는 것으로 나타났으며, 지각된 유용성도 이용의도에 유의한 영향을 미치는 것으로 나타났다. 이러한 연구결과는 기술수용모델이 이용자의 온라인 게임을 설명하는 데 있어서, 유용한 모델이라는 점을 입증하고 있다.

김효정 등(2004)은 TAM과 모바일 서비스에 대한 기존 연구들을 바탕으로 하여 모바일 게임의 이용의도에 영향을 미치는 요인에 대한 탐색적 연구를 진행하였는데, 모바일 게임의 이용의도에 영향을 미치는 요인을 TAM과 모바일 게임에 관련된 연구를 기초로 하여 시스템적 요인, 개인적 요인, 사회적 요인이라는 3가지 차원에서 서비스 품질, 사회적 영향, 즉시 접속성, 혁신성, 자기효험이라는 5가지의 항목을 외부변수로 설정하였다. 연구 결과, 서비스 품질이 지각된 유용성에 영향을 미치는 요인으로 나타났고, 지각된 용이성에 영향을 미치는 요인으로는 즉시 접속성과 혁신성, 자기효험이 검증되었다. 그리고 모바일 게임을 이용하는 데 있어서 이용의도에 직접적인 영향을 미치는 요인이 지각된 유용성으로 나타났고, 지각된 용이성은 직접적인 영향은 없으나 지각된 유용성을 통하여 간접적인 영향을 미치는 것으로 나타났다. 김수연·이상훈·황현석(2011)의 연구에서는 스마트 기기 상에서의 소셜 네트워크 게임에 대한 기술수용모형을 설정하고 분석하였다. 기존의 기술수용모형에 소셜 네트워크 게임이 갖는 특징을 반영하기 위하여 사회적 상호작용, 이동성, 주관적 규범, 플로우 등의 추가적인 요인을 도입하여 확장된 기술수용모형을 수립하였으며 모형의 구조적인 관계를 밝히고자 구조방정식모형을 분석하고 결과와 함의를 기술하였다. 분석결과 지각된 용이성은 지각된 유용성에 영향을 주지 않고 있는데 이는 손쉬운 인터페이스를 채택하고 있는 소셜 네트워크 게임의 경우 사용이 쉽다는 것이 유용하다고 판단하는 근거가 되지는 못한다는 것을 검증하였다. 반면 용이성은 유희성에 영향을 주는 것으로 나타났는데 이는 조작이 복잡하고 배우기 어려운 게임과 달리 쉬운 조작으로 인해 스마트폰과 같은 모바일 기기에서도 쉽게 즐길 수 있는 점에서 재미있다고 느낀다고 해석하고 있었다. 또한 지각된 유용성은 태도에 영향을 미치지 못하였지만 용이성과 유희성은 태도에 영향을 미치는 것으로 나타났다. 이는 소셜 네트워크 게임에 대한 호의적, 긍정적인 태도는 쉽게 수용할 수 있는 인터페이스적 특성과 게임 이용에서 느끼는 재미가 주요한 요인이 된다는 점을 말해주고 있고, 소셜 네트워크 게임의 사회적인 상호작용이 갖는 유용성은 영향이 있지만 유용성이 태도를 바꿀 정도로 강한 영향을 미치는 것은 아니라는 점을 보여주는 결과이다. 이러한 연구 결과들을 종합해볼 때 사회적인 상호작용보다는 지각된 용이성, 유희성 등이 강조되어야 하며 이러한 요소가 태도나 플로우, 행동의도에 영향을 주어 실제사용으로 이어짐을 알 수 있었다. 이은아 등(2009)은 개인의 특성이 온라인 게임 포털 사이트에 대한 태도에 미치는 영향에 관한 연구를 진행하였는데, 이를 위해 개인의 특성이 포털 사이트에 대하여 미치는 영향을 데이비스와 그의 동료들(Davis et al., 1989)이 제시한 기술수용모델을 이용하여 설문을 통한 통계적인 방법으로 정서적 태도와 인지적 태도에 미치는 영향을 분석하였다. 독립변수로는 개인특성요인을 친숙성, 성취감, 마브니즘을 설정하였고, 매개변수로는 지각된 용이성, 지각된 즐거움, 종속변수로는 인지적 태도, 정서적 태도를 설정하였다. 연구 결과, 영향에 대해서는 독립변수인 게임 특성요인이 매개변수인 지각된 용이성을 매개로 게임 포털 사이트데 대한 감정에 유의한 영향을 미치는 것으로 나타났다. 그리고 게임포털 사이트에 대한 지각된 용이성이 지각된 즐거움에 미치는 영향에 대해서도 유의한 영향을 미친다고 나타났으며, 게임포털 사이트에 대한 개인의 특성은 게임을 하는데 있어서 지각된 용이성을 매개로 인지적 태도와 정서적 태도에도 영향을 미친다는 것으로 나타났다.

### (2) 기술수용모델의 확장

기술수용모델은 데이비스(Davis, 1989)에서 처음 공식화한 이론으로 측정도구에 대한 타당성이 검증되면서 많은 연구에서 이 모델은 뉴미디어 기술 채택 요인 연구에 응용되어 왔다. 특히 기술수용모델은 컴퓨터 기술과 서비스, 소프트웨어 등을 채택하는데 작용하는 변인을 규명하고자 하였으며, 이 모델은 매체 이용자의 관점에서 바라본 것이 특징이다. 기술수용모델의 이론적 논리는 기술이나 서비스의 경우, 사용하기가 용이할수록 더 유용한 것으로 지각되고, 더 유용한 것으로 인식할수록 해당 기술이나 서비스를 사용하고자 하는 태도가 긍정적으로 바뀌어 사용의도의 가능성이 높아지고 결론적으로 기술이나 서비스 사용이 증대된다는 것이다(Davis, 1989). 이 과정에서 미디어 이용자의 유용성(perceived usefulness)과 용이성(perceived ease of use)은 새로운 기술에 대한 태도에 영향을 미친다는 것이 본 모델의 핵심이다. 다시 말해서 이용자의 기술에 대한 인식과 태도 간의 관계를 파악하여 채택의도를 예측하는 분석모델이라고 볼 수 있다. 기술수용모델에서 행위의도(behavioral intention)는 실질적 채택행위의 선행변인으로 간주되고 기술사용의 직접적인 결정요소로 인식된다. 특히, 수용대상이 되는 기술에 대한 지각된 특성(perceived characteristics)이 큰 설명력을 가질 수 있다고 주장하면서 상대적 이점은 지각된 유용성, 복잡성은 지각된 용이성 등 기술수용모델과 연관된 개념으로 제시하고 있다(Ostlund, 1974).

기술수용모델은 피쉬바인과 아이젠(Fishbein & Ajzen, 1975)의 합리적 행동 이론(Theory of Reasoned Action, TRA)에 그 기반을 두고 있다. 양희동과 최인영(2001)은 합리적 행위이론에서 언급된 사회적 영향의 개념을 포함한 통합 기술수용모델을 제시하여 사회적 영향이 지각된 유용성보다 지각된 용이성을 통해 시스템 이용에 더 강한 간접적 영향을 미친다고 하였다. 피쉬바인 등(Fishbein & Ajzen, 1975)의 모델은 신념(belief), 태도(attitude), 의도(intention)와 행동(behavior) 등의 관계를 검증하는 것으로 데이비스는 그 중 특히 기술의 채택과 관련된 신념으로서의 유용성과 용이성, 태도, 이용의도사이의 관계에 주목한 기술수용모델을 제시하게 된 것이다. 기술수용모델은 이후 이론적 정교화 작업을 병행하며, 새로운 기술 혹은 시스템의 채택에 관련된 다양한 집단의 채택 행동을 설명하는 매우 유용한 이론으로 활발하게 채택되어 왔다. 주로 컴퓨터와 관련된 업무에 필요한 기술을 사용하는 사무직, 전문직 등 특정 직업군을 대상으로 시작된 연구는 그 후 점차 그 폭과 깊이를 더해 왔다. 이러한 작업을 바탕으로 기술수용모델은 국내외의 여러 학자들에 의해 1990년대 이후 새로운 디지털 미디어의 채택 행동을 설명하기 위해 사용되었다. 데이비스가 처음 논문을 발표한 1989년부터 2000년까지 10년 동안 ISI 데이터베이스에서 그의 논문을 인용한 논문이 424편에 이르렀으며, 2010년에 이르면 그 수는 2,000편에 가까워진다고 밝히고 있다(Hsiao & Yang, 2010). 또한 이 모델은 정보기술의 수용과정을 설명한 이론에 입각한 것으로 기술수용에 대한 사람들의 행동 의도는 지각된 유용성과 지각된 용이성에 의해 결정되고 행위의도에 대한 외부적 변수들의 영향이 지각된 유용성과 지각된 용이성에 의해 매개된다고 파악하였다(Venkatesh & Davis, 2000). 정리하자면 기술수용모델은 개인이 혁신적 기술을 수용하는 것은 새로운 기술 제품을 채택하여 이용하는 것이 자신에게 유용할 것이라고 인식할수록, 그리고 자신이 큰 노력 없이도 그 기술을 이용할 수 있다고 지각할수록 혁신제품을 수용할 가능성이 높아진다는 것이다(Davis, 1989).

특히, 데이비스(Davis, 1989)는 다양한 형태의 기술수용 과정을 보편적으로 설명하는 기술수용모델을 통해 지각된 용이성과 지각된 유용성을 중요 요인으로 제시하였다. 데이비스가 제안한 기술수용모델은 로저스(Rogers, 1986)의 확산이론에서 제시한 혁신의 확산에 영향을 미치는 변인들을 발전시켜 지각된 용이성 요인과 지각된 유용성 요인을 제시하였다. 특히나 Davis(1989)의 지각된 용이성은 로저스(Rogers, 1986)가 제안한 혁신의 상대적 이점(relative advantage)과 유사한 개념이고, 지각된 용이성은 '새로운 기술을 이용하는 것이 개인의 신체적, 정신적 수고가 적게 들 것 이라고 믿는 정도'로서 로저스가 제안한 혁신의 확산 요인 중 복잡성(complexity)과 유사하다. 여기서 지각된 유용성은 '특정 시스템을 사용하는 것이 자신의 업무 성과를 향상시켜 줄 것이라고 믿는 정도'를 말한다(Davis, Bagozzi, & Warshaw, 1989). 즉, 특정 기술을 사용함으로써 업무의 효율성과 생산성을 제고할 수 있다는 신념인 것이다. 지각된 유용성이 새로운 정보기술에 대한 이용의도에 강력한 영향을 주게 되는 이유는 특정 행동이 조직 내에서 자신의 업무성과를 향상시킨다고 믿게 되면 사람들은 그 행동에 대한 감정과는 별개로 행동을 실행할 의도를 형성하게 된다는 것이다. 지각된 유용성이 이용의도에 영향을 미친다는 사실은 기술수용모델 관련 많은 연구에서 충분히 검증되었다(Davis, Bagozzi, & Warshaw, 1989; Ryu, Kim, & Lee, 2009; Venkatesh & Davis 1996; Pavlou, 2003). 즉, 사람들의 새로운 기술에 대한 이용의도는 유용성과 용이성에 의해 결정되고 이용의도에 대한 외부적 변수들의 영향이 유용성과 용이성에 의해 매개된다는 것이다(Venkatesh & Morris, 2000). 그리고 사람들은 새로운 기술과 정보를 탐색하고 이용하는 것이 자신에게 유용할 것이라고 인식할수록, 그리고 큰 노력 없이도 그 기술을 이용할 수 있다고 지각할수록 새로운 기술과 정보를 수용할 가능성이 높아진다는 것이다(Davis 1989). 이는 일련의 정보기술을 사용하는 데 있어 유용성과 용이성이 높을수록 기술사용에 대한 긍정적인 태도가 형성되고 긍정적 태도가 기술을 사용하고자 하는 이용의도에 영향을 미친다고 해석할 수 있다.

이렇게 기술수용모델은 지금까지 다양한 종류의 정보기술에 대한 사용자의 수용행동을 설명하는데 적용되어 왔지만 외부변수들의 영향을 충분히 고려하지 못하고, 일부 변수들만 선택되어 적용되는 등의 여러 문제들을 가지고 있다(권오준, 2010). 또한 기존의 기술수용모델과 관련한 연구는 이미 검증된 기술수용모델 구조를 그대로 복제하여 재검증하거나, 연구대상만 달리한 연구, 다른 이론들과 비교한 연구만 진행되고 있을 뿐 새로운 외부변수를 탐색하거나 다른 이론과의 통합을 통해 새로운 이론적 토대를 제공하고 있지 않다는 한계를 가지고 있다. 이에 벤카테쉬와 데이비스(Venkatesh & Davis, 2000)는 외부변수들의 영향을 고려하여 비자발적 혹은 자발적 상황에서 네 개 조직을 구분한 후 사용 시점에 따른 업무 시스템 수용을 측정하기 위해 확장된 기술수용모델을 제안하게 된다. 그들은 외부변수로 주관적 규범, 자발성, 이미지로 설명된 사회적 영향 프로세스와 직무 관련성, 결과 품질, 결과 실연성, 지각된 용이성으로 설명된 인지적 도구 프로세스로 기술수용모델의 확장을 구체화시켰다. 그 결과 사회적 영향과 인지적 도구 프로세스의 모든 외부변수들이 기술수용모델에 모두 유의한 관련성을 갖는 것으로 분석되었고, 이들은 이 모델을 확장된 기술수용모델으로 명명하였다. 그렇지만 이들의 연구에서 사용된 확장된 기술수용모델은 기술수용모델의 용이성보다 유용성이 중심이 되고 있다. 이는 과거 대부분의 기술수용모델 연구들에서 이 변수가 정보기술 이용의도를 높게 설명하고 용이성보다 일관성을 가졌기 때문이라고 설명하며, 기존의 연구들에 대한 보완점으로 지적하였다.

그들은 이러한 보완점과 기존 기술수용모델의 한계를 바탕으로 후속 기술수용모델의 연구를 발전시켜 확장된 기술수용모델 연구에 많은 변화를 시도하는 계기를 만들어주었다. 그 결과 벤카테쉬와 발라(Venkatesh와 Bala, 2008)는 수년에 걸쳐 축적된 기술수용모델 연구를 통해 [그림 2]와 같은 기술수용모델의 이론적 모델을 제시하였다. 이 모델에 의하면 개인의 차이점은 개인의 특성 또는 성격이 사용 용이성에 영향을 미칠 수 있으며, 시스템 특성은 그 시스템의 두드러진 특징이 개인의 긍정적인 인식에 영향을 미치고 그로 인하여 유용성이나 용이성에 긍정적인 영향을 미칠 수 있다고 보고 있다. 촉진조건의 경우 기술지원, 자원 제공 등이 그 기술을 사용함에 있어 용이한 영향을 미칠 수 있다고 보고 있다. 이렇게 그들이 제시한 기술수용모델의 이론적 모델은 새로운 외부변수를 탐색하여 추가하고, 다른 이론과의 통합을 통해 기술수용모델의 한계를 확장시킨 모델로 후속 연구의 발전에 큰 기여를 하고 있다. 또한 이 모델을 통해 새로운 기술의 수용에 대한 사용자의 의도를 파악하기가 용이해졌다.

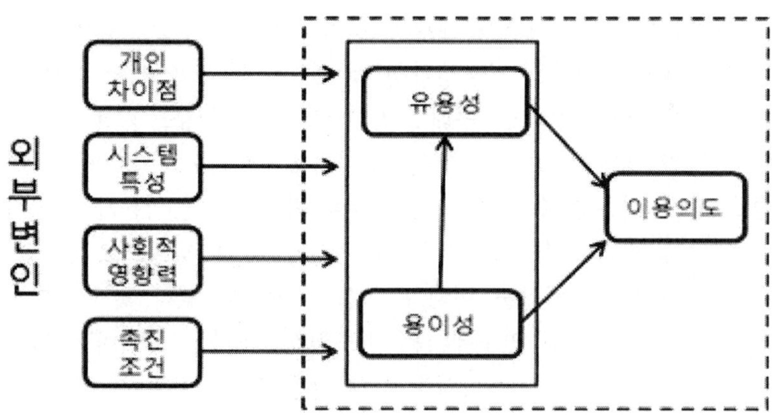


[그림 2] Venkatesh, Bala(2008)의 Theoretical framework

이후 다양한 분야에서 이루어지는 기술수용모델 연구들이 벤카테쉬와 발라의 기술수용모델 이론적 모델을 바탕으로 연구주제에 적합한 외부변인을 사용하기 시작하였고, 새로운 확장된 기술수용모델을 제시하기 시작하였다. 기술수용모델과 혁신확산모델(IDT, Innovation Diffusion Theory)을 통합하여 모델을 제안하고 외부변수인 개인적 요인, 사회적 요인 등을 중심으로 혁신성, 사회적 영향력, 유용성, 용이성을 이용의도의 결정요인으로 제시한 결과 확장된 기술수용모델이 새로운 기술 수용에 매우 적합하다는 사실을 확인하였다(Kim & Zhang, 2009).

최근에는 의료분야에서도 이를 활용한 연구들이 진행되고 있다. 김성수와 류시원(2011)은 원격진료에 대한 연구에서 원격진료를 통해 발생되는 서비스 품질과 의료기술 혁신성을 외부변수로 설정하고, 내부변수로 유용성과 용이성을 설정하여 분석을 실시한 결과, 서비스 품질과 의료기술에 대한 혁신성은 유용성과 용이성에 정적인 영향을 미쳤으며, 유용성과 용이성의 변인들은 이용의도에도 유의한 영향을 미치는 것으로 나타났다.

린과 양(Lin & Yang, 2008)은 천식환자의 실시간 모니터링을 위해 ACMAS (Asthma Care Mobile Service)의 사용을 기술수용모델을 통해 알아보았다. 이 연구에서는 용이성이 유용성과 이용의도에 긍정적인 영향을 미친다는 연구결과를 제시하고 있다. 또한, 건강정보 웹사이트 수용요인을 분석한 송태민(2005)의 연구에서도 용이성은 유용성에 긍정적 영향이 있음을 확인하였다. 오상현·김상현(2006)은 정보기술을 쉽게 이용할 수 있도록 용이성을 향상시키면 이용자는 노력을 절감하고, 동일한 노력으로 높은 성과를 얻을 수 있으므로 용이성은 유용성에 직접적인 영향을 미치고 있음을 밝히고 있다. 한편, 한창희(2009)의 의료 마케팅 연구에서는 비보험진료과목 의료서비스 마케팅 활동에 대해 소비자들은 용이성을 통해 유용성을 느끼며 그 결과 인터넷 마케팅 이용의도가 높게 나타났다는 것을 제시하고 있다. 또한 보건의료의 기술 중 하나인 전자의무기록(Electronic Medical Record: EMR)에 대해 연구한 임형주 외(2009)는 기존 기술수용모델과 달리 행동과학적 접근을 통해 수용요인을 밝히고자 했다. 이에 이미지, 자발성, 보안은 지각된 유용성과 지각된 용이성에 유의한 영향이 있음을 확인하고 기술수용모델이 전자의무기록 시스템 수용성의 설명 가능성을 확인하였다. 반면에 원격진료서비스 수용연구로서 서비스품질, 의료기술 혁신성, 정보보호 염려, 주관적 규범이 유용성과 용이성, 이용의도에 대해 미치는지 경로분석을 통해 알아보았다(김성수·류시원, 2011). 연구 결과 서비스 품질, 의료기술 혁신성이 유용성과 용이성에 정적인 영향을 미쳤으며, 용이성은 이용의도와 유용성에, 유용성은 이용의도에 유의한 영향을 주었다.

2004년 뉴욕방문간호서비스(Visiting Nurse Service of New York, VNSNY)에서는 원격진료 프로그램 서비스에 대한 만족도 연구를 실시했다(Carpenedo, 2006). 이 서비스의 경우 방문간호사가 실시하는 진료뿐만 아니라 원격진료를 이용할 수 있도록 컴퓨터 사용에 도움을 주는 형식을 취했다. 연구 결과 원격진료가 사용하기 쉽고, 학습하기에 유용하며, 치료효과와 적절한 치료 목표성, 치료사의 전문성에 대한 모든 영역에서 높은 만족도를 보이며, 원격진료의 이용의도에도 매우 긍정적인 반응을 보였다. 기술수용모델의 이러한 확장성은 연구하고자 하는 혁신기술의 종류와 대상에 따라 외부변수를 선택함으로써 효과적인 모델을 제시하는데 중요하다. 그 중에서도, 원격진료 서비스와 관련된 수용요인을 확인하고 이와 관련된 연구들을 고찰하여 구조적 관계를 밝히는데 효과적일 것이라 예측된다. 하지만 원격진료는 의료관련 정보 등이 실시간으로 노출될 수 있으며, 데이터 유실 등이 높은 기술이다. 뿐만 아니라 악성코드 유포 및 스팸발송의 근원지가 될 수 있고, 취약한 보안설정을 해킹하여 불법접속 및 내부 망으로 침투하는 등의 다양한 공격을 받아 중요한 정보들의 노출 위험이 커질 수가 있다. 이중 건강관련 개인정보는 위치정보, 통화내역과 함께 가장 민감하고 활동적인 정보로 분류되기 때문에 개인정보 침해와 관련한 요인은 원격언어치료서비스의 수용요인으로 제기될 수 있을 것이다. 그러므로 이러한 취약점이 존재하는 원격언어치료에 대한 보안 검증이

되는 시스템을 제공한다면 의사나 환자들은 원격언어치료에 대해 긍정적으로 받아들일 것이라 예측이 된다.

## 4) 복합기제로서 원격의료의 실행과 평가

최근 의료기술과 IT의 융합이 가속화되면서 의료소비자 중심의 치료 시스템이 각광받고 있다. 원격진료가 바로 그것이다. 정부는 원격진료를 대표적 의료IT 융합산업으로 인식하고 육성 방안을 서두르고 있다. 보건복지부는 2013년 10월 29일 의사와 환자간의 원격진료를 허용하는 의료법 개정안을 입법예고했다. 원격진료는 그동안 지방자치단체와 민간의료기관에서 원격영상진료시스템을 이용해 의료취약지역이나 환자에게 실시되고 있다. 하지만 의료기관이나 의료인들 사이에서만 원격진료행위를 하도록 규정돼 있어 병의원 등 의료기관이 아닌 곳에서 영상시스템을 통해 환자를 진료하는 것은 법적으로 불가능하다. 따라서 현재 의료기관 내에서만 이뤄지는 원격진료를 병의원 밖에서도 시행할 수 있도록 허용하자는 것이다. 이는 지난 2009년에 추진됐다가 의료사고나 개인정보 누출 위험 등을 이유로 의료계가 반발하면서 무산된 바 있다.

원격진료가 다시 부각되는 것은 다양한 이유가 있다. 의료시설이 빈약한 지역에 대한 의료혜택 차원뿐만 아니라 차세대 성장 동력의 하나인 의료IT를 키우자는 경제 산업 측면에서도 동력을 얻고 있다. 변화가 빨라지고 있는 의료계 여건도 원격진료 시행에 힘을 보태고 있다. 인터넷통신망, 전자처방, 의료영상저장전송시스템(PACS), 무선 및 이동통신망 등 정보통신기술이 의료계에 급속도로 전파되고 있다.[2)]

---

2) 의료영상저장전송시스템(picture archiving communication system)은 기존의 필름을 가지고 진단하고 판독하던 병원의 업무를 컴퓨터와 네트워크를 통하여 처리해나가는데 도움을 준다. 이를 통하여 연결할 수 있는 의료기기는 기본적으로 영상의학과 의료

또한 보건소 의사 인력이 감소하고 있는 등 의료진 인력운용 상황이 복합적으로 결부돼 원격진료의 필요성이 대두된 것이다. 그러나 아직까지 국내에서는 원격진료 시행에 필수적인 장비 사용에 어려움을 호소하는 곳이 많아 대책 마련이 시급한 실정이다. 국내 업체에서 개발되어 사용 중인 원격진료시스템은 다른 기계와 바꿔 쓸 수 있는 시스템 간의 호환성이 어렵다는 지적이 많다. 원격진료 시스템 장비의 성능평가 체제를 마련하고 표준화된 기준을 도입하는 작업이 필요하다.

서울대 의과대학이 국내의 원격진료 시범사업을 분석한 결과 분석대상 30개 사업 가운데 원격화상진료서비스를 제공하는 사업이 17개로 가장 많았다. 화상을 통한 원격진료는 대부분 고혈압, 당뇨병 위주의 만성질환 및 일반 내과, 가정의학과에 대한 서비스를 제공하고 있었다. 이 가운데 정신과 진료를 하고 있는 곳은 안양시 한 곳 뿐이었다. 반면에 고혈압과 당뇨 화상 진료는 13곳에서 진행됐다. 이 자료에 따르면 원격진료가 지속적으로 진행되는 분야는 의료법과 상충되는 부분이 없는 원격자문과 방문간호는 계속 이어졌으나 의료법과 관련해 논란의 소지가 있는 원격진료와 재택건강관리서비스는 지속률이 낮았다.

여기에서도 화상 장비 등 IT관련 품질체계 미흡과 표준화 문제, 그리고 운영에 대한 준비부족이 지적되었다. 원격진료를 통해 정신건강을 다루는 것은 환자들이 이 분야에 대한 이해와 정보 부족으로 인해 소극적인 참여를 보이고 있는 것으로 나타났다. 이 보고서는 또한 원격진료를 활발하게 사용하고 있는 외국과 비교해 우리나라의 특수상황을 지적했다. 1990년대 초반부터 호주, 미국, 캐나다 등에서는 원격진료 서비스를 상당한 수준에서 활용하고 있지만 우리나라는 지역이 넓지 않은데다 대중교통의 발달로 대부분의 의료서비스를 대면진료를

---

영상 장비들이다. 컴퓨터단층촬영(CT), 자기공명영상촬영(MRI), 투시촬영장치, 혈관조영장치, 유방암검진기 등 핵의학 영상 장비들이 있으며 초음파·내시경, 현미경 등의 이미지도 연동이 가능하다. 그러나 이들 의료영상 장비가 의료영상저장시스템과 연동하기 위해서는 먼저 영상의 디지털화가 필요하다.

통해 진료가 가능하다는 것도 큰 차이점으로 지적됐다.

뿐만 아니라 원격진료에 대한 국내소비자들의 인지도가 매우 낮은 것도 하나의 문제다. 산업연구원이 2011년 2월 서울에 거주하는 20~65세 500가구의 가구주를 대상으로 원격진료에 대한 소비자 인식을 조사한 결과, 원격진료 서비스에 대한 인지도는 33.8%에 그쳤다. 또한, 원격진료를 이용할 의향이 있다는 응답비율도 29.2%에 불과한 것으로 조사됐다. 이용 시점 역시 도입 후 5년 정도 지난 다음이라는 답변이 62.4%였다. 원격진료 서비스가 도입되더라도 이를 개별적으로 이용하기보다 대면 의료 행위에 추가하는 개념으로 이용하겠다는 응답 비율이 92.6%에 달해 아직까지는 원격진료가 부가 서비스라는 인식이 많은 것으로 조사됐다. 쟁점이 되고 있는 원격진료 서비스 허용범위와 관련해서는 도시지역 거주자(71.8%), 일반 환자(67.4%), 대형종합병원 직접 제공(61.2%), 만성질환 이외 질환 진료(70.4%) 등의 비율로 찬성하는 입장이 많았다. 이러한 결과를 놓고 보면 원격진료를 본격적으로 도입하기 위해서는 인지도와 신뢰도를 높이는 작업이 시급하며, 범정부 차원의 노력이 필요하다는 것이다(고대영 & 조현승, 2011).

미국의 경우 수십 년에 걸쳐 습득한 경험들을 기반으로 원격진료 네트워크를 조성하고 서비스를 제공하여 약 200여개의 의료기관 네트워크와 수백 개의 가정진료를 융합하는 원격모니터링 프로그램을 펼치고 있다. 이러한 네트워크와 프로그램은 의료서비스 영역 내에서와 네트워크의 일부분을 차지하고 있는 기관 참여 내에서 현재의 상황에 맞게 조정하기에 가장 적합한 그들의 기술 형태와 운영 프로토콜에 기반을 두고 있다. 몇몇의 성공적인 원격진료 서비스는 모든 주요 건강기관(보통 정의 된 지리적 경계 내에서)들을 만들어냈으며, 별도의 요금 지불 없이 시스템 상의 다른 사용자들과 연결되는 것을 허용하는 기본적이고 공유적인 기반으로서 관리된다.

그렇지만 대부분의 원격진료 서비스는 건강관리를 제공하는 공동의 목표를 위해 함께 일할 수 있는 다수의 독립적인 개체들을 필요로 하고 있다. 특히, 원격진료 서비스는 서로 다른 기관의 의사들로부터의 의료관리의 전달을 가능케 하는 기관과 의사, 환자들 사이의 신뢰를 구축하는데 초점을 맞추어야만 했다. 대부분 의사와 환자 간의 관계는 그들이 실제로 만난 적이 없고, 의료제공자와 환자가 서로 다른 곳에 위치한 기관에서 지리적으로 멀리 떨어져 있을 때 나타난다. 대부분의 대도시 거점의 원격진료 서비스는 자연적인 연합에 따라 구축되었으며 일반적인 지리적 경계를 항상 따르는 것은 아니다.

그리고 이 같은 원격진료 서비스 시대에 맞춰 의사와 환자, 의사와 의료진 간의 커뮤니케이션을 강화하기 위한 다양한 시도가 이뤄져야 할 것으로 보인다. 여러 영역에서 병의원에 대한 투명한 평가가 활발해지고 있는 점을 의식해 의료계 내부 직역간의 갈등을 해소할 수 있는 방안도 마련해야 한다. 병의원 내부의 소통이 제대로 이뤄지지 않으면 환자를 위한 원격진료 서비스는 어려움에 직면할 수 있다. 그리고 의료계에 정보통신기술을 접목한 새로운 의료서비스인 원격진료가 도입되면서 원격진료 서비스에 대한 가이드라인의 제정도 필요할 것이다. 특히 의료분쟁에 민감한 의료진은 원격진료 서비스의 오남용이나 진료의 부작용을 우려하고 있다. 이는 의료소비자도 마찬가지다. 명확한 법 규정이 완비되지 않은 채 원격진료 서비스가 도입된다면 각종 부작용이 생겨날 것이다. 이에 따라 정부도 경제적인 측면에서만 원격진료를 바라볼 것이 아니라 국민의 생명과 직결된 분야라는 점을 엄중히 인식해야 한다.

## 5) 지역기반 원격진료의 수용모델 연구사례[3)]

최근에 들어 원격진료는 u-Health로 인해서 재조명을 받고 있다.

---

3)) 이 절은 노기영, 권명순, 장한진(2013), 지역기반 만성질환 원격진료서비스의 수용모델, 한국콘텐츠학회논문지를 토대로 정리한 것임.

병원이 아닌 어디서든지 생체정보를 측정하고 필요시 의료상담을 받을 수 있는 서비스가 요구되고 있기 때문이다(이병문 외, 2009). 원격진료란 환자와 의사가 상호작용하는 전자적인 통신망을 통하여 어떤 한 장소에서 다른 장소로 전달된 의료정보를 이용하여 의료의 치료, 진단, 교육을 행하는 것을 말한다. 우리나라의 경우 2008년 USN(Ubiquitous Sensor Network)기반 원격 건강모니터링 시스템 구축 사업을 보건복지가족부와 행정안전부의 주관으로 실시하여 의료취약지인 경상북도 영양군, 충청남도 보령시, 강원도 강릉시 등 3개 지자체에 원격진료 서비스가 제공되고 있다(배성철 외, 2012). 이에 따라 원격진료 서비스의 전문화와 다양화를 통한 개인 맞춤형 의료 서비스가 요구되고 있다(박동균 외, 2011). 현재 우리나라의 노년층에 대한 원격진료 인식도 조사에 따르면, 원격진료에 대한 기대하는 사항들에 시간절약, 의료서비스 접근성, 검사의 쉬움, 지속적인 진료 관리의 순으로서 접근성과 시간절약을 기대하고 있는 것으로 나타났다(이현실). 하지만 2011년의 조사에 따르면, 아직 u-Health 서비스에 대한 인지도가 낮은 상황이며, 이용의도도 높지 않은 것으로 나타났지만, 만성질환자가 있는 가구에는 u-Health 서비스에 대한 관심도가 높은 것으로 나타나고 있다(KIET 산업연구원, 2011). 현재 지역기반으로 실시되고 있는 원격진료는 울릉도와 무의도 주민을 대상으로 한 원격진료가 있다(김성애 외, 2013; 윤대홍 외, 2008). 이처럼 원격진료는 지역간 의료자원의 불균형을 감소시키는데 도움을 주고 있다. 원격진료는 공중보건의 관점에서 볼 때, 보건 교육 및 예방적 보건 행정 측면에서도 중요한 기여를 하고, 지역간 의료자원 접근성의 불균형을 개선할 수 있는 서비스이다. 그렇지만 2013년에 행해진 대법원 판결과 헌법 재판소의 결정은 원격진료를 논란의 중심으로 만들었다.

이처럼 원격진료는 의료서비스에서 소외되고 있는 지역의 사람들에게 접근성, 시간 면에서 도움을 줄 수 있으며, 특히나 만성질환을 가지고 있는 사람들에게 지속적으로 병원에 가야 한다는 점에서 더욱 유용하게 작용할 수 있다고 본다. 그에 따라 본 연구는 원격진료가 만성질환을 가지고 있는 노인층에게 어떻게 수용되고 있는지 기술수용모델들의 주요요인들과 외부요인들을 통해 알아보고자 한다.

## Ⅰ. 이론적 배경

### 1. 기술수용모델

기술수용모델(Technology Acceptance Model: TAM)은 사용자의 행위를 설명하는 모델로서 신념, 태도, 행동의도에 대한 외생변인들의 영향을 분석하기 위해 기초를 제공한다(Davis, F. D. et al. 1989). Davis et al.(1989)은 기술의 이용이 용이할수록 더욱 유용한 것으로 인식하게 되며, 유용하다고 생각할수록 특정 기술에 대한 태도가 호의적으로 형성돼 기술 이용이 증가로 이어진다고 주장한다.

유용성이란 기술을 수용하는 것이 그 기술을 수용하지 않고 살아가는 것보다 더 낫다고 지각하는 정도(곽기영·이유진, 2005)로, Tornatzky & Klein(1982)은 유용성이 새로운 혁신을 수용할지의 여부를 결정하는데 있어 매우 중요한 요인임을 강조하고 있다. 그리고 사용용이성은 사람들이 시스템을 이용하는데 있어서 어려움 없이 이용하는 정도로(W. J. Doll et al., 1998) 손쉽게 시스템을 사용할 수 있는 것을 말한다. 한 연구로 오상현·김상현(2006)은 정보기술을 쉽게 이용할 수 있도록 사용용이성을 향상시키면 이용자는 노력을 절감하고, 동일한 노력으로 높은 성과를 얻을 수 있으므로 사용용이성은 유용성에 직접적인 영향을 미치고 있음을 밝히고 있다. 또한 기술수용모델은 의료분야에서도 많이 검증되고 있다. 김유진(2012)은 헬스케어 서비스 유형에 따라 의료서비스 마케팅활동에 대한 소비자연구(이기광 외, 2009), 전자의무기록(Electronic Medical Record: EMR)에 대해 연구(임형주 외, 2009)를 살펴보면 기술수용모델의 주요변인인 사용용이성과 유용성이 이용의도에 긍정적인 영향을 미치는 것을 밝히고 있다. 원격진료에 대한 연구로 서비스 품질과 의료기술 혁신성이 유용성과 사용용이성에 정적인 영향을 미쳤으며, 각각의 변인들은 이용의도에도 유의한 영향을 미친 것으로 나타났다(김성수·류시원, 2011). 이러한 기존의 연구에 따라 노인층의 만성질환자들이 원격진료를 사용함에 있어 쉽게 사용할 수 있다고 지각했을 때와 원격진료의 사용자에게 있어 유용하다고 느낄 때, 원격진료에 대한 이용의도를 증가 시킬 수 있다고 예측해 볼 수 있다. 따라서 지금까지의 논의를 토대로 기술수용모델 변인인 유용성과 사용용이성이 원격진료 이용의도에 미치는 영향을 검증하고자 다음과 같은 가설을 설정하였다.

가설 1: 원격진료에 대한 사용용이성은 이용의도에 정적인 영향을 미칠 것이다.
가설 2: 원격진료에 대한 유용성은 이용의도에 정적인 영향을 미칠 것이다.
가설 3: 원격진료에 대한 사용용이성은 유용성에 정적인 영향을 미칠 것이다.

### 2. 주관적 규범

주관적 규범은 한 개인에게 있어 의미 있는 타인들이 자신이 취할 행위를 어떻게 인식하고 있는지에 대한 평가를 의미한다(이정기·김효은, 2010). Venkatesh & Davis(2000)는 주관적 규범은 지각된 유용성에 영향을 미치며, 외부 변수의 영향을 받지 않은 용이성에도 동시에 영향을 주어 결과적으로 사용행위에 영향을 미친다는 연구결과를 보이고 있다. 기존의 기술수용모델과 함께 주관적 규범의 연관성을 연구한 연구에서 주관적 규범이 유용성과 사용용이성에 간접적인 영향을 미친다는 결과가 있었다(양희동·최인영, 2001). 특히 주관적 규범은 새로운 제품이나 서비스에 대한 사용경험이 없거나 잘 알지 못하는 제품을 구매하게 되는 경우에 주변 사람의 영향을 많이 받게 되는 것으로 알려져 있다(R. J. Fisher, & L. L. Price, 1992). 하지만 주관적 규범이 어떤 연구들에서는 유의한 영향을 보여주고 다른 연구에서는 별다른 영향을 보이지 않기도 했다(김경규 외, 2009; 유일·최혁라, 2008). 그렇지만 대부분의 연구결과들은 주관적으로 인식되는 주변사람들의 규범이 관대하고 긍정적일수록 지각된 유용성과 사용용이성에 긍정적인 것으로 나타난다고 설명하고 있다. 이러한 지금까지의 논의를 토대로 원격진료에서도 다른 연구에서처럼 주관적 규범이 높을수록 유용성과 사용용이성에 정적인 영향을 미칠 것으로 예상할 수 있어 다음과 같은 가설을 설정하였다.

가설 4: 원격진료에 대한 주관적 규범은 유용성에 정적인 영향을 미칠 것이다.

가설 5: 원격진료에 대한 주관적 규범은 사용용이성에 정적인 영향을 미칠 것이다.

### 3. 원격진료신뢰

Thom et al.(2004)은 의료의 품질을 평가할 때 의사에 대해 환자들이 가지는 신뢰의 중요성을 강조했다. 신뢰는 의료서비스를 제공받는 환자들이 안심하고 치료할 수 있도록 도우며(D. Mechanic & M. Schlesinger, 1996), 환자의 심려를 줄여주고, 구전효과를 촉진시켜 주며, 환자들이 의료진을 쉽게 바꾸지 못하게 한다(L. A. Anderson, & R. F. Dedrick, 1990). Berry et al.(2008)은 신뢰를 의사의 진료에 대한 신뢰, 의사의 믿음직한 상담 등으로 측정했다. 또한 병원에 대한 환자의 신뢰는 거래 상대방인 병원이 제공하는 의료서비스에 대한 믿음의 정도로 정의되기도 한다(김미녀 외, 2009). 의료서비스에서 신뢰가 재이용의도에 영향을 미친다는 연구를 살펴보면(정옥경 외, 2011; 신현희, 2011), 의료서비스의 품질, 서비스의 전문성, 의료진의 전문성 같은 변수들이 신뢰에 긍정적인 영향을 미치고, 신뢰는 재이용의도에 정적인 영향을 미치는 연구결과를 보였다. 즉 원격진료신뢰는 환자와 의료진 사이에 작용하여 지속적으로 원격진료를 이용하게 하는 중요한 변인이라고 볼 수 있다. 이러한 선행연구를 토대로 본 연구는 신뢰가 원격진료의 이용의도에 어떠한 영향을 미치는지 검증하고자 한다.

가설 6: 원격진료에 대한 원격진료신뢰는 이용의도에 정적인 영향을 미칠 것이다.

#### 4. 통제소재(Locus of control)

통제소재(locus of control)는 개인차를 설명하는 개념으로서 개성(personality)을 구성하는 요인으로 연구되고 있으며, 로터(Rotter, 1966)에 의하면, 통제소재(locus of control)는 개인이 획득한 보상(reward)의 근원을 인식하고 있는 정도를 말하는데, 이는 개인 행태의 귀인(attributes)으로 간주되기도 한다. 통제소재는 내적통제(internal), 외적통제(powerful others)로 분류된다. 내적통제는 개인의 건강이 자신의 통제 하에 있다고 믿는 정도를 나타내며, 외적통제는 자신의 건강이 행운, 우연 유력한 타인에 의해 좌우된다고 생각하는 정도를 말한다. 대체로 유력한 타인은 건강전문가 혹은 의료진을 지칭한다. 특히 이러한 외적통제는 어느 연령층보다도 자신의 건강을 유지, 증진하기 위한 노인들에게 높게 나타나는 경향이 있다(M. Penning & D. Wasyliw, 1992). 외적 통제의 성향이 높은 사람일수록 위험부담을 회피하는 행태나 철회하는 성향을 나타내는 것으로 보이는데, 스테인파트(Steinfatt, 1987)에 의하면 이런 외적 통제의 성향이 높은 사람일수록 누군가와 제휴(affiliation)하려는 경향이 있으며, 특히, 가까운 사람과 함께하고자 하는 동반자(companionship)의식이 강하게 나타날 가능성이 높은 것으로 여겨진다(L. M. Flaherty et al., 1998). 따라서 외적 통제의 성향이 확실한 동반자 의식을 공유할 수 있는 가까운 지인이나 의료진과의 커뮤니케이션을 선호하게 될 가능성이 높다.

Jordan-Marsh & Neutra(1985)는 환자가 일반인보다 외적통제가 높게 나타났으며, 노인이 젊은이보다 외적통제를 보이는 것으로 나타나 연령과 질병 유무와 관계가 있다고 증명하고 있다. Strain(1991)은 외적통제가 강한 사람일수록 예방적 건강행위보다 치료 지시이행과 상관성이 높은 관계가 있었다는 것을 증명하였다. 이희경·송수민(2002)은 외적통제성향의 하위요소로 성취욕 부족, 낮은 자존감, 자신감 부족, 무조건적인 수용 등을 제시하고 이러한 특성을 가지는 사람은 다른 사람이나 사물에 대한 의존경향이 높으며, 오프라인 환경 뿐 아니라 온라인 환경에서도 이용 동기가 된다는 점을 제언하고 있다.

지금까지의 논의를 토대로 다음과 같이 원격진료에 대한 외적통제와 유용성에 관한 가설을 설정하였다.

**가설 7: 건강에 대한 외적 통제소재는 유용성에 정적인 영향을 미칠 것이다.**

지금까지 이론적 논의에 의해 추론된 연구가설을 토대로 기술수용 모델을 근거로 하는 주관적 규범, 원격진료신뢰, 외적통제 요인이 원격진료에 대한 이용의도에 어떠한 효과를 갖는지 다음과 같은 연구모형을 설정하여 검증하였다[그림 3].

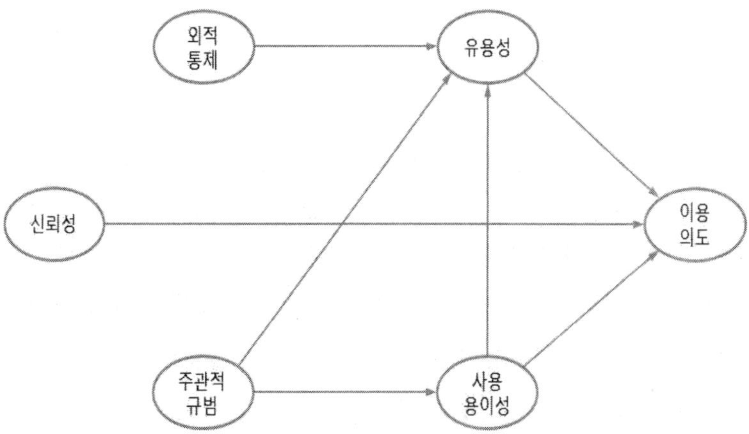


[그림 3] 연구모형

## Ⅱ. 연구방법

### 1. 연구설계

지역기반 만성질환 원격진료에 대한 영향요인을 확인하고 그 요인의 효과를 검증하기 위해 설문조사를 실시하였다. 설문지의 문항과 실행을 위한 사전 조사와 준비 작업을 거쳐 설문지를 완성하였고, 강원도에서 원격진료를 시행하고 있는 춘천시, 강릉시, 철원군, 양구군, 홍천군 등의 보건진료소를 통해서 2013년 11월부터 3개월에 걸쳐 원격진료를 받고 있는 만성질환자들을 대상으로 설문조사를 실시하였다. 총 210부의 설문지 중 유효한 설문 응답은 184부로 응답자의 거주 형태는 혼자 43명(23.4%), 배우자 107명(58.1%), 자녀 30명(16.3%), 기타 4명(2.2%)의 분포를 보였으며, 성별로는 남자 66명(35.9%), 여자 118명(64.1%)이었다. 응답자의 나이는 46세에서 94세에 걸쳐 분포했고, 평균나이는 70.5세였다. 응답자 중 176명(95.7%)은 만성질환 고혈압 환자였으며, 주로 관절염 52명(28.3%), 신경통 13명(7.1%), 위장질환 12명(6.5%), 당뇨 10명(5.3%) 등의 질환을 겪고 있었으며, 이 밖에도 고지혈증, 뇌질환, 심장질환 등의 만성질환을 겪고 있었다.

## 2. 연구도구와 측정

### 2.1 주관적 규범

원격진료에 대한 주관적 규범은 '나와 친한 사람들은 내가 원격진료를 받기를 원한다.', '나의 가족들은 내가 원격진료를 받는 것을 좋아한다.', '나와 친한 사람들은 원격진료가 좋은 것이라고 생각한다.' 등 3개 문항으로 구성되었다. 원격진료에 대한 주관적 규범의 신뢰도 $\alpha$계수는 .872로 나타났다.

### 2.2 원격진료신뢰

원격진료에 대한 신뢰는 '나는 원격진료를 받을 때 전송되는 진료내용들을 믿을 수 있다.', '나는 원격진료 시스템을 통해 받는 처방전을 믿을 수 있다.', '나는 원격진료가 일반진료보다 정직하고 믿을만하다.' 등으로 구성되었다. 신뢰에 대한 $\alpha$계수는 .927이었다.

### 2.3 외적통제

외적통제는 3가지의 요인 중 타인의존성향(powerful others)에 대한 질문으로 측정하였다. 외적통제의 정도는 '나는 상태가 좋지 않다고 느낄 때마다 의료진과 상담을 해야만 한다고 생각한다.', '나는 의료진과 규칙적으로 만나는 것이 질병을 피하는 가장 좋은 방법이라 생각한다.', '나는 의료진이 나를 잘 돌보아 주기 때문에 질병이 회복된다고 생각한다.' 등 3개 문항으로 구성되었다. 신뢰도 $\alpha$계수는 .879로 나타났다.

### 2.4 사용용이성

원격진료에 대한 사용용이성은 '나는 원격진료를 이용하는데 어렵지 않았다.', '나는 원격진료를 이용할 때 전혀 불편하지 않았다.', '나는 원격진료가 일반진료보다 절차가 단순하고 간편하다고 생각한다.', '나는 원격진료가 일반진료보다 진찰을 받기 쉽다고 생각한다.' 등의 4개 문항으로 구성되었다. 원격진료에 대한 사용용이성의 신뢰도 $\alpha$계수는 .805로 나타났다.

### 2.5 유용성

원격진료에 대한 유용성은 '나는 원격진료가 비용이 들지 않아서 나에게 적당하다고 생각한다.', '나는 원격진료가 일반진료보다 비용이 적게 든다고 생각한다.', '나는 원격진료가 나의 일상생활에 시간적 여유를 주었다고 생각한다.' 등의 3개 문항이 포함되었다. 원격진료에 대한 유용성의 신뢰도 $\alpha$계수는 .873으로 나타났다.

### 2.6 이용의도

원격진료에 대한 이용의도는 '나는 원격진료를 자주 사용할 것이다.', '나는 원격진료를 규칙적으로 이용하고 싶다.', '나는 원격진료 서비스를 지속적으로 사용할 것이다.', '나는 앞으로도 원격진료 서비스를 이용할 것이다.' 등의 4개 문항으로 측정되었다. 원격진료 이용의도에 대한 신뢰도 $\alpha$계수는 .927이었다.

## Ⅲ. 연구결과

### 1. 측정변수의 기술통계와 타당성검증

측정도구들의 구성타당성을 검증하기 위해 AMOS 20을 이용하여 확인적 요인분석(Confirmatory Factor Analysis)을 수행하였다. 이 연구의 변인관계를 구조화한 연구모형에서 분석을 위해 사용된 측정변수는 20개였으며, 26개의 외생변수와 20개의 내생변수를 포함해 총 46개의 변수에 대해 최대우도 추정법(maximum likelihood estimate)을 이용하여 확인적 요인분석을 실시하였다. 구조방정식 모델의 전반적인 적합도를 나타내는 최상의 지수가 무엇인지에 대해 연구자들 간의 일관된 견해가 존재하지 않기 때문에 여러 가지의 적합도 지수를 함께 제시할 필요가 있다. 따라서 이 연구에서는 구조방정식 모델의 적합도 평가를 위해 절대적합지수(absolute fit index)로 $\chi 2$검정, 표준 $\chi 2$, 표준화 잔차평균 자승이중근(SRMR)과 증분적합지수(incremental fit index)로는 증분적합지수(IFI), 터커 루이스지수(TLI), 비교적합지수(CFI)를 사용했고 마지막으로 모형오류와 간명성을 동시에 평가하는 적합도인 근사평균 자승오차인 RMSEA를 제시하였다.[4)]

확인적 요인분석의 적합도 지수는 $\chi 2$=380.752, df=155, p.<.00, CMIN/DF=2.456, SRMR=.022이었으며, 증분적합지수는 IFI=.926, TLI=.908, CFI=.925로 모델의 적합도 수준이 매우 양호한 것으로 나타났다. RMSEA지수는 .08와 .10사이의 수용범위인 .089로 나타나 전반적인 모델의 적합도 지수를 평가할 때 본 연구모형은 적합도는 수용의 수준에서 양호한 것이라 할 수 있다. CFA 결과에 따라 본 연구에서 분석대상으로 한 20개의 변수를 토대로 한 요인들은 단일차원성을 확보하고 있는 것으로 확인되었다. [표 2]는 이들 변수들의 기술적 통계를 제시하고 있다.

---

4) Hair등(2006)은 $\chi 2$, CFI, TLI, RMR, RMSEA 등을 구조방정식 모델의 적합도 평가를 위해 추천하고 있다.

[표 2] 연구변인들의 기술적 통계

| 변인 | N | Min | Max | M | S.E | skew | kurtosis |
|---|---|---|---|---|---|---|---|
| 주관적규범 | 184 | 3.00 | 5.00 | 4.188 | .527 | .075 | -.824 |
| 원격진료신뢰 | 184 | 2.00 | 5.00 | 4.406 | .576 | -.539 | .306 |
| 외적통제 | 184 | 2.00 | 5.00 | 4.127 | .678 | -.532 | .210 |
| 사용용이성 | 184 | 2.00 | 3.75 | 2.938 | .268 | -.480 | 2.067 |
| 유용성 | 184 | 2.33 | 5.00 | 4.419 | .558 | -.785 | .371 |
| 이용의도 | 184 | 2.50 | 5.00 | 4.307 | .630 | -.566 | -.356 |

구조방정식의 모델검증을 위해 주관적 규범, 원격진료신뢰, 외적통제, 유용성, 사용용이성, 이용의도 등 6개의 잠재변수에 대해 20개의 관측변수들의 요인적재량은 모두 0.7이상으로 나타나 집중타당성을 확보하고 있는 것으로 확인되었다. 또한 모든 잠재변수들의 신뢰도가 .80이상으로 나타나 지표들의 분산이 잠재개념을 적합한 수준에서 설명하고 있는 것으로 확인되었다.

## 2. 구조방정식모형검증과 가설검증결과

6개의 잠재변수들의 단일차원성, 집중타당성, 판별타당성[표 3] 검사를 통해 타당성의 확보를 확인한 이후 주관적 규범, 원격진료신뢰, 외적통제가 기술정보 수용모델에 어떻게 영향을 미치는지 인터넷 건강정보 추구에 미치는 경로를 분석하기 위한 구조방정식 모형을 검증하였다. 측정변수는 20개이며, 표본의 크기는 184이고 추정될 미지수의 개수는 오차변수를 포함하여 49개로 최대우도 추정법을 이용하여 모델을 검증하였다. 최종 구조모형의 적합도 지수는 $\chi 2$=420.049, df=160, p.<.00, CMIN/DF=2.625, SRMR=.032이었으며 증분적합지수는 IFI=.914, TLI=.897, CFI=.913으로 수용가능 수준의 범위에 있었다. RMSEA지수는 .08와 .10사이의 수용범위인 .094로 나타나 전

반적인 모델의 적합도 지수를 평가할 때 본 연구모형은 적합도는 수용의 수준에서 양호하다[표 4].

[표 3] 판별타당성 분석결과

| 비교대상 잠재변인 | | A.V.E | | correlation | correlation2 |
|---|---|---|---|---|---|
| 주관적규범 | 원격진료신뢰 | .847 | .920 | .527 | .278 |
| | 외적통제 | .847 | .831 | .539 | .291 |
| | 사용용이성 | .847 | .772 | .312 | .097 |
| | 유용성 | .847 | .786 | .670 | .449 |
| | 이용의도 | .847 | .821 | .560 | .314 |
| 원격진료신뢰 | 외적통제 | .920 | .831 | .556 | .309 |
| | 사용용이성 | .920 | .772 | .138 | .019 |
| | 유용성 | .920 | .786 | .685 | .469 |
| | 이용의도 | .920 | .821 | .572 | .327 |
| 외적통제 | 사용용이성 | .831 | .772 | .154 | .024 |
| | 유용성 | .831 | .786 | .668 | .446 |
| | 이용의도 | .831 | .821 | .490 | .240 |
| 사용용이성 | 유용성 | .772 | .786 | .340 | .116 |
| | 이용의도 | .772 | .821 | .305 | .093 |
| 유용성 | 이용의도 | .786 | .821 | .610 | .372 |

[표 4] 측정변수들의 확인적 요인분석 및 신뢰도

| 구성개념 | 변수명 | 요인적재량 | 추정치 | S.E. | C.R. | 신뢰도 |
|---|---|---|---|---|---|---|
| 주관적규범 | Q2_3 | .861 | 1.000 | | | .872 |
| | Q2_2 | .880 | .956 | .066 | 14.571*** | |
| | Q2_1 | .750 | .825 | .071 | 11.693*** | |
| 원격진료 신뢰 | Q3_8 | .869 | 1.000 | | | .805 |
| | Q3_7 | .930 | 1.109 | .061 | 18.066*** | |
| | Q3_6 | .905 | 1.068 | .062 | 17.233*** | |
| 외적통제 | Q4_7 | .776 | 1.000 | | | .879 |
| | Q4_6 | .951 | 1.469 | .106 | 13.810*** | |
| | Q4_5 | .827 | 1.424 | .117 | 12.204*** | |
| 사용용이성 | Q3_3 | .703 | 1.000 | | | .805 |
| | Q2_8 | .805 | 1.224 | .120 | 10.160*** | |
| | Q2_7 | .797 | 1.068 | .106 | 10.075*** | |
| 유용성 | Q1_8 | .842 | 1.000 | | | .873 |
| | Q1_7 | .844 | 1.000 | .074 | 13.502*** | |
| | Q1_6 | .748 | .724 | .063 | 11.401*** | |
| | Q1_5 | .754 | .688 | .060 | 11.516*** | |
| 이용의도 | Q5_6 | .843 | 1.000 | | | .927 |
| | Q5_4 | .934 | 1.175 | .069 | 17.144*** | |
| | Q5_3 | .883 | 1.131 | .073 | 15.561*** | |
| | Q5_1 | .857 | 1.288 | .087 | 14.785*** | |

7개의 개별적인 연구가설에 대한 검증결과를 살펴보면 먼저 원격진료 수용모델을 검증하기 위해서 유용성과 사용용이성이 원격진료 이용의도에 미치는 영향을 확인하기 위해 가설화하였다. 구조방정식 모형을 통한 분석결과 원격진료에 대한 지각된 유용성은 지속적인 원격진료 이용의도에 유의미한 영향을 미치는 것으로 나타나 가설 1은 지지되었다($\beta$=.334, t=2.568, p<.05). 원격진료에 대한 사용용이성도 원격진료에 대한 이용의도에 정적으로 유의미한 영향을 미치는 것으로 나타나 가설 2도 채택되었다($\beta$=.246, t=2.199, p<.05). 그리고 원격진

료에 대한 사용용이성이 유용성에 정적인 영향을 미칠 것이라고 설정했던 가설 3 역시 유의미한 영향을 미치는 것으로 나타나 채택되었다($\beta$=.289, t=3.317, p<.00). 이러한 연구결과는 원격진료를 쉽게 이용할 수 있는 사용용이성이 높아지면 이용자는 노력을 절감하게 되고, 동일한 노력으로 높은 성과를 얻을 수 있는 유용성이 증가하여 결국엔 이용의도에 긍정적인 영향을 미친다고 볼 수 있다.

둘째로 주관적 규범가설은 원격진료에 대한 사용용이성, 용이성에 대한 효과를 검증하는 가설로 구성되었다. 원격진료에 대한 주관적 규범은 원격진료에 대한 사용용이성에 정적으로 유의미한 영향을 미치는 것으로 확인되어 가설 4는 채택되었다($\beta$=.742, t=9.636, p<.00). 또한 원격진료에 대한 유용성에 정적으로 유의미한 영향을 미치는 것으로 확인되어 가설 5도 채택되었다($\beta$=.423, t=4.033, p<.00). 이러한 사실은 주관적으로 인식되는 주변사람들의 원격진료에 대한 규범이 관대하고 긍정적일수록 원격진료에 대한 사용용이성과 용이성에 긍정적인 영향을 미친다고 볼 수 있다.

셋째로 원격진료에 대한 신뢰는 원격진료에 대한 이용의도에 정적으로 유의미한 영향을 미치는 것으로 확인되어 가설 6은 지지되었다($\beta$=.223, t=2.742, p<.05). 이는 원격진료를 통해 얻어지는 건강정보가 직접 의료진을 만나서 얻을 수 있는 전문적인 정보의 신뢰와 비슷한 수준으로 작용하며, 원격진료를 이용하는 이용자에게는 이러한 정보에 대한 신뢰가 높을수록 원격진료를 이용하는데 있어서 적극적으로 활용한다고 해석해 볼 수 있겠다. 외적통제 가설도 원격진료에 대한 유용성에 정적으로 영향을 미치는 것으로 확인되어 가설 7도 채택되었다($\beta$=.350 t=4.826, p<.00). 이는 환자들은 직접 의사를 만나서 건강행위나 진료를 도움 받고 싶어도 자신의 형편상 만날 수가 없지만 원격진료를 통한 의료진이나 의사와의 만남을 통해 자신의 건강행위활동이나 치료활동을 받을 수 있어 결국엔 자신의 성과를 향상시켜줄 것이라는 믿음이 커진다고 볼 수 있다[표 5].

[표 5] 구조방정식 모형을 통한 변수간의 가설검증결과

| 가설 | 경로 | 경로계수 | 추정치 | S.E. | C.R. | 검정 |
|---|---|---|---|---|---|---|
| H1 | 유용성 → 이용의도 | .334 | .454 | .177 | 2.568* | 채택 |
| H2 | 사용용이성 → 이용의도 | .246 | .254 | .115 | 2.199* | 채택 |
| H3 | 사용용이성 → 유용성 | .289 | .219 | .066 | 3.317** | 채택 |
| H4 | 주관적규범 → 사용용이성 | .742 | .849 | .088 | 9.636** | 채택 |
| H5 | 주관적규범 → 유용성 | .423 | .366 | .091 | 4.033** | 채택 |
| H6 | 원격진료신뢰 → 이용의도 | .223 | .285 | .104 | 2.742** | 채택 |
| H7 | 외적통제 → 유용성 | .350 | .244 | .051 | 4.826*** | 채택 |

* 경로계수: Standardized Regression Weights
* 추정치: Regression Weighs

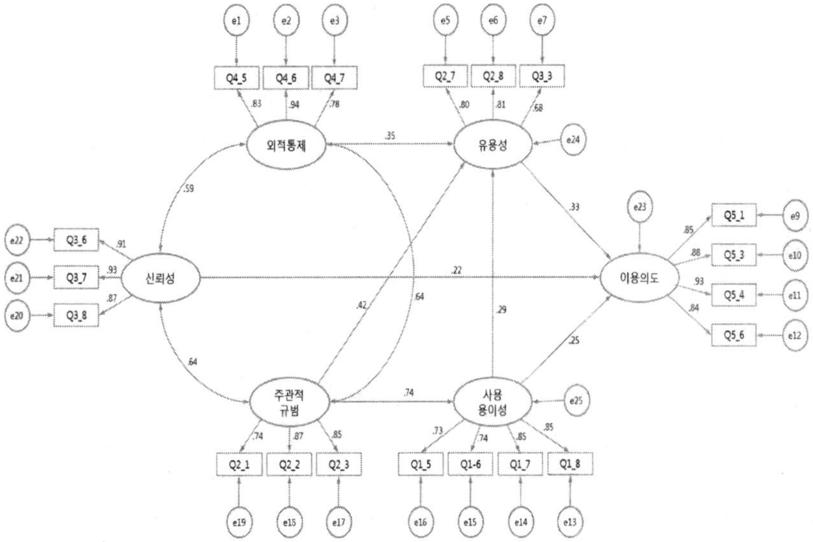


[그림 4] 지역기반 만성질환원격진료의 구조방정식모형

## Ⅳ. 결론 및 논의

이 연구는 만성질환 환자들의 건강상태나 건강행위에 영향을 미치는 원격진료의 이용행위를 체계적으로 규명하고자 하였다. 첫째로 원격진료에 대한 지각된 유용성은 지속적인 원격진료 이용의도에 유의미한 영향을 미쳤으며, 지각된 사용용이성 역시 원격진료 이용의도에 유의미한 영향을 미치는 것으로 나타났다. 또한, 지각된 사용용이성은 지각된 유용성에 영향을 미치는 것으로 나타나, 원격진료에 대한 사용이 쉽다고 지각될수록 유용성 인식에도 긍정적으로 영향을 미치는 것으로 설명할 수 있다. 둘째로 원격진료에 대해 주관적으로 인식되는 주변사람들의 인식이 관대하고 긍정적일수록 원격진료에 대한 사용용이성과 유용성에 더 긍정적인 것으로 나타났다. 이는 원격진료에 대한 긍정적인 인식이 곧 원격진료에 대한 사용용이성과 유용성에 호의적으로 전환되어 원격진료 이용에 긍정적으로 미칠 가능성이 높다고 할 수 있다. 셋째로 원격진료에 대한 신뢰 역시 정보수용과정에서 정보의 질적수준이 정보의 활용경험과 유용성에 영향을 미친다는 기존의 연구와 일치하는 결과를 보여주었다. 이러한 정보 신뢰의 정도가 정보의 유용성에 영향을 미친다는 점은 기존 정보수용과정의 연구결과를 건강정보에도 확장하여 적용할 수 있다는 점을 시사하고 있다. 마지막으로 원격진료에 대한 통제소재는 지각된 유용성에 긍정적으로 영향을 미치는 것으로 확인되었다. 이는 원격진료를 통한 의료진이나 의사와의 만남을 통해 자신의 건강행위활동이나 치료활동을 받을 수 있어 결국엔 자신의 성과를 향상시켜줄 것이라는 믿음이 커진다는 것이다.

이 연구는 원격진료에 미치는 영향요인을 확인하고 제시하기 위해 기술수용모델변인을 중심으로 연구하였다. 그러나 설명력을 높이기 위해 보다 다양한 차원의 외부변인이 통합모델에서 검증될 필요가 있다. 그리고 노인들의 교육수준이나 인구통계학적 변인이 원격진료에 어떠한 영향을 갖고 있는지 조절효과(moderating effect)에 대한 분석이 앞으로 연구될 필요가 있다. 또한 이 연구결과에서도 나타난 주관적 규범과 외적통제의 설명력의 문제를 한층 강화할 수 있는 대안을 찾는 것이 중요하다. 이를 위해 다양한 차원의 규범 변인과 통제소재의 변인을 추가하여 기술수용모델의 예측력을 높이려는 시도가 지속적으로 수행될 필요가 있다. 또한 주관적 규범과 통제소재에 대한 측정에 대한 타당도를 높이는 방안도 필요할 것으로 보인다.

# 3.

# 원격의료와 커뮤니케이션 이론

정보통신기술의 급속한 발전은 의료 환경에도 많은 변화를 가져오고 있다. 특히 원격의료 분야는 전통적인 면대면 의사-환자 사이의 커뮤니케이션을 컴퓨터를 매개한 면대면 커뮤니케이션으로 대체함으로써 혁신적인 것으로 받아들여지고 있다. 그러나 지금까지 대인 커뮤니케이션 측면에서 의사-환자 사이의 커뮤니케이션이 많은 연구가 진행되어 온 것과 비교해 볼 때 원격의료의 커뮤니케이션 행위를 설명할 수 있는 관련 이론이나 모델은 제한적이다. 그것은 관련 기술의 빠른 발전 속도에 연구가 따라가지 못한 측면도 있고, 융합 분야로서 원격의료에 대한 관련 학계의 연구가 부족했던 측면도 있다. 본 장에서는 전통적인 커뮤니케이션 이론을 바탕으로 의사-환자 사이의 커뮤니케이션 및 원격의료를 통한 의사-환자 커뮤니케이션을 분석해 보고자 한다.

### 1) 헬스 커뮤니케이션과 원격의료

커뮤니케이션을 연구하던 학자들은 의료서비스 및 건강을 둘러싼 다양한 상황과 이슈를 해결하기 위해 커뮤니케이션 이론에 기초한 연구를 진행해 왔다. 이러한 움직임은 미국언론학회(National Communication Association)나 국제언론학회(International Communication Association) 차원에서 관련 연구회의 활성화와 국제적인 연구 저널의 발간으로 이어지면서 헬스 커뮤니케이션이라는 특화된 연구 분야로 발전했다. 헬스 커뮤니케이션의 연구 흐름을 살펴보면, 헬스 커뮤니케이션은 커뮤니케이션의 수준에 따라 자아, 대인, 그룹, 조직, 공공, 대중, 국제 커뮤니케이션 분야로 구분할 수 있다(박동진·정의철, 2009). 이러한 헬스 커뮤니케이션의 분류 중 원격의료와 관련 주목할 부분은 대인 커뮤니케이션 분야라 할 수 있다. 대인 커뮤니케이션으로서 의료진과 환자 사이의 커뮤니케이션은 헬스 커뮤니케이션 분야에서 오랫동안 많은 관심을 가졌던 분야 중의 하나라고 할 수 있다. 전통적으로 헬스 커뮤니케이션 분야에서는 의료진과 환자 사이의 커뮤니케이션이 발생하는 상황(context)에 중점을 두고 헬스케어 과정에서 나타나는 의사소통(human interaction)을 연구해 왔다(Kreps & Thorton, 1992). 그러나 전통적인 대인 커뮤니케이션으로서의 의료진과 환자 사이의 커뮤니케이션은 최근 정보통신기술의 발전으로 많은 변화를 가져오고 있다. 의료진과 환자 사이의 관계는 물론 커뮤니케이션의 양이나 질에서 전통적인 커뮤니케이션과는 다른 결과들이 나타나고 있다.

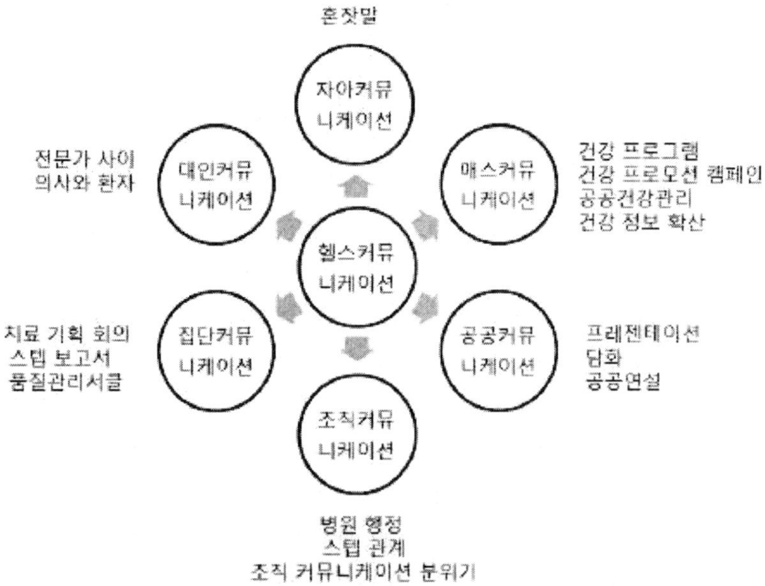


[그림 5] 대인 커뮤니케이션으로서의 의사-환자간 커뮤니케이션
(출처: 박동진·정의철, 2009)

## 2) 커뮤니케이션

커뮤니케이션이란 무엇인가? 왜 커뮤니케이션이 중요한가? 커뮤니케이션이란 말은 우리의 일상생활에서 그리고 학계에서 오랫동안 사용되어 온 용어다. 그러나 커뮤니케이션이란 용어 자체의 개념을 정확히 간결하게 내리기는 어렵다. 어원적으로 살펴보면, 커뮤니케이션(Communication)은 '공유(share)'와 '참여(participation)'의 의미를 갖는다. 옥스퍼드 영어사전에서는 커뮤니케이션을 1) 말하기, 쓰기 혹은 매체를 이용한 정보교환, 2) 전화망이나 컴퓨터를 통해 정보를 송수신하는 방법, 3) 길이나 철로와 같이 상품을 수송할 수 있는 방법으로 정의하고 있다. 우리나라의 경우 국립국어원의 표준국어대사전에 따르면, 커뮤니케

이션은 사람들끼리 서로 생각, 느낌 따위의 정보를 주고받는 일로 말이나 글, 그 밖의 소리, 표정, 몸짓 따위로 이루어진다고 정의된다. '의사소통', '의사 전달'로 순화시켜 사용되고 있으며 최근 언론이나 관련 서적에서는 의사소통이라는 말로 번역하고 있다.

학문적인 의미로서 커뮤니케이션은 과거 수십 년 동안 수백 개의 정의가 있었지만 그 어느 것도 완벽하지 못했다(Bryant & Heath, 2000). 좋은 정의는 주요 개념들의 특징과 관계를 정확하고 완벽하게 구별하고 설명할 수 있어야 하나 지금까지 나온 커뮤니케이션의 정의들은 커뮤니케이션의 본질을 정확하게 담아내지 못하고 있다[표 6]. 즉, 커뮤니케이션의 정의는 대인, 그룹, 조직, 대중 등 커뮤니케이션의 주요 영역에서 무엇이 일어나고 있는지를 제대로 설명할 수 있어야 한다. 최근의 이론들은 커뮤니케이션을 메시지를 주고받는 과정(process)으로 보는 패러다임(Devito, 1986)과 메시지를 통한 상호작용(interaction)으로 보는 관점(Gerbner, 1967)이 강조되고 있다.

[표 6] 커뮤니케이션의 정의

| 저자 | 커뮤니케이션의 정의 |
|---|---|
| Laswell | 커뮤니케이션은 기본적으로 누가, 무엇을, 어떤 채널을 통해서, 누구에게, 무슨 효과가 있는지를 설명하는 과정 |
| Hovland, Janis & Kelley | 커뮤니케이션은 사람들(communicator)이 다른 사람들의 행동을 야기하거나 변화시키기 위한 목적으로 자극(stimulus)을 보내는 과정 |
| Berelson dan Stainer | 커뮤니케이션은 단어, 그림, 숫자 등과 같은 상징을 사용하여 정보, 감정, 능력 등을 전달하는 과정 |
| Conard & Pools | 사람들이 역동적으로 의미를 창출, 유지, 관리하는 과정 |
| Peason et al. | 의미를 만들어 내기 위해 메시지를 사용하는 과정 |
| G. G. Brown | 한 개인으로부터 다른 개인으로의 정보의 전달 |
| Fred Meyer | 커뮤니케이션은 말, 글 혹은 메시지에 의한 상호작용 |

### 3) 대인 커뮤니케이션(Interpersonal Communication)

#### (1) 대인 커뮤니케이션의 정의

커뮤니케이션의 여러 유형, 즉 자아, 대인, 그룹, 조직, 대중 중에서 가장 기본적이고 쉽게 관찰할 수 있는 것이 대인 커뮤니케이션(Interpersonal Communication)이다. 로빈슨 크루소처럼 무인도에 혼자 사는 인간이 아닌 이상 대부분의 사람들은 매일 다양한 사람들을 만나 대인 커뮤니케이션을 하게 된다. 사실 우리의 일상생활의 대부분이 대인 커뮤니케이션 활동이라 볼 수도 있다. 가족, 친구, 의사, 교수 혹은 낯선 사람과 만났을 때도 대인 커뮤니케이션은 발생한다.

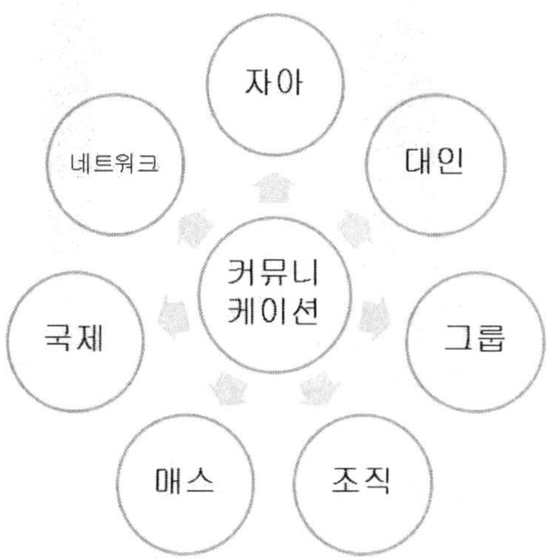


[그림 6] 커뮤니케이션의 유형

대인 커뮤니케이션은 학자들 간에 약간씩 정의에 대한 차이가 있으나 일반적으로 개인(individual)을 단위로 해서 두 사람 혹은 소규모의 개인들 사이에서 일어나는 대면적(對面的) 상호작용(face to face communication)으로 정의된다(홍기선, 1989).

## (2) 대인 커뮤니케이션의 특성

대인 커뮤니케이션은 개인에 초점을 맞추고 있기 때문에 다른 유형의 커뮤니케이션과 구별되는 특성을 갖고 있다. 커뮤니케이션 참여동기의 측면에서 살펴보면, 브룩스와 엠머트(Brooks & Emmert, 1976)는 개인들이 자아발견, 사회적 관계 발전, 목표 달성을 위해 커뮤니케이션에 참여한다고 보았다. 이것은 인간의 기본적인 욕구와 관련된 것으로서 타인과의 커뮤니케이션을 통해 자기 자신을 인식하고 발전시킨다거나, 고독이나 소외를 피하기 위해서 혹은 타인을 설득하여 자신의 목표를 성취하려는 수단으로 대인커뮤니케이션을 한다는 것이다.

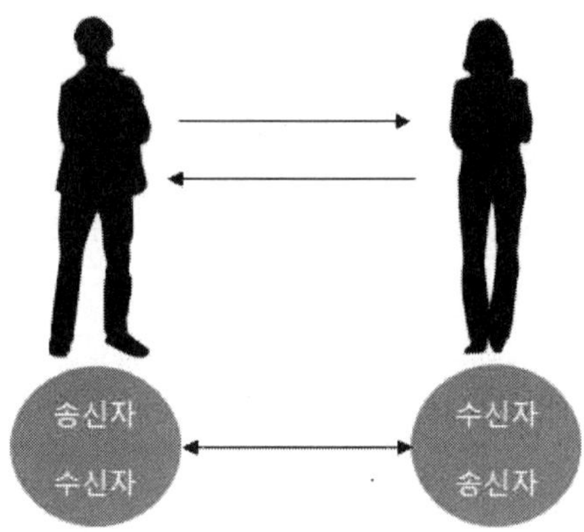


[그림 7] 쌍방향적 대인 커뮤니케이션

커뮤니케이션의 참여자 특성, 참여자 관계, 목적, 형식, 표현수단의 측면에서 좀 더 자세히 살펴보면 대인 커뮤니케이션의 특성이 쉽게 이해 될 수 있다. 기핀과 패튼(Giffin & Patton, 1976)은 대인 커뮤니케이션의 특성을 다음과 같이 다섯으로 제시하고 있다.

### ① 송신자와 수신자의 존재

혼잣말처럼 스스로에게 대화하는 자아 커뮤니케이션(intrapersonal communicatin)이 아닌 이상 대인 커뮤니케이션은 최소 두 사람,

즉 송신자와 수신자가 존재해야 한다. 송신자와 수신자가 반드시 대면(face to face)해야 할 필요는 없지만 기본적으로 쌍방은 존재해야 대인 커뮤니케이션이라 할 수 있다.

#### ② 송신자와 수신자의 역할 구분이 없다

대인 커뮤니케이션에 참여하는 사람은 쌍방향적 커뮤니케이션을 수행하기 때문에 송신자와 수신자의 고정 역할이 없다. 즉 커뮤니케이션 참여자는 송신자인 동시에 수신자가 되고 수신자인 동시에 송신자가 될 수 있다.

#### ③ 상호의존적 관계

대인 커뮤니케이션에 참여하는 송신자와 수신자는 커뮤니케이션 과정이 일방적이지 않고 순환적 혹은 쌍방향으로 진행되며 서로의 반응(feedback)을 통해 상호간의 이해를 넓혀나간다. 상호간에 커뮤니케이션의 효과도 크게 나타난다. 대인 커뮤니케이션은 참여한 개인들 사이의 상호 영향력을 포함하며 기본적으로 참여자간 관계(relationship)를 향상시킨다.

#### ④ 커뮤니케이션의 만족은 서로간의 이해의 정도에 달려있다

대인 커뮤니케이션은 쌍방향적 커뮤니케이션을 통해 서로를 이해하게 된다. 서로의 커뮤니케이션을 통한 이해는 커뮤니케이션 행위에 대한 만족도에 영향을 미치게 된다. 커뮤니케이션 행위를 통해 서로의 이해가 높아진다면 만족도 또한 높아지게 된다.

#### ⑤ 커뮤니케이션의 욕구가 대인 커뮤니케이션의 시작이다

사람은 누구나 커뮤니케이션을 하려는 욕구를 가지고 있다. 자신의 의견을 전달하고 타인의 의견을 경청한다. 대인 커뮤니케이션 과정에서 송신자와 수신자 상호간에 서로의 메시지를 주고받는 과정은 이러한 욕구의 표현과정이라 할 수 있다. 그러나 대인 커뮤니케이션에서 이러한 상호간의 존중된 커뮤니케이션은 어느 한쪽의 일방적 메시지 전달이 강요된다면 성립되기 어렵다.

### (3) 대인 커뮤니케이션의 과정 - 모델의 적용

커뮤니케이션의 과정과 효과를 쉽게 이해시키기 위해 학자들은 자신들의 이론이나 개념을 도식화한 다양한 모델을 개발하였다. 학문적으로 모델(model)은 실제 세계를 이론적으로 단순화시켜 표현한 것이라 할 수 있다. 모델은 추상적 개념이나 복잡한 과정을 단순히 표현하여 이해를 도와주며, 우리가 경험하는 세계를 보고 이해하는 생각의 틀(frame)을 제공하는 역할을 한다. 커뮤니케이션 분야에서도 다양한 커뮤니케이션 모델이 이론의 구조화 및 커뮤니케이션 과정의 관계를 설명하기 위해 제시되어 왔다. 여기서는 대인 커뮤니케이션의 차원에서 대표적인 커뮤니케이션 모델이라 할 수 있는 이론들을 간단히 검토해 보고자 한다.

#### ① 아리스토텔레스의 수사학 모델

아리스토텔레스(B.C. 384-322)의 수사학 모델은 최초의 커뮤니케이션 모델이라 할 수 있다. 수사학적 전통에 기초하여 화자로부터 청중에게 메시지가 전달되는 과정을 일방향으로 묘사하며, 세 요소(즉, 화자, 메시지, 청중)의 설득적 측면에서의 중요성을 강조하고 있다. 정보원으로서 화자의 신뢰도(Ethos), 메시지의 논리성(Logos), 청중의 반응(Pathos)이 설득의 중요한 고려사항이다.

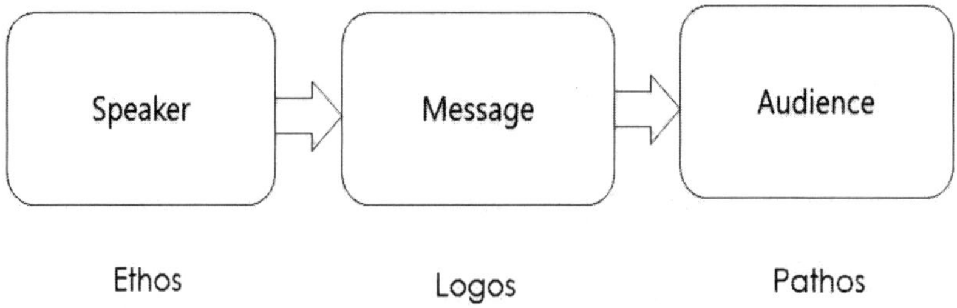


[그림 8] 아리스토텔레스의 커뮤니케이션 모델

### ② 라쉘(Lasswell)의 커뮤니케이션 모델

라쉘(Lasswell, 1948)의 커뮤니케이션 모델은 모든 유형의 커뮤니케이션에 적용 가능한 쉽고 단순한 모델이라 할 수 있다. 대인 커뮤니케이션의 순환적 특성을 반영하지 못하고 여전히 일방향 모델이며 잡음(noise)을 간과하고 있으나 커뮤니케이션의 효과 개념을 도입한 것은 주목할 만한 특징이라고 할 수 있다.

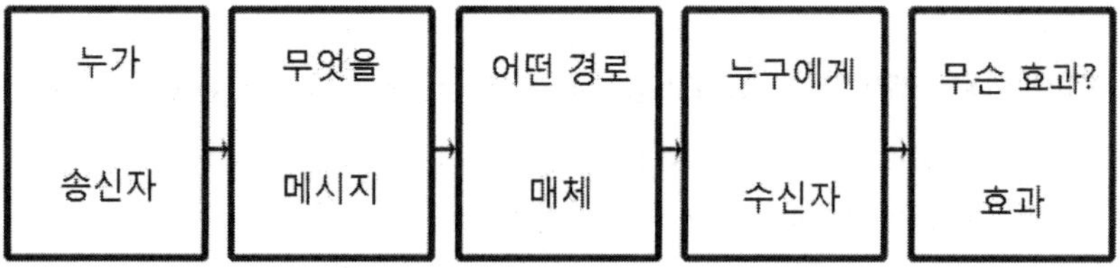


[그림 9] 라쉘의 커뮤니케이션 모델

### ③ 쉬람의 상호작용 모델

라쉘의 모델이 일방향이라면 쉬람(Schramm, 1954)의 모델은 커뮤니케이션에 참가한 사람들 사이의 정보공유를 강조하는 상호작용적 모델이라 할 수 있다. 송신자와 수신자를 구분하지 않는 역동적 모델로 순환적 커뮤니케이션을 강조하고 있으나 커뮤니케이션 과정에서의 잡음(noise)을 배재한 것은 한계로 지적된다.

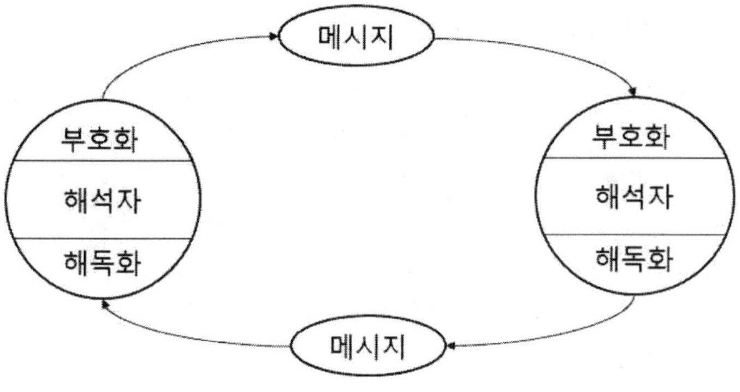


[그림 10] 쉬람의 상호작용 모델

### (4) 대인 커뮤니케이션의 장애 요인

대인 커뮤니케이션 활동에서 송신자와 수신자 사이의 커뮤니케이션을 방해하는 다양한 장애 요인이 존재한다. 성공적인 원활한 커뮤니케이션을 위해서는 극복해야할 부분이라고 할 수 있다. 이것은 송신자, 수신자 등 개인적 차원의 문제일 수도 있고 시간이나 공간은 물론 상황(context)적 요소가 영향을 미치기도 한다.

**① 대인 커뮤니케이션 능력(interpersonal communication competence)**

사람이 다른 사람과 상호 작용을 할 때 대인 관계를 유지, 발전시키기 위해 필요한 개인적인 능력으로 이러한 개인들의 능력의 차이는 대인 커뮤니케이션에도 영향을 미칠 수 있다. 루빈과 마틴(Rubin & Martin, 1994)은 선행 연구의 검토를 통해 대인 커뮤니케이션의 능력으로서 10개의 범주, 즉 자기 공개(타인과의 정보 공유), 공감(타인과의 감정 공유), 편안한 관계(자신 및 타인과의 편안함), 주장(타인의 권리를 존중하며 자신의 의견을 피력), 상호작용 관리(대화를 효과적으로 이끄는 능력), 자기중심탈피(타인에게 반응하려는 의지), 표현력(생각과 느낌을 표현), 지원(커뮤니케이션의 확인), 직접성(감정적 신체적 이용), 환경 통제(효과적인 커뮤니케이션 관리)를 제시하였다.

**② 커뮤니케이션 참여자의 태도**

서로 다른 배경과 지식, 성격을 가진 커뮤니케이션 참여자의 태도는 원활한 커뮤니케이션을 위해 고려해야할 요소다. 태도는 상대에 대한 인식의 결과로서도 나타나지만 커뮤니케이션에 참여한 사람들의 행동에도 영향을 미치기 때문에 서로에 대한 신뢰와 배려가 전제되어야 효과적인 대인 커뮤니케이션이 가능하다. 의료진이 환자를 무시한다거나 환자가 의사에 대한 신뢰를 보이지 않는다면 둘 사이의 커뮤니케이션은 실패할 가능성이 높다.

### ③ 커뮤니케이션 참여자의 지식 격차

커뮤니케이션에 참여한 쌍방의 지식의 차이는 커뮤니케이션의 성공과 실패에 큰 영향을 미친다. 커뮤니케이션에 참가한 한쪽이 다른 한쪽의 메시지를 전혀 이해하지 못한다거나 오해할 경우 그 결과는 심각할 수 있다. 특히 의료 커뮤니케이션에서 의사와 환자 사이의 지식 격차는 둘 사이의 커뮤니케이션 장애요소로 많이 지적되어 왔다. 최근 들어 인터넷을 이용한 건강 정보의 접근과 검색이 용이해짐에 따라 환자들의 건강 정보에 대한 지식수준이 높아져서 의사-환자 사이의 커뮤니케이션이 수평적으로 원활하게 진행될 것이라는 연구도 있다(이병관, 변웅준, 임주리, 2010).

### ④ 시간과 공간, 상황의 문제

커뮤니케이션이 발생하는 시간이나 공간, 그리고 상황(context) 역시 대인 커뮤니케이션에 큰 영향을 미친다. 커뮤니케이션 동안에 시간적인 압박을 느낀다든지, 커뮤니케이션이 발생하는 장소가 불편하다든지, 커뮤니케이션 상황이 위압적이라면 커뮤니케이션이 원활하게 진행될 수 없다.

## 4) 대인 커뮤니케이션으로서의 의사-환자 커뮤니케이션

의사-환자 사이의 의료 행위에 있어서 커뮤니케이션은 정보를 교환하는 도구로서 뿐 아니라 치료의 결과는 물론 환자의 만족도에 영향을 미치는 매우 중요한 요소다. 앞서 살펴본 대인 커뮤니케이션의 개념과 이론은 헬스 커뮤니케이션, 특히 의사-환자 사이의 커뮤니케이션 분야에서 많이 활용되며 연구의 기초를 제공해 왔다. 그러나 의사-환자 사이의 커뮤니케이션은 일반적인 대인 커뮤니케이션과는 다른 매우 복잡한 특징을 지니고 있어서 관련 연구가 많이 진행되었음에도 불구하고 활용적인 측면에서 한계가 있었다(Ong et al., 1995). 예를 들어, 의료진과 환자 사이의 커뮤니케이션은 기본적으로 상호 평등하지 않고(즉 의사와 환자 사이의 권력 불평등), 비자발적이며, 매우 중요한 (혹은 치명적인) 이슈를 다루기 때문에 다른 어떤 커뮤니케이션 형태보다 상호간의 협조가 필요한 특징이 있다. 그리고 무엇보다도 커뮤니케이션의 결과로서 의사-환자 사이의 커뮤니케이션은 환자의 행동이나 건강상태에 매우 큰 영향을 미치기 때문에 그 중요성은 두말할 필요가 없다.

### (1) 의사-환자 커뮤니케이션의 목적

의사-환자 사이의 커뮤니케이션의 목적은 크게 셋으로 나누어 살펴볼 수 있다. 즉, 의사-환자 사이의 긍정적 관계, 정보의 교환, 그리고 치료와 관련된 결정을 이끌어 내는 것이다(Ong et al., 1995).

#### ① 긍정적 대인 관계의 창출

의사와 환자 사이의 긍정적 대인 관계를 만드는 것은 커뮤니케이션의 중요한 목적이며, 최적의 의료를 위한 전제요소라고 할 수 있다. 그런데 긍정적 대인 관계란 무엇인가? 그리고 이것은 어떻게 창출되는가? 미소와 농담, 관심의 전달 등을 통해 좋은 매너로 사회적 관계를 만들고 유지하는 것이 긍정적 대인 관계인가? 대부분의 대인 커뮤니케이션 이론에서는 언어적, 비언어적 커뮤니케이션을 통해 긍정적 사회적 관계의 구축을 강조하고 있다. 그러나 의사와 환자 사이의 대인 관계는 다소 특수한 면이 있다. 의학계에서는 심리치료적인 측면에서 환자 중심의 커뮤니케이션을 강조해 왔다. 의사와 환자 사이의 관계는 치료의 품질에 따라 결정되기 때문에 의사-환자 사이의 신뢰에 기초하여 효과적인 업무 관계를 창출, 유지하는 것을 커뮤니케이션의 목적으로 보았다(Irwin et al., 1989). 이러한 시각은 의사-환자 사이 커뮤니케이션에서 의사가 환자의 시각에서 그들의 경험을 이해하고 그들의 이끌림에 따라 커뮤니케이션을 해야 한다는 것을 의미한다. 그러나 이러한 환자 중심의 시각도 역시 불완전하기 때문에 이상적인 것은 환자 중심과 의사 중심 시각의 조화라고 할 수 있다. 즉 환자가 의사의 전문 영역에 대한 자문을 구하고, 의사는 전문가로서 환자의 궁금증에 대한 답을 제공하는 상생의 관계가 긍정적 의사-환자의 관계라 할 수 있다(Levenstein et al., 1989).

② **정보의 교환**

의사-환자 사이의 커뮤니케이션의 또 다른 목적은 정보의 교환을 촉진시키는 것이다(Roter & Hall, 2006). 커뮤니케이션을 통해 쌍방은 서로의 정보를 주고(information giving), 찾는(information seeking) 교환 행위를 하게 된다. 의사의 입장에서는 정확한 진단과 치료 결정을 위해 환자의 정보를 필요로 하고, 환자의 경우는 자신의 문제가 무엇인지 알고 이해하고 싶은 욕구를 해소하기 위해 커뮤니케이션을 하게 된다.

③ **치료 의사 결정**

의사-환자 사이의 커뮤니케이션은 의사와 환자가 치료 관련 결정을 하는데 도움을 준다. 전통적으로는 의사가 일방적으로 환자의 치료와 관련 중요 결정을 내렸지만, 최근에는 의사와 환자 사이의 '공유된 의사 결정'이 이상적인 것으로 받아들여지고 있다(Beisecker & Beisecker, 1990). 그러나 의사결정 과정에서의 공유 또한 질병이나 치료의 유형, 혹은 환자의 상태에 따라 달라질 수 있다.

### (2) 의사와 환자 사이의 커뮤니케이션 행위

의사와 환자 사이의 커뮤니케이션 행위에 대해 로터와 홀(Roter & Hall, 1992)은 의료 서비스 제공자의 입장과 환장의 입장에서 개념적으로 분류하고 있다. 의료 서비스 제공자(곧 의사)의 입장에서 보면, 커뮤니케이션 행위는 크게 여섯으로 나누어 볼 수 있고, 환자의 입장에서는 네 가지 행위로 구분할 수 있다.

① **의료 서비스 제공자 입장에서의 커뮤니케이션 행위**

- 정보 제공(information giving)

  환자와의 커뮤니케이션에서 다양한 정보, 의견, 설명, 제안, 교육, 토론(치료, 예방, 습관, 최신정보 등)을 제공하는 것을 의미한다.

- **정보 탐색**(information seeking)

  환자와의 커뮤니케이션에서 질문을 통해 환자의 병력에 관한 기록을 얻거나 환자의 상태나 생각에 대해 알아보는 행위를 말한다.

- **사회적 대화**(social conversation)

  환자와의 커뮤니케이션에서 의례적 인사나 사적인 대화, 혹은 가족, 사회적 이슈 등 주변부적인 이야기를 나누는 것을 의미한다.

- **긍정적 대화**(positive talk)

  환자와의 커뮤니케이션에서 웃음을 짓거나 동의의 표시를 보내는 행위, 혹은 감정적 공감을 표현할 경우에 해당한다.

- **부정적 대화**(negative talk)

  환자와의 커뮤니케이션에서 화를 내거나 부정적인 의사의 표시를 하는 경우에 해당한다.

- **파트너쉽 구축**(partnership building)

  환자와의 커뮤니케이션에서 환자의 의견을 묻고, 입장을 이해하며 환자의 반응을 유도하는 적극적인 커뮤니케이션 노력을 의미한다.

② **환자 측면에서의 커뮤니케이션 행위**

- **정보 제공**(information giving)

  본인의 증세에 대해 설명하고, 질문이나 지침에 답변하거나 의견을 주는 행위를 말한다.

- **정보 탐색**(information seeking)

  환자의 입장에서 필요한 의견, 지침, 처방을 묻거나 건강한 생활을 유지하기 위한 각종 정보의 대화를 의미한다.

- **사회적 대화**(social conversation)

  인사와 같은 의례적 대화부터 가족 및 사회적 이슈에 대한 대화를 하는 것을 의미한다.

- **긍정적 대화(positive talk)**

  웃음, 편안함, 긴장완화, 동의, 승인 등 긍정적 감정 및 의사의 표시를 말한다.

- **부정적 대화(negative talk)**

  적개심, 분노, 긴장 등 부정적인 감정 및 의사의 표시를 말한다.

## 5) 컴퓨터 매개 커뮤니케이션

정보통신기술의 발전은 대인 커뮤니케이션에도 많은 변화를 가져왔다. 대면(face to face) 형태로 진행되던 커뮤니케이션은 컴퓨터와 네트워크를 통해 시간과 공간의 제한 없이 가상의 공간에서 상호작용하는 것이 가능해졌다. 이러한 네트워크로 연결된 둘 이상의 전자 장치(혹은 컴퓨터)를 사용한 커뮤니케이션 형태는 컴퓨터 매개 커뮤니케이션(Computer-mediated communication, CMC)이라 불리고 있다. 이메일, 인터넷 채팅, 뉴스그룹, 컴퓨터 컨퍼런싱, 비디오 컨퍼런싱, 그리고 소셜 네트워크 서비스(SNS) 또한 이러한 CMC의 예라고 볼 수 있다. 컴퓨터 매개 커뮤니케이션은 기존의 대인 커뮤니케이션과는 달리 가상공간에서(혹은 물리적 거리의 한계를 넘어서서) 진행되기 때문에 기존의 대인 커뮤니케이션과는 다른 특징을 보여주고 있으며, 이를 설명하는 새로운 이론과 연구가 발표되고 있다.

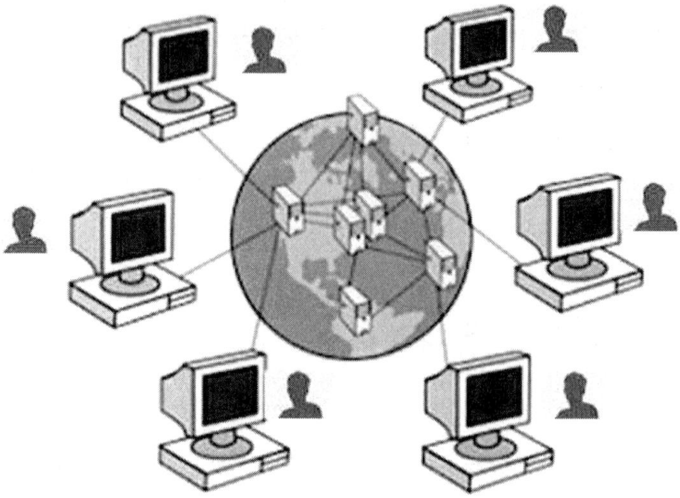

[그림 11] 컴퓨터 매개 커뮤니케이션

### (1) 컴퓨터 매개 커뮤니케이션의 특징

컴퓨터 매개 커뮤니케이션은 기존의 대인 커뮤니케이션과는 다른 특성들이 나타나는데 이러한 특성들은 대부분 정보통신기술의 특성에 따라 만들어진 차이라고 볼 수 있다. 예를 들어 대인 커뮤니케이션은 송신자와 수신자가 마주 보며 동시적으로 커뮤니케이션이 발생하지만, 컴퓨터 매개 커뮤니케이션의 경우 직접적인 면대면이 없이 동시에 네트워크에서 커뮤니케이션이 발생할 수도 있고, 비동시적으로 커뮤니케이션이 발생할 수도 있다. 즉 커뮤니케이션에 참가한 쌍방이 실시간으로 동시에 커뮤니케이션을 할 수도 있지만 어느 한쪽이 즉각적으로(동시적으로) 메시지를 보내지 않고, 상당한 시간이 흐른 뒤에도 반응을 보낼 수 있고, 이어서 커뮤니케이션을 할 수도 있다. 이러한 커뮤니케이션 참가자들 사이의 면대면 만남이 없으므로 해서 야기되는 문제는 사회적 실재 기능의 약화라고 볼 수 있다(원우현, 2006). 대인 커뮤니케이션에서는 참가자들 사이의 태도, 감정, 행동이 실시간으로 전달되며, 상대방과의 관계가 커뮤니케이션에 많은 영향을 미치게 된다. 그러나 컴퓨터 매개 커뮤니케이션에서는 표정이나 태도, 감정과 같은 비언어적 요소의 전달이 대인 커뮤니케이션에 비해 약하고, 상대방과의 상호 인식의 관계의 설정, 유지가 제한적일 수밖에 없다.

커뮤니케이션 참가자 사이의 물리적 거리에 있어서도 대인 커뮤니케이션은 가까운 거리에서 진행되지만 컴퓨터 매개 커뮤니케이션은 이러한 물리적 거리가 더 이상 제한이 되지 않는다. 네트워크로 연결된 둘 이상은 지구의 반대편에서도 실시간으로 커뮤니케이션이 가능하기 때문이다. 이러한 시간과 공간의 제한에서 자유롭다는 특성 외에도 컴퓨터 매개 커뮤니케이션은 커뮤니케이션 메시지의 저장 및 편집이 가능하다는 것도 대인 커뮤니케이션과 구별되는 점이다(원우현, 2006). 대인 커뮤니케이션에서 쌍방의 메시지는 기록하는 경우도 있지만 대부분 발생 후 사라지게 되지만, 컴퓨터 매개 커뮤니케이션에서는 쌍방의 메시지를 저장하거나 편집할 수 있고, 또 공유하는 것이 가능하기 때문에 메시지의 이해도가 더 높을 수 있다. 그러나 면대면의 대인 커뮤니케이션보다 커뮤니케이션 참가자 사이의 비언어적 메시지의 전달이나 쌍방의 관계성은 약할 수밖에 없다. 커뮤니케이션 참가자들 사이의 익명성이 유지될 경우 커뮤니케이션의 양이나 질적인 면에서도 제한적일 수 있다.

## 6) 원격의료 - 테크놀로지 중재 커뮤니케이션

원격의료는 오래 전부터 실시되어 왔지만, 최근의 정보통신기술의 발전으로 새롭게 주목받고 있다. 더 많은 정보가 더 다양한 기기(devices)를 통해 전달되면서 원격의료는 새로운 시대를 맞고 있다. 이러한 정보통신기술의 발전은 원격의료에 참여하는 의사-환자 사이의 커뮤니케이션에도 많은 변화를 가져 오고 있다. 그러나 최근까지 테크놀로지에 의해 중재되는 면대면 의사-환자 커뮤니케이션으로서의 원격의료는 그 중요성에도 불구하고 관련 연구가 매우 제한적이다. 그것은 관련 기술의 빠른 발전에도 원인이 있지만, 무엇보다도 원격의료를 커뮤니케이션의 측면에서 분석한 연구가 부족한 측면이 있다. 앞서 살펴보았던 대인 커뮤니케이션과 컴퓨터 매개 커뮤니케이션 분야의 이론과 경험적 연구 결과들은 원격의료 분야에도 확대 적용될 필요가 있다.

### (1) 원격의료 커뮤니케이션

원격의료에서 의료진과 환자 사이의 커뮤니케이션은 면대면의 대인 커뮤니케이션보다 다소 복잡하고 고려해야 할 요소가 더 많다. 면대면 커뮤니케이션의 경우 앞서 살펴본 바와 같이 커뮤니케이션의 참여자와 메시지가 오가는 상황(context)이 중요한 변수이지만, 원격의료의 경우 서비스 제공자(의사), 환자, 상황적 특성 외에도 메시지 전달의 매체, 그리고 이것을 통해 전달되는 양측의 언어적, 비언어적 커뮤니케이션에 대해 이해해야 한다. 이와 관련 밀러(Miller, 2002; Miller, 2010)는 선행 연구에 기초하여 원격의료와 의사-환자 사이의 커뮤니케이션 관계를 보여주는 개념적 모델을 제시하였다[그림 12]. 모델에서 의사와 환자 사이의 커뮤니케이션과 결과는 커뮤니케이션 매체 안에서 이뤄짐을 알 수 있다.

밀러의 모델에서 원격의료 커뮤니케이션 모델을 구성하는 요소는 커뮤니케이션 미디어(상담 매체), 환자 특성, 공급자 특성, 상황적 특성, 언어적/비언어적 커뮤니케이션(환자), 언어적/비언어적 커뮤니케이션(공급자), 건강 결과물이다. 각각의 구성요소에 대한 자세한 설명은 [표 7]을 참조하기 바란다.

[표 7] 원격의료 모델의 구성 요소(Miller, 2010).

| 모델의 구성 요소 | 포함된 요소들 |
|---|---|
| 커뮤니케이션 매체 | 대면, 쌍방의 인터랙티브 비디오, 전화, 팩스, 이메일, 인터넷 등 |
| 환자 특성 | 연령, 교육, 사회적 지위, 수입, 성별, 결혼 상태, 종교, 인종, 신체, 비용지불 방법, 이전의 의료 경험, 방문 목적, 관심, 태도, 협조 스타일, 자기효능감, 의료적 문제, 진단, 건강상태, 감정상태 등 |
| 공급자 특성 | 연령, 성별, 수입, 인종, 개성, 전문영역, 의료 훈련, 사회적 지위, 환자에 대한 지식, 태도, 정보추구, 대인관계 기술, 이데올로기 등 |
| 상황적 특성 | 문화, 지리적 위치(도시, 농촌), 의료 환경(병원, 진료실, 환자의 집 등), 소속 집단(단독이나 협진), 진료시간, 제3자 참여 가능성(환자의 동료, 다른 의료진, 기술자 등) |
| 언어적/비언어적 의료커뮤니케이션(의사) | 도구적 행위-정보제공, 정보탐색, 사회적 관계 구축, 긍정적/부정적 대화 등 |
| 언어적/비언어적 의료커뮤니케이션(환자) | 도구적 행위-정보제공, 정보탐색, 사회적 관계 구축, 긍정적/부정적 대화 등 |
| 건강 결과 | 만족, 순응, 회상, 이해, 건강상태, 의료적 결과물, 심리적 상태 등 |

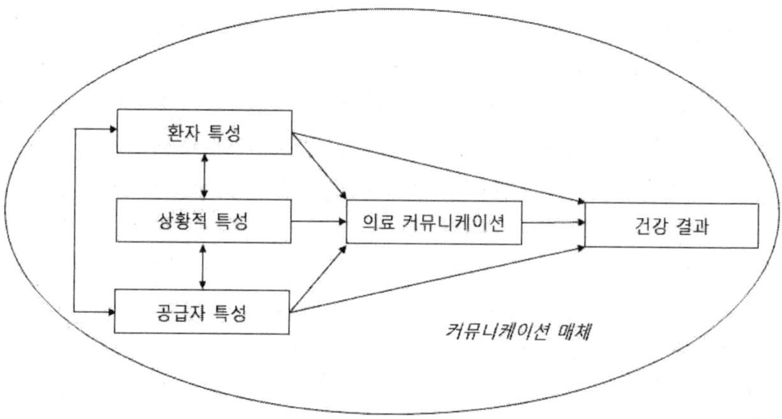


[그림 12] 원격의료의 개념적 모델(Miller, 2010)

### (2) 원격의료의 특성

밀러(Miller, 2003)는 의사-환자 사이의 커뮤니케이션에 미치는 원격의료의 기술적인 측면과 대인커뮤니케이션 측면의 특성에 주목하였다. 기술적인 측면은 정보통신 기술 그 자체와 그것이 사용되는 임상과정과 관련되며, 대인 커뮤니케이션의 측면은 의료진, 시스템 운영자, 그리고 환자 사이의 관계를 다루고 있다.

#### □ 기술적 측면

① **비인격적 의사-환자 커뮤니케이션**

원격의료에 대해 비판적인 시각에서는 원격의료에 참여하는 의사들의 기술에 대한 의존이 증가하면서 의사-환자 사이의 커뮤니케이션이 점점 비인격적 관계로 변하고 있다고 주장한다(Evans, 1993). 원격의료 서비스가 가지고 있는 기계적이며 비인간적 특성 때문에 의사와 환자 사이의 관계 형성이 되지 않으며, 특히 치료에 있어서 매우 중요한 도구라고도 할 수 있는 감정이입이 발생하지 않는 문제점이 있다고 주장한다(Sisk & Sander, 1998). 면대면의 대인 커뮤니케이션과 달리 원격의료는 특별한 시설을 갖춘 공간에서 커뮤니케이션이 발생하기 때문에 비인격적 관계를 형성하기도 하지만 그것이 꼭 나쁜 것만은 아니라는 주장도 있다(Miller, 2003). 예를 들어 면대면 커뮤니케이션에 비해 다소 익명성이 보장되기 때문에 직접적인 커뮤니케이션을 꺼리는 환자들(예를 들면, 성병 환자들이나 정신과 관련 환자들)의 경우 원격의료 상황에서 그들의 문제점을 이야기하는데 훨씬 편안함을 느낀다고 한다(McLaren et al., 1995). 정신과 상담의 경우는 원격의료를 통해 가상공간에서 사회적 실재(social presence)를 만듦으로써 커뮤니케이션에 참여한 사람들로 하여금 더 편안하게 더 많은 이슈를 이야기하는 측면도 있다(Cukor et al., 1998). 응급안과상담을 위한 인터넷 기반의 원격의료시스템을 연구한 바셀라와 글로빈스키(Bar-Sela & Glovinsky, 2007) 역시 원격의료가 환자들이 신뢰할만하고 선호되는 시스템이라는 것을 입증하였다. 대부분의 환자들이 원격의료를 통한 검사와 의사의 처방에 만족한다는 의견을 제시하였다. 그러나 환자들의 상태에 따라, 즉 경미한 환자와 그렇지 않은 환자 사이에는 차이가 존재한다. 환자의 상태가 중간이상이거나 심각할수록 원격의료보다는 면대면 커뮤니케이션을 선호하는 것으로 나타났다. 정보통신기술의 발전으로 과거 유선전화에 의존했던 원격의료 방식보다 최근의 비디오를 이용한 원격의료는 면대면에 근접하고 있다. 더욱이 고화질의 동영상 전송 및 실재감은 원격의료의 비인격적 단점을 보완하는 방향으로 발전하고 있다.

### ② 원격의료를 통한 의사-환자 커뮤니케이션의 향상 혹은 방해

원격의료가 전통적인 의사-환자 커뮤니케이션과 비교해 볼 때, 질적인 면이나 커뮤니케이션 특성의 측면에서 더 우세하다거나 못하다는 연구결과는 없다. 면대면과 유선전화, 무선전화, 비디오 회의 시스템 등 서로 상이한 커뮤니케이션 양식을 통해 커뮤니케이션 과정과 결과를 비교한 볼과 동료들(Ball et al., 1995)은 커뮤니케이션 방식에 따른 상담에 유의미한 차이가 없었으며 참여한 의사나 환자 모두 만족한다는 결과를 제시하였다. 원격의료 집단과 통제 집단의 환자들의 평가를 비교한 연구 또한 두 집단 사이의 유의미한 차이를 발견하지 못했다(Dongier et al., 1986). 그러나 원격의료에서 의사-환자 사이의 커뮤니케이션이 위의 두 연구 결과처럼 환자들이나 의사들이 서로가 만족하기 위해서는 선행되어야 할 조건들이 있다. 환자들은 원격의료를 통한 의사의 상담에 대한 신뢰를 가져야 하며, 의사들은 원격의료 상황에 맞는 커뮤니케이션 스킬에 더 많은 관심을 갖고 개발해야 할 것이다. 의사나 환자 모두가 면대면이 아닌 화상 시스템이나 통신기기를 통한 커뮤니케이션에 익숙하지 않거나 거부감을 표현할 경우 효과적인 커뮤니케이션이 어렵기 때문이다. 루와 동료들(Liu et al., 2007)의 연구 결과를 보면, 환자들의 경우 원격의료와 면대면 상담에 있어서 만족도에 차이가 없었으나, 의사들의 경우 원격의료가 면대면에 비해 짧은 대화, 질문의 어려움, 환자와의 연결에 어려움이 있다고 답하였다[표 8].

[표 8] 면대면과 원격의료의 의사-환자간 커뮤니케이션 비교(Liu et al., 2007)

| 비교항목 | 의사 - 환자 커뮤니케이션 양식 |
|---|---|
| 상담시간 | 원격의료 〈 면대면 |
| 환자 중심의 행동 양식<br>(공감의 말이나 칭찬 등) | 원격의료 〈 면대면 |
| 의료기록을 위한 데이터 양 | 원격의료 〈 면대면 |
| 환자 만족도 | 원격의료 = 면대면 |
| 의사 만족도 | 원격의료 〈 면대면 |

③ **감정과 비언어적 한계**

원격의료는 직접적인 면대면이 아닌 영상과 음성을 전달하는 매체를 통해 커뮤니케이션이 이루어진다. 그렇기 때문에 커뮤니케이션에 참가한 쌍방의 감정과 비언어적 행위(제스처, 표정 등)가 면대면 커뮤니케이션과 같이 전달될 수는 없다. 이런 한계는 의사와 환자 사이의 감정적, 심리학적 연대(bond)를 어렵게 만들며, 비언어적 행위가 메시지를 놓치게 하기도 한다. 그러나 이러한 한계는 오히려 커뮤니케이션에 참가한 사람들이 더 커뮤니케이션 행위에 집중하게 하는 효과가 있을 수도 있다. 정확히 메시지를 이해하고 반응하기 위해 영상에 나오는 상대방에 더 집중하고 눈을 맞추게 된다는 것이다(Suzuki et al., 2006). 다른 한편으로는 원격의료 과정에 참여한 의사와 환자 이외에 제3자(간호사, 기술자, 가족 등)가 이러한 한계를 극복하는데 부분적으로 도움을 줄 수도 있다(Miller, 2010).

□ **대인 커뮤니케이션 측면**

① **제3자(조력자)의 참여**

인터랙티브 비디오를 이용한 원격의료 과정에서 참여자들은 서로의 메시지를 잃어버릴 수도 있고, 정확하게 이해하지 못할 수도 있다.

원격의료는 기본적으로 의사와 환자 이외에 커뮤니케이션 과정에 제2의 의료전문가(간호사, 의료보조인 등)의 참여가 가능하다. 의료진과 환자 이외의 이러한 제3자들은 원격의료 커뮤니케이션 과정에서 비언어적 요소의 손실을 막고, 환자들의 상담내용에 대한 이해를 돕게 된다. 제3자의 활동은 원격의료에서 환자가 느끼는 의사에 대한 신뢰 및 서비스에 대한 만족을 증가시키므로 그 역할이 또한 중요하다(Harrison et al., 2006).

② **사회적, 전문적 거리감**

원격의료는 커뮤니케이션에 참가하는 사람들 사이의 친밀도가 떨어지기 때문에(상담자가 누구인지도 모르고 참여하는 경우도 있음) 매우 어색한 관계일 수 있다. 지역의 의사만을 상대하던 환자들에게는 이러한 상황이 낯설 수도 있지만, 원격의료 커뮤니케이션에 참여함으로써 지역의 환자들은 도시 지역의 의사들과의 사회적 거리감을 줄이는 효과가 있을 수 있다(Roter & Hall, 1992). 원격의료에 참여한 지역의 의사와 도시 지역의 의사들 사이의 사회적, 전문적 거리감 역시 줄어들 수 있다(McFarlane, et al., 2006). 전문가 집단 사이의 사회적, 전문적 거리감을 줄이기 위해서는 서로를 이미 알고 있거나, 상대방에 대한 존경의 자세를 가지려는 노력이 필요하다.

③ **미성숙한 규범과 기준**

의사와 환자 사이의 커뮤니케이션은 오랜 시간에 걸쳐 전형적인 모습을 갖춰왔다고 볼 수 있다. 그러나 원격의료의 커뮤니케이션은 이전에 없던 새로운 방식이라 환자와 의사가 어떻게 행동해야 하는가에 대한 행위적 규범이나 기준이 부재한 상황이다(Loane & Wooton, 2002). 원격의료의 효과를 극대화하기 위해서는 전통적인 면대면 커뮤니케이션의 규범이나 기준을 넘어 새로운 규범과 기준의 개발이 요구된다. 이러한 규범과 기준은 결국 원격의료 과정에서 의사와 환자의 커뮤니케이션 행위에 대한 반복된 사례분석과 연구를 통해 가능할 것이다.

# 4.

# 원격의료와 지역건강관리이론

인구고령화에 따른 만성질환자 급증은 의료비지출 증가의 원인이 되고 있다. 만성질환은 치유가 어려운 질환으로 치료는 물론이고 환자의 지속적인 자가 관리가 필수적인 질환이다. 따라서 이를 효과적으로 관리하기 위해서 지역사회간호학에서 유용하게 활용할 수 있는 이론을 중심으로 소개하고자 한다.

## 1) Neuman 건강관리체계 모형

Betty Neuman은 전체론적 관점에서 대상자 요구(need)를 이해하도록 돕기 위한 틀(framework)로써 건강관리체계 모형(health care system model)을 개발하였다. Neuman은 상호작용적 관점을 사용한 모형 내에서 간호의 4개 metaparadigm, 즉 인간, 환경, 건강,

간호를 연관시켜서 정의하였다. Neuman의 건강관리체계 모형의 의도는 대상자 부분과 하위부분, 이들 간의 관계 및 환경과의 관계를 보여주는 구조를 설명하기 위한 것이며, 또한 간호행위가 나아갈 방향을 알려준다. 체계적 사고는 간호사로 하여금 대상자와 그들을 둘러싼 환경 변화에 민감하게 상호작용적, 독창적인 방법으로 집중할 수 있게 한다. Neuman 모형은 인간과 환경이 역동적 상호작용을 하는 개방체계로 기술한다. Neuman 모형은 기본 중심(basic core)을 둘러싼 동심원의 형태를 갖고 있다. 가장 밖의 원은 유연방어선(flexible line of defense)으로 환경과 에너지를 교환하는 개방체계를 나타내기 위해서 점선의 원으로 나타내고 있다. 유연방어선은 보호가 더 많이 필요할 때는 확대되고, 보호가 덜 필요할 때는 수축하는 역동적인 방법으로 체계를 보호한다. 두 번째 원은 정상방어선(normal line of defense)으로 대상자 체계의 정상적 안녕 수준을 나타낸다. 유연방어선과 마찬가지로 정상방어선은 역동적이어서 스트레스 요인의 영향에 따라 확장 혹은 수축된다. 정상방어선과 기본 중심 사이에 위치한 동심원 중 가장 안쪽에 있는 것이 저항선(line of resistance)으로 저항선을 지지하고 기본구조를 보호하는 요인으로 구성되어 있다. 저항선은 스트레스원(stressor)이 체계(system)를 침입할 때 활성화되어 체계가 더 높은 안녕수준으로 재구성되도록 돕는다. 만약 저항선이 비효과적인 경우에는 시스템 에너지가 고갈되어 체계가 붕괴될 수도 있다.

이 모형에서 환경(environment)은 대상자 체계를 둘러싸고 영향을 주는 모든 내적, 외적 영향으로 정의된다. 대상자는 특정 시점에 긍정적 혹은 부정적으로 스트레스원으로 알려진 환경에 영향력을 주거나 영향을 받게 된다. 스트레스원은 대상자 체계 내·외에서 발생하여 체계를 불안정하게 만들며 이때 저항선과 방어선이 활성화된다. 체계가 안정하게 유지될 때는 건강한 체계가 되고 저항선이 이러한 스트레스원을 다루기 어려울 정도로 스트레스원이 쌓일 때 질병이 발생한다. 저항선을 침범하는 스트레스원은 내적 요인(intrapersonal factor),

대인적 요인(interpersonal factor), 외적 요인(external factor)으로 분류된다. Neuman 모형에서 간호의 주 목적은 실제적, 잠재적 스트레스원을 정확하게 사정하고, 적합한 중재를 수행하여 대상자 체계가 안정성을 유지하도록 하는 것이다. 이를 위하여 3가지 중재전략이 제안된다. 일차 예방(primary prevention)은 위험 요인을 줄이고 스트레스를 막아 저항선을 강화시키기 위해서 수행된다. 이차 예방(secondary prevention)은 증상 발생 후 시작되며 적합한 목표를 설정하고 반응을 감소시키는 중재로 저항선을 강화시키는 것이다. 삼차 예방(tertiary prevention)은 치료 후 어느 정도 체계 안정성이 이루어졌을 때 시작될 수 있으며 앞으로 더 많은 스트레스원 반응 혹은 퇴보를 막기 위해 대상자 자원을 지속적으로 활성화시키는 것에 의존한다. 3가지 종류의 예방은 중재로써 지역사회에서 사용될 수 있다.

일차예방은 지역사회 위험 요인을 확인하고 지역사회 지도자들과 함께 공동으로 보건교육프로그램을 계획하는 것이다. 건강증진과 질병예방 활동은 일차 예방 혹은 중재로 간주된다. 이차 예방 중재는 지역사회의 하나 혹은 그 이상의 정상적 방어가 침입을 받아 특정 건강문제 발생이 초래된 것이다. 이 시점에서 간호사는 스트레스원을 확인하기 위해서 지역사회를 사정하고 문제를 수정하기 위한 중재를 시작한다. 중재는 저항선을 강화시켜 지역사회체계 내의 역기능으로의 진전을 예방하기 위해서 시작된다.

삼차 예방 중재전략은 지역사회가 만성적으로 반복적인 역기능이 발생할 때 가장 적합하다. 예를 들어 허리케인(hurricane) 혹은 홍수(외적 스트레스원)와 같은 큰 재난은 지역사회에 다각적 건강문제를 발생시켜 위태로운 상태로 만들 수 있다. 다른 지역으로부터 고립된 지역사회는 충분한 식량공급이 안 되어 질병 및 영양불량에 취약해진다. 또 다른 면으로는 고용의 주요 공급원(예: 석탄광, 컴퓨터 기술 등)을 잃거나 심장병 빈도가 더 높아지기도 한다. 반복적으로 이러한 스트레스원으로 인해 영양 부족, 의학적 치료의 지연, 우울증 발생 등으로 만성건강문제가 발생하고 종국에는 만성적으로 불건강한 지역사회를 초래한다[표 9][그림 13].

### ▢ 주요 개념과 정의

#### (1) 기본구조

건강관리체계 이론에서 간호대상자는 기본구조와 이를 둘러싼 3가지 방아선, 즉 정상방어선, 유연방어선, 저항선으로 형성된 체계이다. 또한 인간은 환경과 상호작용하는 개방체계이므로, 대상자는 개인, 가족, 지역사회 또는 집단이 됨으로 지역사회간호대상자를 모두 포함하고 있다. 기본구조는 대상자의 생존요인, 유전적 특징, 강점과 약점이 모두 포함된 생존에 필요한 에너지 자원이라고 볼 수 있다. 생리적·심리적·사회문화적·발달적·영적 변수들이 역동적으로 구성되어 개인의 고유한 특성을 나타내며, 외부 스트레스원에 대한 방어선에 영향을 준다.

#### (2) 저항선

저항선(line of resistance)은 기본 구조를 둘러싸는 몇 개의 점선 원이다. 스트레스원에 의해서 기본구조가 침투되는 것을 보호하는 내적 요인들이다. 각 개체는 나름대로의 저항요소를 가지고 있어서 이 저항요소의 기능에 의해 정상방어선을 지킨다. 저항선의 힘은 대상체계가 저항선에 침투되는 스트레스원에 반응하는 정도에 영향을 준다. 저항선이 효과적으로 작동하면 대상자 체계는 복구되고, 비효과적으로 작동하면 사망할 수 있다. 저항선의 예로는 신체 면역반응체계를 들 수 있다.

#### (3) 정상방어선

정상방어선(normal line of defence)은 저항선 바깥에 존재하는 실선으로 된 원이다. 이것은 대상체계가 장기간 유지해 온 평형상태로서 어떤 외적인 자극이나 스트레스원에 대해 나타내는 정상적 반응의 범위를 말한다. 대상자가 평소 건강상태에서 얼마나 벗어나 있는가를 평가하는 기준이 된다. 개인이 가지고 있는 지식, 태도, 문제해결 능력, 대처능력, 발달단계와 같은 행위적 요소와 신체상태, 유전적 요인 등 변수들의 복합물이라 할 수 있다. 정상방어선이 확장되는 것은 건강상태가 좋아짐을 의미하고, 정상방어선이 축소되는 것은 건강상태가 나빠짐을 의미한다. 이 선이 외부에서 침입하는 스트레스원에 의해 무너지면 기본구조가 손상되어 생명이나 존재에 위협을 받게 된다.

### (4) 유연방어선

유연방어선(flexible line of defence)은 기본구조를 둘러싼 선 중 가장 바깥에 위치한 점선으로 된 원이다. 모든 체계는 외적 변화에 대하여 최대한으로 방어할 잠재적 능력을 가지고 있으며 환경과 상호 작용하여 시시각각으로 변하는 역동적 구조를 갖고 있다. 유연방어선은 외부자극이나 변화에 대하여 신속하게 축소되거나 확장되는 등으로 대처함으로써 스트레스원이 유연방어선을 거쳐서 정상방어선까지 침범하지 못하도록 방어적 완충지대로써 역할한다. Neuman은 유연방어선을 대상자 체계의 첫 번째 방어기전이라고 설명하였다.

### (5) 스트레스원

스트레스원(stressors)은 긴장을 유발하는 자극으로 체계의 안정성을 교란시킬 수 있다. 즉 체계의 균형이나 평형을 유지하는 데 방해가 되는 힘으로써 정상방어선을 넘어서 체계의 불안정을 유발시킨다.

### (6) 예방 중재(prevention as intervention)

중재는 대상자가 체계 안정성을 유지하고 획득하며 지속할 수 있도록 돕는 활동이다. Neuman은 스트레스원의 존재가 의심되거나 확인되는 초기부터 중재해야 한다고 생각한다. 중재는 반응, 자원, 목적, 기대결과 등이 실제로 어느 정도 가능한지에 따라 그 단계를 결정하며

Neuman은 중재 단계를 일차, 이차, 삼차로 구분하였다.

① **일차 예방**

일차 예방(primary prevention)은 스트레스원의 존재가 의심되거나 확인될 때 이루어진다. 반응은 아직 발생하지 않았지만 위험이 확인된 상태이다. 대상체계가 스트레스원과 만나지 않도록 하거나 스트레스원에 대항하는 개인의 힘을 강화시키려 하거나 반응이 발생할 가능성을 줄이기 위해 유연방어선을 강화시키는 것이다.

② **이차 예방**

이차 예방(secondary prevention)은 스트레스로 인해 어떤 징후가 발생한 이후에 시작하는 중재나 처치를 말한다. 대상자의 내적 저항선을 강화하고 반응을 감소시키고 저항요인을 증가시켜 체계 안정성을 유지할 수 있도록 대상자 안팎의 자원들을 이용한다.

③ **삼차 예방**

삼차 예방(tertiary prevention)은 이차 예방단계나 적극적 처치단계 이후에 이루어진다. 대상자 체계가 적정상태의 안정성을 유지할 수 있도록 재적응하는 것에 중점을 둔다. 주된 목적은 반응이나 퇴행이 재발하지 않도록, 스트레스원에 대한 저항력을 강화시키는 것이다.

[표 9] 뉴만 체계 모형의 주요개념

| 주요 개념 | 구성 | 적용(예) |
|---|---|---|
| 기본구조(basic core structure): 대상자를 구성하고 있는 필수 구성요소로 5가지 변수로 구성 | 사회문화적 변수 (sociocultural) | ▪ 사회적, 경제적, 인구학적, 정치적 건강 특성과 하부체계간의 의사소통 양식<br>▪ 예: 의사소통 양식, 보수적 혹은 자유분방, 인종, 민족, 기업의 종류, 응급체계 |
| | 발달적 변수 (developmental) | ▪ 지역사회의 하부체계와 다양한 조직체의 역사, 발달, 단계<br>▪ 예: 퇴화하는 도시 혹은 신흥도시, 인구의 노령화 |
| | 영적 변수 (spiritual) | ▪ 지역사회의 도덕성, 종교, 가치관<br>▪ 예: 교회, 건강신념, 출생과 장례 예식, 서점 |
| | 생리적 변수 (physiologic) | ▪ 지역사회의 구조와 기능, 물리적 환경, 주민들의 인구구조 및 분포, 의료자원의 분포, 건강수준, 질병상태<br>▪ 예: 상하수도 시설, 지리적 경계, 안전체계, 교통체계 |
| | 심리적 변수 (psychological) | ▪ 인지적, 정서적 특성, 유대관계, 결속력<br>▪ 예: 지적 수준, 행복한 혹은 침체된 도시 |
| 스트레스원(stressor): 대상자 체계의 내 · 외부 환경에서 발생. 저항선을 침범하는 3가지 유형의 요인으로 분류 | 내적 요인 (intrapersonal factors) | ▪ 지역사회 자체 내의 물리적 환경인 상하수도, 공해, 도로, 주거상태, 쓰레기 관리, 질병 상태, 환자 수, 의료기관의 수 등은 적절한가?<br>▪ 예: 영아사망률 증가, 오염된 상수도 공급시설, AIDS에 대한 보건교육은 불충분, 이혼율 증가 |
| | 대인적 요인 (interpersonal factors) | ▪ 다른 지역사회와 비교해볼 때 기본 구조에 관련된 자원들이 적절한가?<br>▪ 정부나 외부기관으로부터 적절한 자원을 제공 받는가?<br>▪ 주민들의 자원 활용에 어려움이 없는가?<br>▪ 예: 도시, 농촌 지역간에 불충분한 의사소통 체계, 농촌 노년기 대상자의 잠재적 고립 가능성 |
| | 외적 요인 (extrapersonal factors) | ▪ 지역사회 외부의 변화로 인해 지역사회의 영향을 주는 스트레스요인은?<br>▪ 예: 기업의 공장폐쇄로 인한 실업 양산 가능성, 근접 지역 사회에 위치한 원자력 발전소, 지역 방사성물질 분출로 인한 환경오염에 대한 불안 |

(출처: 안양희 외, 2014)

[표 9] 계속

| 주요 개념 | 구성 | 적용(예) |
|---|---|---|
| 선(lines) | 유연방어선(flexible line of defense) | ▪ 지역사회 보건 의료체계는 적절한가?<br>▪ 의료기관의 분포상태와 서비스의 질은 양호한가? |
| | 정상방어선(normal line of defense) | ▪ 지역주민들의 건강수준, 경제수준은 적절한가?<br>▪ 지역사회 교통 및 통신 상태와 물리적 환격요소는 적절한가? |
| | 저항선(line of resistance) | ▪ 지역사회 주민들의 건강에 대한 태도, 가치관, 신념은 어떠한가?<br>▪ 지역사회 주민들의 우대관계, 결속력은 어떠한가? |
| 예방 | 1차 예방(primary prevention) | ▪ 지역사회의 주요 건강위험요소 중 하나로 안전벨트 착용 저조에 대하여 성인대상으로 교육한다. |
| | 2차 예방(secondary prevention) | ▪ 신종플루 유행에 따른 백신접종을 실시한다. |
| | 3차 예방(tertiary prevention) | ▪ 태풍 피해 후 지역사회가 재적응하도록 돕는다. |

(출처: 안양희 외, 2014)

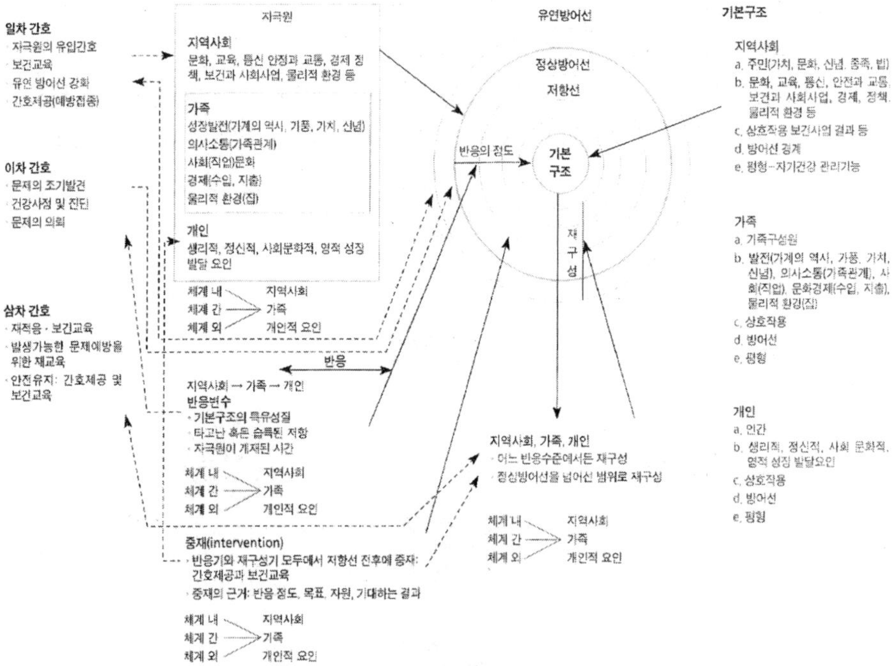


[그림 13] Neuman의 건강관리체계모형

## 2) Orem의 자가간호 모형

Dorothy Orem은 임상간호사, 간호과장 등 실무 간호사로 대학 교수로 역임하는 등 다양한 경력을 바탕으로 기존의 간호이론가들의 이론을 기반으로 자가간호결핍이론을 구성하였다. 자가간호결핍간호이론(self-care deficit nursing theory)은 3가지 관련이론으로 구성된다. 첫째는 자가간호이론으로 인간이 왜, 어떻게 스스로 자신을 간호하는가를 나타내며, 다른 두 이론에 기본이 된다. 둘째는 자가간호결핍이론으로 인간이 왜 간호를 통해 도움을 받을 수 있는가를 묘사하고 설명한다. 셋째는 간호체계이론으로 결과가 나타나기 위하여 어떻게 간호가 시작되고 유지되어야 하는가를 기술하고 설명한다[그림 14]. Orem은 자신의 일반이론을 자가간호결핍이론이라고 명명하고 다음의 3가지 관련이론으로 구성된다고 하였다.

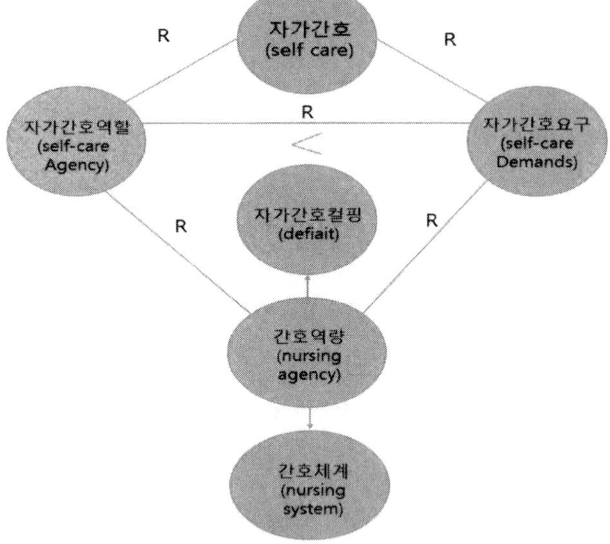


[그림 14] 오렘의 자가간호이론

R: 관계, 〈: 관계결핍

(출처: 안양희 외, 2014)

- 간호체계이론: 결과가 나타나기 위해서 어떻게 간호가 시작되고 유지되어야 하는가를 기술하고 설명하는 이론
- 자가간호결핍이론: 인간이 왜 간호를 통해 도움을 받을 수 있는가를 기술하고 설명하는 이론
- 자가간호이론: 인간이 왜, 어떻게 스스로 자신을 간호하는가를 나타내는 이론

## □ 주요 개념과 정의

### (1) 자가간호

자가간호(self-care)는 인간이 자신의 삶과 기능을 건강하게 유지하고, 발달과 안녕상태를 지속시키기 위하여 개인 스스로가 수행하는 활동이다.

### (2) 자가간호요구

자가간호요구(self-care Demands)는 인간의 기능과 발달, 어떠한 상태나 상황을 조절하기 위하여 필요한 활동을 3가지로 분류된다.

#### ① 보편적 자가간호요구

보편적 자가간호요구(universal self-care requisites)는 다양한 생애주기의 모든 단계에서 인간의 기본적인 욕구를 충족시키는 행동에 대한 다음의 8가지 자가간호요구를 의미한다.

- 충분한 공기 공급의 유지
- 충분한 음식 섭취의 유지
- 충분한 수분 섭취의 유지
- 배설과정과 배설물과 관련된 간호제공
- 활동과 휴식의 균형 유지
- 고립과 사회적 상호작용의 균형 유지
- 삶, 기능, 안녕에 위험이 되는 것을 예방
- 인간의 잠재력, 한계, 정상적인 인간의 기능 및 발달증진

#### ② 발달적 자가간호요구

발달적 자가간호요구(developmental self-care Demands)는 인간의 발달 과정과 생의 주기의 다양한 단계 동안 생기는 임신, 미숙아 출생, 가족 사망 등과 같이 성장발달과 관련된 상황에서 필요로 하는 자가요구를 의미한다.

③ **건강이탈 시의 자가간호요구**

건강이탈 시의 자가간호요구(health deviation self-care Demands)는 질병이나 상해를 입은 사람, 특정한 질병 상태나 손상(disorders), 결함(defects), 기능장애(disability)가 있는 사람, 의학적 진단과 치료를 받고 있는 사람들이 갖게 되는 자가간호요구를 의미한다.

### (3) 자가간호역량

자가간호역량(self-care agency)은 대상자가 자신의 요구를 알고 그 요구를 충족시키는 복합적이고 습득된 능력으로 자신의 기능과 발달을 조절하기 위한 의도적이고 목적적인 활동이다.

### (4) 자가간호결핍

자가간호결핍(self-care deficit)은 대상자 개인의 치료적 자가간호요구와 자가간호능력 간의 관계를 나타내는 것으로 요구가 능력보다 클 때 결핍이 나타난다.

### (5) 간호 역량

간호 역량(nursing agency)은 간호사가 자가간호결핍이 있는 대상자에게 자가간호요구의 종류와 이를 충족시킬 수 있는 자가간호역량의 정도에 따라 대상자를 위한 간호의 필요성을 결정하고 간호체계를 설계, 제공하는 간호사들의 복합적인 능력이다.

### (6) 간호체계

간호체계(nursing system)는 간호사가 수행하는 일련의 연속적 실무활동으로 대상자의 치료적인 자가간호요구를 충족시키기 위해 필요한 간호 행위들로 다음 3가지의 간호체계(nursing system)로 제시된다.

### ① 전체적 보상체계

전체적 보상체계(wholly compensatory nursing system)는 환자가 정신적·신체적으로 자가간호 활동 수행을 거의 하지 못해 간호사가 환자의 산소공급, 영양공급, 배설, 신체청결, 신체운동 및 감각자극 등의 모든 욕구를 충족시켜주어야 되는 경우를 말한다.

### ② 부분적 보상체계

부분적 보상체계(partly compensatory nursing system)는 환자가 일반적인 자가간호요구는 충족시킬 수 있으나 건강이탈 시의 자가간호요구를 충족시키기 위해 간호사의 도움을 필요로 하는 경우를 말한다.

### ③ 교육지지적 보상체계

교육지지적 체계(educative supportive system)는 환자가 자가간호요구를 충족시키는 자원을 가지고 자가간호를 수행할 수 있으나 지식이나 기술을 획득하는 데 간호사의 도움을 필요로 하는 경우를 말한다[표 10].

[표 10] 오렘의 간호체계

| 구분 | 간호사의 활동 | 환자의 활동 |
|---|---|---|
| 전체적 보상체계 | ▪ 환자의 자가간호 요구를 성취시킴<br>▪ 자가간호의 불가능한 부분을 보상시킴<br>▪ 환자를 지지하고 보호함 | |
| 부분적 보상체계 | ▪ 부분적으로 자가간호를 환자 대신 시행해 줌<br>▪ 자가간호의 제한된 부분을 보상시킴<br>▪ 필요할 때 환자를 보조해줌<br>▪ 부분적으로 자가간호를 시행함<br>▪ 자가간호역량을 조절함<br>▪ 간호사가 보조활동을 받아들임 | ▪ 부분적으로 자가간호를 시행함<br>▪ 자가간호역량을 조절함<br>▪ 간호사가 보조활동을 받아들임 |
| 교육지지적 보상체계 | ▪ 자가간호를 수행함<br>▪ 자가간호역량의 개발과 활성화를 조정함 | ▪ 자가간호를 수행함<br>▪ 자가간호역량의 개발과 활성화를 조정함 |

## 3) 사회생태학적 모형(Social ecological model)

환경에 영향을 받는 개체에 대한 연구에 있어서 생태학적 이론은 유용한 이론적 틀로 인정받고 있다. 사회생태학적 모형은 개인의 행동은 사회적 맥락(context)에서 보아야 한다는 모형으로 개인의 과거력, 가치기준, 태도 등의 심리적 특성, 가족 또는 사회적인 연결을 이루는 대인관계, 이웃, 지역사회, 사회정책, 문화와 같은 사회·물리적인 환경의 영향을 받는다고 가정한다. Bronfenbrenner(1979)는 개인의 행동에 영향을 주고 끊임없이 개인과 상호작용을 하는 일련의 환경체계로 미시체계, 중간체계, 외체계, 거시체계의 4가지 환경체계를 기본구조로 하는 모형을 제안하여 생태학적 이행의 토대를 구축하였다.

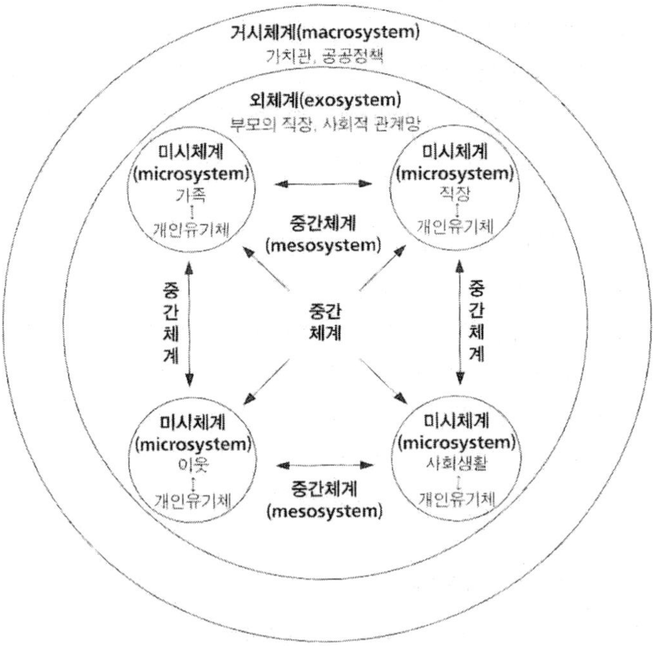


[그림 15] Bronfenbrenner의 생태학 모형
(출처: 김백수, 2013)

### ① 미시체계(microsystem)

발달하는 개인이 독특한 물리적·물질적인 특성을 가진 환경 내에서 경험하는 활동, 역할 및 대인관계의 유형을 의미한다. 주로 얼굴을 마주 대하고(face-to-face) 상호작용을 하는 장소를 의미한다. 활동, 역할, 대인관계의 요인들은 미시체계를 구성하는 요소들 또는 미시체계를 구성하는 건축자재가 되는데 이는 공통적으로 개인에 의해 경험된다는 특징이 있다.

### ② 중간체계(mesosystem)

발달하는 개인이 적극적으로 참여하는 둘 이상의 환경들 간의 상호관계로 이루어진다. 예를 들면 가정, 학교와 이웃, 동료집단 사이의 관계들이다. 이는 2개 이상의 미시체계들로 구성된 복합적인 체계이며 발달하는 개인이 새로운 환경으로 이동할 때마다 형성되거나 확대된다. 아동의 경우는 가정, 학교, 이웃, 동료 집단 사이의 관계를 의미하며 성인의 경우는 가족, 직장, 사회생활 사이의 관계를 의미한다.

### ③ 외체계(exosystem)

개인이 적극적인 참여자로 관여하지는 않으나 발달하는 개인이 속한 환경에서 일어나는 일에 영향을 주거나 영향을 받는 사건이 발생되는 하나 또는 그 이상의 환경을 의미한다. 즉, 개인이 속해 있는 체계는 아니지만 개인에게 영향을 주는 복합적인 체계인 것이다. 아동에게 있어서 부모의 직장, 손위 형제가 다니는 학교 학급, 부모의 친구 조직망, 교육청의 활동 등이 포함된다.

### ④ 거시체계(macrosystem)

기본적인 신념체계가 이념과 함께 하위체계들의 형태와 내용에 일관성을 부여한다. 개인이 속한 사회의 관습, 신념체계, 지식체계, 문화, 정부의 정책 등이 이에 속한다. Bronfenbrenner는 생태학적 환경의 4가지 수준의 경우 어린 시절은 미시체계가 중요한 사회 환경이지만, 성장해가면서 외부체계와 거시체계들이 점점 더 중요한 영향을 미친다고 하였다(김백수, 2013)[그림 15]. 사회생태모형을 구성하는 차원을 구체화하면 개인적 차원과 환경적 차원으로 구분되며, 개인의 건강에 영향을 주는 것으로 개인적인 차원과 더불어 환경적 차원의 중요성을 강조한다. 환경적 차원은 다시 개인간 요인, 조직요인, 지역사회요인, 정책요인으로 구분된다. 개인차원의 개인요인(intrapersonal factors)은 개인에게 영향을 줄 수 있는 요소로 인구사회학적 특성과 개인이 변화하고자 하는 능력의 욕구 등으로 개인의 자아존중감, 지각된 심각성 및 민감성이다.

개인 간 요인(interpersonal processes and primary groups)은 개인을 둘러싼 직접적 환경 내에서 활동, 역할, 대인관계 유형과 개인과 개인의 상호작용으로, 개인의 행동을 변화시킬 수 있는 사회적, 문화적 지지로 개인의 행동에 영향을 줄 수 있는 개인 간 지지, 사회적 지지, 사회적 기준과 권유이다. 조직요인(institutional factors)은 둘, 그 이상 장소 또는 맥락과 연관되어 있는 것으로 개인 건강에 영향을 주는 사회적 환경에서 개인의 행동에 영향을 미치는 조직이 해당된다. 지역사회요인은 개인이 속한 지역사회로 구체화할 수 있는데 개인의 행동을 지지해줄 수 있고 개인의 건강을 향상시킬 수 있는 환경적 자산으로 개인, 조직이 공식· 비공식적으로 존재하는 곳이다. 정책요인(public policy)은 환경을 구성하는 요소로 개인의 행동에 영향을 주는 법, 사회적 정책이나 규제, 로비 등이다.

## 4) 범이론적모델

범이론적모델(Transtheoretical Model, TTM)[그림 16]는 개인이 어떻게 건강행동을 시작하고 이를 유지하는가에 대한 행동변화의 원칙과 과정을 통합적으로 설명한 모델이다. 범이론적모델은 건강과 관련된 행동의 변화를 '성공과 실패의 이분된 범주로 볼 것이 아니라 점차적으로 일어나는 역동적인 과정'으로 이해해야 한다고 제시한다. 즉, 개인은 좋지 못한 행동(예를 들면 비활동적인 생활)에서 바람직한 행동(규칙적인 운동)으로 곧바로 이행하는 것이 아니라 일련의 단계를 거치게 된다는 것이다(Prochaska & Di Clemente, 1983). 그러므로 범이론적 모형은 과거 특정 보건교육 프로그램을 수행할 때 이들이 항상 효과적일 수 없었던 이유와 때로 발생했던 대상자들의 프로그램에 대한 거부감을 이해하는데 도움을 준다.

### ① 범이론적모델의 구성개념

범이론적모델은 변화단계, 변화과정, 의사결정균형, 자기효능감 이렇게 4가지 중요한 구성개념들로 이루어져 있다. 이 중 핵심적인 구성개념은 변화단계(stages of change)이다. 변화단계는 문제행동을 변화시키기 위한 행동과 행동변화에 대한 의도를 나타내는 6단계로 구성되어 있다. 즉, 행동의 변화에 대한 의도가 없는 계획전단계, 변화를 심각하게 고려하는 계획단계, 곧 있을 변화를 위해 준비하는 준비단계, 행동변화를 시도하는 행동단계, 그리고 성공적으로 행동변화를 유지하는 유지단계, 사람들이 더 이상 유혹에 빠지지 않고 완전한 자기효능감을 갖게 된 종료단계로 구성된다.

개인은 현재 자신이 위치한 단계에서 앞 단계로 진행해 나가면서 건강상 바람직한 생활양식을 갖게 되는데, 변화단계의 진행은 변화과정(process of change), 의사결정균형, 그리고 자기효능감(self-efficacy)의 영향을 받게 된다.

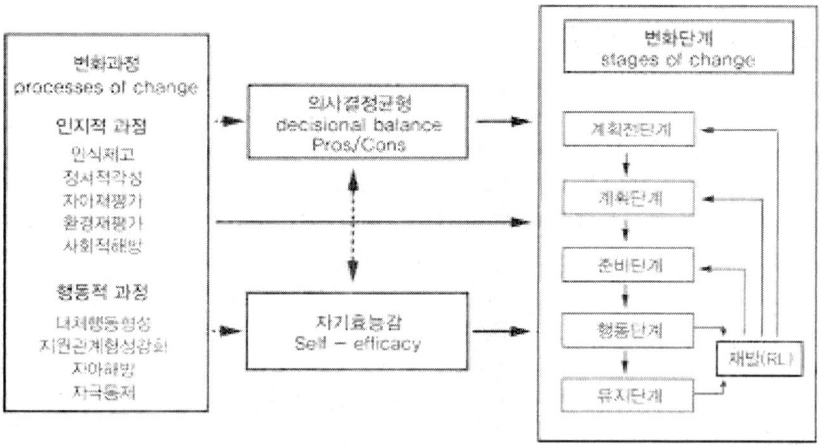


[그림 16] 범이론적 모델

(출처: 전국대학보건관리학교육협의회, 2009)

## ▢ 변화의 단계

변화단계(stages of change)의 개념은 행동변화가 전개되는 시간적 차원을 설명해주기 때문에 건강행동 변화를 설명하는 데 중요한 의미를 갖는다. 즉, 행동변화란 시간적 경과와 함께 일련의 6단계를 거쳐서 발생하는 현상이다. 개인의 행동은 변화의 6단계들 사이에서 전진과 퇴행을 반복하는 순환적인 특성을 갖는다.

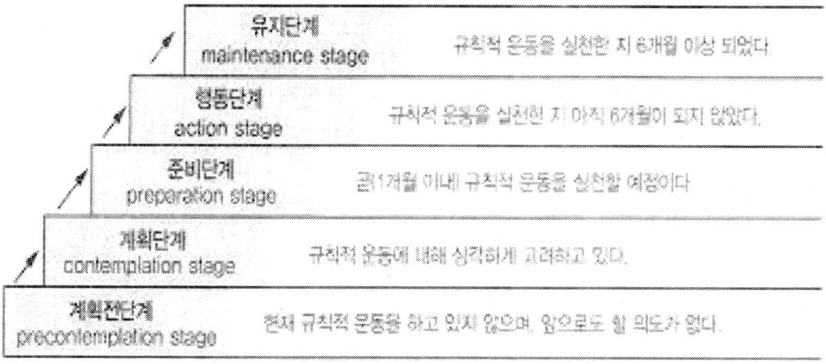


[그림 17] 규칙적 운동실천 행동 변화단계
(출처: 전국대학보건관리학교육협의회, 2009)

► **계획 전 단계**

계획 전 단계(precontemplation stage)는 사람들이 예측할 수 있는 가까운 미래(일반적으로 향후 6개월로 측정되는)에 어떤 행동을 취하지 않을 단계이다. 변화계획이 없는 단계로 자신의 현 행동 문제에 대한 인식이 부족한 상태이다. 자신의 문제점 인식은 궁극적인 행동의 변화를 달성하기 위한 중요한 초기단계라 할 수 있다. 그러나 이 단계에 있는 사람은 현 행동의 결과에 대해서 알지 못하거나 이미 여러 번 변화하고자 시도했으나 성공하지 못해 자신이 없어 이 단계에 머무를 수도 있다. 다른 이론들에서는 이들을 저항하는 사람, 동기부여가 되지 않은 사람 또는 치료나 건강증진프로그램을 받을 준비가 되지 않은 사람들이라고 표현하며, 종종 이들을 다가가기 어려운 사람들이라고 부른다.

► **계획 단계**

계획단계(contemplation stage)는 문제를 인식하고 언젠가는 행동변화를 하겠다는 생각을 하는 단계이다. 대체로 다음 6개월 이내에 행동변화를 하고자 하는 사람이 머무는 단계라 할 수 있다. 이

단계에 있는 사람은 행동변화로 인한 유익한 점과 장애요인을 모두 잘 파악하고 있어 행동변화에 대한 손실과 이득이 같다고 인식하는 단계이다. 변화의 이득과 손실(비용)간의 균형사이에서 사람들을 상당히 망설이게 만들며, 그 결과 사람들을 오랫동안 이 단계에 머물게 만든다. 이 단계에서 주위로부터 자극이나 동기부여를 받지 못한다면 이 단계에 머무르며 올바르지 못한 행동이 계속 될 수 있다.

► **준비 단계**

준비단계(preparation stage)는 구체적인 행동변화 계획이 잡혀져 있는 단계이며 보통 한 달 이내에 행동변화를 하겠다고 생각하는 단계이다. 이 시기에 있는 대부분의 사람들은 이미 변화를 위해 심리적인 준비가 되어있다. 지난해 동안 이미 행동변화를 시도한 사람들일 경우가 많으며, 보건교육 프로그램에 참여하거나, 전문가와 상담하거나, 또는 스스로 정보를 얻어 자기 나름대로의 변화를 시도하려는 계획을 한다. 이 단계에 있는 사람들이 금연이나 비만 클리닉 같은 전통적인 행동지향적 프로그램에서 모집해야 할 대상이 된다.

► **행동 단계**

행동단계(action stage)는 건강한 생활습관을 갖기 위해 노력하는 단계로 개인적인 시간과 노력을 상당히 투자해야 하는 기간이다. 이 단계는 사람에 따라 1일~6개월 정도 지속되며, 이 기간 중에는 건강행동이 일정하게 지속되지는 않는다. 이 시기의 활동은 행동변화가 완성된 상태와 동등하게 보이는 경우가 종종 있다. 그러나 변화단계 이론에서는 행동변화가 완성되기 위한 하나의 과정에 불과하다. 행동변화는 전문가가 질병의 위험을 줄일 수 있다고 판단되는, 예를들면 흡연자가 자기변화프로그램에 참여한 후 금연하게 되는 것과 같은, 전문가가 인정하는 어떠한 기준에 충분히 도달된 경우에 달성된다.

► **유지 단계**

유지단계(maintenance stage)는 중독성 또는 습관성이든 불건전한 행동이 없어진 단계로, 새로운 생활습관이 6개월 이상 지속된 경우이다. 예전의 행동으로 돌아가지 않기 위해 계속 노력하는 단계이나 예전의 습관으로 돌아갈 확률은 행동단계에 있는 사람들보다 적다. 왜냐하면 이 단계에 있는 사람들은 예전의 습관으로 돌아가고 싶은 유혹에 덜 빠지며 변화된 행동을 계속 유지할 수 있다는 자신감을 갖게 되기 때문이다. 유지단계는 6개월에서 약 5년까지 지속될 수 있다. 다소 비관적으로 보일지도 모르지만 1990년에 발표된 보건부장관 보고서(U.S. Department of Health & Human Service, 1990)에 따르면 12개월 동안 금연 상태를 유지했던 사람들 가운데 43%가 다시 흡연자로 돌아갔다. 다시 흡연자가 될 위험이 7%로 떨어지기까지는 5년 동안 지속적으로 금연 상태를 유지해야 했다.

#### ▸ 종료 단계

종료단계(termination stage)는 사람들이 더 이상 유혹에 빠지지 않고 완전한 자기효능감을 갖게 된 단계이다. 이 단계에서 사람들은 우울하거나 불안하거나 지루하거나 외롭거나 화가 나거나 스트레스를 받더라도 그러한 상황에 대처방법을 가지고 있으며 자신들의 과거에 가졌었던 건강하지 못한 습관으로 되돌아가지 않을 것이라는 확신을 갖는다. 이는 마치 그러한 습관이 처음부터 아예 존재하지 않았던 것 같은 상태를 말한다. 과거 흡연했던 사람과 알코올중독자였던 사람들에 대한 한 연구에 따르면, 각 집단의 20% 미만이 유혹을 전혀 느끼지 않는 완전한 자기효능감을 갖는 단계에 도달했다(Snow, Prochaska & Rossi, 1992). 이 기준은 너무 엄격하다고 생각되거나, 대부분의 사람들에게는 이상에 불과한 기준이라고 생각되어질지도 모른다. 그러나 운동, 지속적인 콘돔 사용, 체중조절과 같은 분야에서는 어느 누구도 완벽할 수는 없다는 인식과 함께 평생 동안의 유지가 현실적인 목표가 될 수도 있다. 대부분의 사람들에게는 종료가 실현 가능한 현실이 아닐 수도 있기 때문에 TTM연구에서는 종료단계가 그다지 중요하게 강조되지는 않아 왔다.

## ▢ 의사 결정 균형

의사결정균형(decisional balance)이란 개인이 어떤 행동을 변화시킬 때 자신에게 생기는 긍정적인 측면(pros)과 부정적인 측면(cons)을 비교하고 평가하는 것을 의미한다. 의사결정균형(decisional balance)은 의사결정에 관한 갈등 모형에 근거하고 있다(Janis & Mann, 1977). 의사결정의 2가지 요소, 즉 pros와 cons가 범이론적 모형에 구성되어 있다. pros란 행동변화의 긍정적인 측면에 대한 인식을 나타내며, 행동변화에 대한 촉진제를 의미한다. 반면에 cons란 행동변화의 부정적인 측면에 대한 인식 또는 변화에 대한 장애요인을 의미한다. 의사결정균형은 개인이 pros와 cons에 부여하는 상대적인 중요성의 정도에 따라 결정된다. 따라서 규칙적 운동실천행동과 관련하여 보면 규칙적 운동실천이 주는 긍정적인 측면에 대한 인식수준(pros)이 부정적인 측면에 대한 인식수준(cons)을 초과하기 전까지는 규칙적인 운동을 시도하거나 지속하지 않을 것이라고 가정하게 된다.

## ▢ 자기효능감

자기효능감(self-efficacy)은 Bandura의 자기효능감 이론으로부터 도입된 개념으로, 직면한 상황에서 필요한 행동을 성공적으로 수행할 수 있다는 개인의 신념을 의미한다(Bandura, 1977). 즉 자기효능감(self-efficacy)은 자신이 건강하지 않거나 위험성이 높은 행위로 다시 돌아가지 않으면서 위험 상황에 대처할 수 있다는, 구체적인 상황에 관한 확신이다. Bandura는 특정행동에 대한 수행은 그 행동을 수행할 수 있다는 개인의 확신 정도에 의해 영향을 받는다고 설명했다. 규칙적 운동실천에 대한 자아효능감은 여러 가지 상황에서도(예를 들어, 날씨가 나쁘거나 몸이 매우 피곤할 경우) 운동을 할 수 있다는 확신의 정도를 의미한다. 자기효능감은 변화의 단계가 증가할수록 증가하는 것으로 추정된다.

### ▢ 변화의 과정

Prochaska와 Diclemente(1983)는 행동변화의 단계를 진행하는데 사용되는 10가지 기본적인 과정이 있다고 설명하고 있다, 이를 변화과정(processes of change)이라 하는데, 변화과정은 10가지 경험 혹은 활동으로 구성되며, 2가지 구성개념을 중심으로 조직되어 있다. 2가지 구성개념은 인지적 과정(cognitive process)과 행동적 과정(behavioral stage)이다. 인지적 과정은 개인이 행동을 변화시킬 때 사용하는 5가지 인지 관련 기술을 말하는데, 인식제고(consciousness raising), 정서적 각성(emotional arousal), 환경재평가(environmental reevaluation), 자아재평가(self-reevaluation), 사회적 해방(social liberation)이 포함된다. 행동적 과정은 5가지 행동 관련 기술을 포함하는데, 대체행동형성(counter conditioning), 지원관계형성(helping relationship), 강화관리(reinforcement management), 자아해방(self-liberation), 그리고 자극조절(stimulus control)이 해당된다. Prochaska와 Diclemente(1983)는 변화단계 중 계획전단계, 계획단계, 준비단계에 있을수록 인지적 과정을 더 많이 사용하며, 행동적 과정은 준비단계부터 유지단계까지의 이행을 설명하고 예측하는데 매우 중요하다고 제시했다. 변화의 과정은 개입 프로그램을 위한 중요한 지침을 제공한다. 다음의 10가지 과정이 경험적으로 가장 많이 뒷받침되는 과정들이다.

#### ○ 인지적 과정

- 인식제고(consciousness raising)는 특정 문제행동의 원인, 결과, 치료에 관한 인식증가를 말한다. 인식을 증가시킬 수 있는 개입에는 피드백, 대면, 해석, 독서요법, 미디어 캠페인 등이 있다.
- 정서적 각성(emotional arousal)/극적인 해소(dramatic relief)는 불건강한 위험행위로 인한 부정적인 감정(불안, 걱정)을 경험하게 하고 표출하도록 함으로써 변화에 대한 양가감정을 해소시

킴으로써 행동변화를 이끌어 낸다. 심리극, 역할극, 애도, 개인적 고백, 미디어 캠페인 등이 사람들의 감정을 움직이게 하는 대표적인 기법들이다.

- 자아 재평가(self-reevaluation)는 건강하지 못한 어떤 습관을 가지고 있는 자신과 가지고 있지 않는 자신의 이미지(예: 소파에 파묻혀 TV만 보는 사람으로서의 이미지와 활동적인 사람으로서의 이미지)에 대한 인지적 사정과 감정적 사정을 한다. 가치명료화, 건강한 역할모델, 이미지(image) 등을 평가하도록 하여 움직이게 할 수 있는 기법이다.
- 환경 재평가(environmental reevaluation)는 개인적 습관의 존재나 부재가 그 사람의 사회 환경에 어떻게 영향을 주는가(예: 흡연이 다른 사람들에 대해서 미치는 영향)에 대한 감정적 사정과 인지적 사정을 의미한다. 한 사람이 다른 사람들에게 긍정적 혹은 부정적인 역할모델이 될 수 있다는 인식을 하도록 한다. 감정이입훈련, 다큐멘터리, 가족개입이 환경 재평가를 이끌어 낼 수 있다.
- 사회적 해방(social liberation)은 특히 박탈되거나 억압된 사람들을 위한 사회적 기회를 확충시키는 것이다. 옹호, 역량강화 또는 권한부여 과정, 적절한 정책 등은 소수인종, 동성애자, 빈곤층의 건강증진 기회를 증가시킬 수 있다. 금연구역 설정, 학교급식에 샐러드 바 포함하기, 콘돔 등 피임기구를 손쉽게 구하기 등이 있다.

○ **행동적 과정**

- 대체행동형성(counterconditioning)은 문제행위를 대체할 수 있는 더 건강한 행위를 학습하는 것을 의미한다. 예를 들면, 긴장완화, 주장, 니코틴 대체물, 긍정적 자기진술 등이 있다.
- 지원관계형성(helping relationship)은 건강한 행위변화에 대한 지지와 관심, 신뢰, 개방됨 및 수용을 포함한다. 라포 형성, 치료적 협력, 상담가와의 전화 등이 사회적 지지의 원천이 될 수 있다.

► 자기 해방(self-liberation)은 자신이 변화할 수 있다는 신념과 그러한 신념을 행동으로 옮긴다는 약속, 재약속을 의미한다. 새해 결심, 여러 사람에게 자기 계획 말하기 등이 의지를 증강시킬 수 있다.

► 강화 관리(reinforcement management)는 특정 방향으로 나아가는 것에 대한 결과를 제공한다. 조건부강화 관리에는 처벌이 포함될 수 있는데, 우리는 자기 변화자(self- changer)들이 처벌보다 포상에 훨씬 더 많이 의존한다는 것을 알고 있다. TTM은 사람들이 자연스럽게 변화하는 것과 조화를 이루는 것을 목표로 하며, 따라서 강화가 강조된다. 조건부 계약, 집단의 인정 등이 강화를 증가시키고 건강한 반응이 반복될 확률을 높인다.

► 자극 통제(stimulus control)는 건강하지 않은 습관을 유발하는 원인은 제거하고 보다 건강한 대안을 택할 수 있는 계기를 제공하는 것이다. 회피, 환경 재조정, 자조집단이 변화를 지지하고 회귀 위험을 줄일 수 있는 자극을 제공할 수 있다.

[표 11] 운동실천행동 관련 변화과정의 정의

| 변화과정 | 정의 |
|---|---|
| **인지적 과정(cognitive processes)** | |
| 인식제고 (consciousness raising) | 운동에 대한 새로운 정보와 이해력을 얻기 위한 노력 |
| 정서적 각성 (emotional arousal) | 변화에 대한 정서적 측면. 즉 운동과 관련된 정서적 경험 |
| 환경재평가 (environmental reevaluation) | 규칙적 운동실천을 하지 않는 행동이 물리적, 사회적 환경에 미치는 영향에 대한 고려 |
| 자아재평가 (self-reevaluation) | 규칙적 운동실천을 하지 않는 행동이 자신에게 미치는 영향에 대한 정서적, 인지적 재평가 |
| 사회적 해방 (social liberation) | 사회 자체가 규칙적 운동실천 행동을 촉진시키는 방향으로 변하고 있다는 것에 대한 개인의 인식 |

[표 11] 계속

| 변화과정 | 정의 |
|---|---|
| **행동적 과정(behavioral processes)** | |
| 대체행동형성 (counterconditionning) | 운동하지 않는 행동을 대안적 행동으로 대치 |
| 지원관계형성 (helping relationship) | 규칙적 운동실천을 위해 노력하는 과정에서 타인으로부터 받은 신뢰와 지원 |
| 강화관리 (reinforcement management) | 규칙적 운동실천으로 얻는 보상 |
| 자아해방 (self-liberation) | 규칙적 운동을 실천하고자 하는 자신의 선택과 노력 |
| 자극통제 (stimulus control) | 규칙적 운동실천을 촉진시키는 상황을 만들거나 이를 방해하는 상황이나 원인에 대한 통제 |

(출처: 전국대학보건관리학교육협의회, 2009)

## 5) PRECEDE-PROCEED 모델

### □ PRECEDE-PROCEED 모델의 개요

PRECEDE-PROCEED 모델은 보건교육, 건강증진 프로그램을 개발할 때 자주 활용되는 모델로서 국가적 수준의 많은 전문적 프로젝트의 기본적 모델로 사용 되어왔다. 이 모델은 프로그램 개발, 실행, 평가와 관련된 일련의 단계를 제시하는 모델로 1970년대 초에 처음 개발되었는데 초기에는 PRECEDE 단계만 있었고, PROCEED 단계는 1980년대에 개발되었다. PRECEDE는 Predisposing, Reinforcing

and Enabling Constructs in Educational / Ecological Diagnosis and Evaluation(Green & Kreuter, 1999)을 의미하며, 산업장, 학교, 지역사회를 대상으로 보건교육, 건강증진 프로그램을 기획하는데 유용한 이론이다. PROCEED는 Policy, Regulatory, and Organizational Constructs in Educational and Environmental Development (Green & Kreuter, 1999)를 의미하며 보건교육, 건강증진 프로그램을 수행하여 평가하는데 중요한 기틀을 제공해 준다.
이 이론은 대상자들에게 어떠한 프로그램을 제공하느냐(input) 보다는 프로그램의 성과로 나타나는 결과(outcome)에 초점을 두며, 성취해야 하는 구체적인 단계들을 상세하게 밝히고 있다. 따라서 보건교육, 건강증진 프로그램 기획자들은 어떻게 프로그램을 수행할 것인가 보다는 프로그램을 수행하면서 얻는 바람직한 결과(건강, 삶의 질)를 고려하고, 이러한 성과들을 달성하기 위한 주요 요인들에 대한 분석을 우선적으로 시행한다.

### ▢ PRECEDE-PROCEED 모델의 8단계

[그림 18]에서 보여지는 바와 같이, 이 모델은 8단계로 구성되어 있으며, 이 모델의 근본이 되는 접근방법은 바람직한 결과를 파악하는 것으로 시작된다. 즉, 최종 결과로부터 시작하여 그 원인으로 향해 가는 후향적 방법을 취하며, 일단 원인이 규명되면 중재를 설계하는 것이다. PRECEDE모델은 보건교육 기획자가 사람의 건강상태를 결정하는 여러 요인들을 고려하여 보건교육을 실행할 때 가장 중점을 두어야 하는 최우선순위의 요인들을 목표로 설정하는데 도움을 준다.

#### ► 1단계: 사회적 진단

대상인구 집단이 일반적으로 가지고 있는 바람이나 문제들을 조사하여 이들의 삶의 질을 파악한다. 대상인구가 가지고 있는 사회문제들의 종류를 파악하는 것은 이들의 삶의 질을 분석하는 비교적 실용적이고 정확한 기준이 된다. 대상 집단 개개인들이 자신의 요구에 대해 자기연구(self-study)를 하면 가장 잘 알 수 있다. 그러나 삶의 질을 지칭하는 사회적 지표(social indicator)를 통해서도 알 수 있다. 예를 들어 인구구조, 범죄율, 행복지수, 자부심, 실업률, 복지상태 등을 나타내는 지표들을 활용할 수 있다.

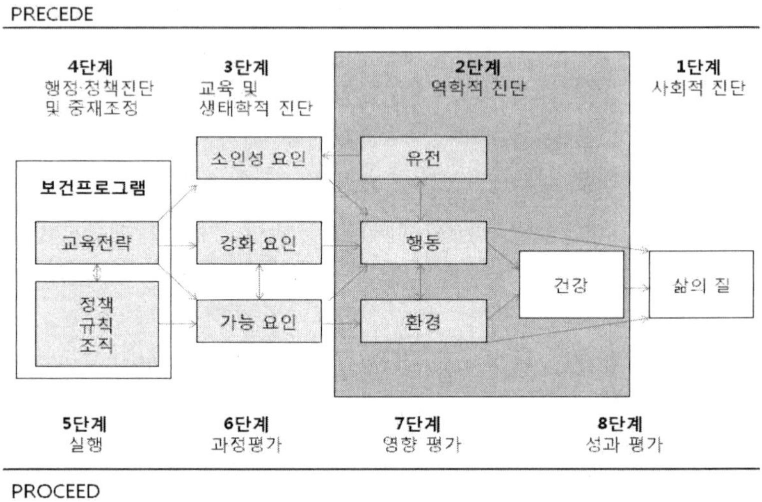


[그림 18] Precede–Proceed 모델
(출처: Glanz, Rimer & Viswamath, 2009)

### ▸ 2단계: 역학적 진단

사회적 진단에서 이해한 지역사회가 추구하는 목적이나 사회문제들과 관계된 구체적인 보건목표와 보건문제들을 파악하는 단계이다. 기획자는 적절한 조사자료, 역학 및 의학 자료들을 이용하여 보건문제의 우선순위를 정한다. 어떤 계층(연령, 성별, 인종, 거주지 등)의 보건문제가 심각한지, 이들이 보건문제를 가지고 있는 양상(사망, 불구, 환경개선, 행동변화)을 파악할 수 있는 자료들을 확인하는 것이 필요하다. 이러한 자료들이 보건문제 해결 프로그램의 우선순위를 결정하는 데 도움을 준다. 프로그램의 우선순위는 프로그램의 목표로 표현되는데, 이는 누가 어떠한 성과를 어느 정도, 언제까지 성취할 것인가를 명시한 것이다. 여러 문제들을 다룰 수 있는 충분한 자원을 가진 경우가 드물기 때문에 보건문제들의 우선순위를 설정하는 것이 매우 중요하다.

다음 단계에서는 보건문제와 관련이 있을 수 있는 유전요인, 구체적인 보건 관련 행동요인과 환경요인들을 파악하는 단계이다. 이들은 보건교육에 영향을 주게 될 위험요인(risk factor)이기 때문에 구체적으로 파악되고 조심스럽게 우선순위가 정해져야 한다. 유전적 요인은 최근 더해진 요소로 유전자와 질병, 위험요인, 생리상태와의 관련성을 확대, 고려한 것이다. 행동요인은 특정 건강문제로부터 보호하거나 발생위험을 증가시키는 개인이나 집단의 행동양식을 의미한다. 또한 환경요인은 개인 외부에 존재하며 행동, 건강 또는 삶의 질을 향상시키도록 변화시킬 수 있는 요인이다.

환경적 요인들은 개인 외적인 요인들이므로 종종 개인이 통제할 수 없는 경우가 있다. 그러나 그 개인이나 그 개인의 행동으로 영향을 받는 사람들의 보건행동과 건강상태, 삶의 질을 증진시키기 위해 수정이 가능한 경우도 있다. 따라서 기획자들이 이러한 점을 알고 있으면 개인의 행동변화에만 초점을 맞추고 있는 보건교육 프로그램의 한계를 극복하여 PROCEED 원리를 지역사회 및 국가적 차원에서 조직의 전략에 적용한다면 강력한 사회환경적 요인에도 영향을 줄 수 있다.

행동요인은 순응(compliance) 소비형식(consumption pattern), 대처능력(coping), 예방적인 자기관리(preventive self-care), 사용빈도, 지속정도, 범위 등의 측면으로 기술한다. 환경요인에는 경제, 물리적 환경, 서비스, 사회적 환경, 접근 가능성, 이용 가능성, 형평성 등이 포함된다.

### ▸ 3단계: 교육 및 생태학적 진단

특정 보건행동에 영향을 미칠 수 있는 수많은 요인들을 3가지 범주로 분류한다. 이 범주는 행동과 환경을 변화시키는 보건교육 프로그램에 사용될 수 있는 교육 및 조직전략들에 따라 분류한 것이다. 첫 번째 요인은 소인성 요인(predisposing factor, 개인속성 요인)으로, 변화하고자 하는 동기를 강화하거나 방해하는 개인 또는 집단의 지식, 태도, 믿음, 가치관, 인식을 말한다. 개인속성 요인은 직접적인 커뮤니케이션으로 변화시킬 수 있다. 두 번째는 가능 요인(enabling factor)으로, 바람직한 행동 및 환경변화를 촉진시키거나 저해할 수 있는 기술, 자원, 장애 등의 모든 요인들을 말한다. 행동이나 환경 변화를 가능하게 하는 요인은 보건의료기술, 자원의 이용 가능성, 법, 정책, 건강 관련 기술 등이다. 세 번째는 강화 요인(reinforcing factor)으로 학습자가 그 행동을 함으로써 받게 된 보상이나 다른 사람에게서 받은 피드백을 말하며, 이 요인은 행동을 계속하거나 계속하지 않도록 하는 요인이다. 사회적지지, 동료 집단의 영향, 보건교육사의 상담(어떤 사람이 영향력이 있는가에 따라 달라짐) 등 간접적인 커뮤니케이션으로 변화시킬 수 있다. 강화 요인은 사회적 혜택(인정 등), 신체적 혜택(안락감, 편리함, 불편감 해소, 고통 해소, 외모 향상), 물질적 보상 등으로 구분될 수 있다. 영향 요인들을 위해서 제시한 3가지 범주로 분류한 후 이들의 상대적 중요도와 이 요인들에 영향을 미치는 자원을 이용할 수 있느냐에 따라 프로그램의 우선순위를 정하게 된다. 소인성 요인들을 파악하면 학습목표를 설정할 수 있고, 강화 요인들과 가능성 요인들을 파악하면 조직 및 자원과 관련된 목표들을 개발할 수 있다. 이 단계에서 파악한 요인들이 개발될 중재 프로그램의 초점이 된다.

**► 4단계: 행정 · 정책적 진단 및 중재구성**

보건교육 프로그램의 개발 및 실행에 필요한 조직적 및 행정적 역량과 자원을 검토하는 단계이다. 자원, 정책, 능력 및 시간적 제약들은 그 지역사회 또는 국가적 차원의 다른 기관이나 조직단체들과 협력함으로써 해결할 수 있다. 즉, 성공적인 프로그램을 수행하기 위해 변경 가능한 정책, 규칙 등을 파악하는 단계라 할 수 있다. 직장에서의 금연 정책, 담배자판기에 대한 접근 용이성 최소화, 매점에서 담배판매 금지, 식당에서의 흡연구역 설정, 담배에 대한 경고 표시 의무화, 대중잡지의 광고 규제, 세금을 과하게 부과, 공공장소에서의 흡연 금지, 담배산업에 대한 정부의 지원감소 등을 예로 들 수 있다. 행정·정책적 진단(administrative and policy assessment)은 프로그램의 수행에 필요한 자원을 사정, 필요한 인력 추정, 예산 추정, 가능한 자원 파악, 사업 진행에 방해가 되는 요인(직원의 태도, 기존정책의 목적과 일치 여부, 지역사회 장애요인에 대한 검토 등)을 파악하게 된다. 중재구성(intervention alignment)은 프로그램을 통해 예상되는 변화와 성과에 적절한 전략과 중재요소를 조화롭게 구성하는 단계이다.

### ▸ 5단계: 프로그램 실행

프로그램 실행(implementation)의 단계는 Proceed가 시작되는 단계로, 구체적인 방법과 전략을 선정하여 실행하는 단계이다. 훌륭한 계획, 충분한 재정, 훌륭한 정책 및 조직단체의 지원, 프로그램을 실행하는 인력에 대한 훈련 및 감독, 계속적인 과정 평가가 프로그램의 성공적인 실행을 보장한다. 이외에도 경험, 대상 집단의 요구에 대한 민감성, 상황 변화에 대한 융통성 등이 프로그램 성공을 보장하는 주요 요소가 된다.

### ▸ 6 · 7 · 8단계: 프로그램 평가

6단계는 과정평가(process evaluation)로 프로그램을 통해 제공되는 모든 것(정책, 프로그램의 이론적 타당성, 프로그램 목적 및 목표의 당위성 및 구체성, 자원 할당 및 소비)과 프로그램 실행과 관련된 활동(요원들의 수행 능력, 자료수집 방법, 법류 및 조직단체의 활동 등), 그리고 교육대상자의 반응들을 평가한다. 7단계는 영향평가(impact evaluation)로 대상의 보건행동이나 이 행동의 소인성 요인, 가능 요인, 그리고 강화 요인이나 영향력 있는 환경적 요인에 대한 프로그램의 즉각적인 효과를 평가한다. 3단계와 4단계에서 제시된 행동적, 교육적 목표들의 명확성(clarity), 구체성(specificity), 당위성(plausibility)이 프로그램 영향 평가의 기초가 된다. 8단계는 성과평가(outcome evaluation)로 기획단계에서 설정된 건강상태나 삶의 질을 나타내는 지표들의 변화를 평가한다.

# 5.
# 지역기반 원격의료 사례분석: 강원도 만성질환 원격의료

## 1) 국내 u-Health 현황

### (1) 정부부처 주관 하에 시행된 u-Health 시범사업

우리나라의 경우 대부분의 u-Health 사업은 정부부처에서 주도하는 시범사업으로 u-Medical 서비스 영역인 원격의료 위주로 시행하고 있다. 1998년부터 2007년까지 지자체, (구)정통부, (구)산자부에서 추진된 50여건의 원격의료 관련 시범사업 가운데서 2007년 11월에는 27건의 시범사업이 추진되고 있었으며, 2009년은 9건의 시범사업이 계속 운영되고 있었고 대부분의 시범사업이 지속적이지 못하고 단발성으로 끝나는 경우가 많았다. 또한 2008년부터는 u-Health라는 명칭으로 지식경제부, 보건복지부, 문화체육관광부, 행정안전부, 교육과학기술부 등에서 관련 기술콘텐츠개발, 시스템구축 및 서비스, 인력양성 등의 시범사업 내지 사업의 형태로 추진되고 있으나 의학적, 기술적,

법·제도적, 사회·문화적 요인 등으로 인해 학문적 연구 또는 단발성 시범사업 수준의 한계를 벗어나지 못하는 상황이다.

이러한 원격의료 활성화 지연요인 중 법·제도적 요인의 개선을 위하여 보건복지부에서는 관계부처(지경부, 행안부, 문화부, 국토부, 식약청, 기표원) T/F팀을 운영하고, 의료법 개정을 시도하고 있으나 사회적 합의를 이끌어 내지 못하고 있는 실정이다. 국내에서 추진한 주요 u-Health 시범사업 사례는 다음과 같다[표 12].

[표 12] 주요 u-Health 시범사업 추진내용 요약(2009년 8월말 기준)

| 일련번호 | 사업명 | 서비스 내용 | 구체적인 진료과목 및 범위 |
|---|---|---|---|
| 1 | 서울시 강남구보건소 원격영상진료 사업 | 국민기초생활수급권자 및 장애인 등 거동이 불편한 고혈압, 당뇨 등의 환자들을 대상으로 하여 보건소와 동사무소를 연계한 원격화상 진료 서비스 | · 내과 가정의학과 등 1차 진료<br>· 당뇨, 고혈압, 퇴행성관절염 등의 만성질환 및 건강상담 |
| 2 | 서울시 구로구 u-Health 시스템을 이용한 만성 질환 관리사업 | 만성질환자나 규칙적인 건강관리가 필요한 구민들을 대상으로 하여 방문보건서비스와 연계한 원격의료서비스 | · 당뇨, 고혈압 등 만성질환관리<br>· 기타 질환 발견시 병원이나 보건소로 연결 |
| 3 | 서울시 성북구보건소 u-Health 사업 | 방문간호와의 연계는 물론, 노숙자 쉼터/복지관, 만성질환자관리, 자가관리 및 위치추적의 5가지 형태로 일반가정에서도 가능한 원격의료서비스 | · 고혈압, 당뇨, 관절염 등 만성질환자관리, 통증관리, 비만관리, 영양관리 |

[표 12] 계속

| 일련번호 | 사업명 | 서비스 내용 | 구체적인 진료과목 및 범위 |
|---|---|---|---|
| 4 | 서울시 노원구 Tele-PACS 사업 | 보건소 내원 결핵환자의 흉부X-선 촬영 후 백병원의 방사선 전문의에게 전송하여 판독고견을 구한 뒤, 이를 참조하여 보건소 진료환자에게 결과 및 처방을 전달하는 원격의료서비스 | · 결핵 |
| 5 | 안산시 단원구보건소 원격진료사업 | 보건소와 안산동사무소를 연계한 화상진료서비스 (만성질환중심) | · 당뇨, 고혈압, 퇴행성관절염 등의 만성질환 및 건강상담 |
| 6 | 안산공단근로자 365 건강프로젝트 | 산업장과 연계한 화상진료서비스 | · 당뇨, 고혈압, 퇴행성관절염 등의 만성질환 및 일반진료 |
| 7 | 수원시 u-지킴이 서비스 시범사업 | 방문간호서비스에 PDA를 활용한 방문보건서비스 | · 혈압, 당뇨, 맥박의 특성 및 계측결과 DB화 |
| 8 | 남극세종기지 u-Health 사업 | 남극세종기지와 고대병원을 연계하여 대원들의 1차 진단을 적시에 시행하기 위한 원격자문서비스 | · 당뇨, 고혈압, 비만, 만성통증<br>· 뇌졸중, 소아과, 정신과, 정형외과에 대한 서비스 추가 |
| 9 | 부산시 u-Health 사업 | 원격화상진료 및 건강모니터링 서비스, 방문간호 및 이동진료서비스 | · 고혈압, 당뇨병환자 원격관리 |

[표 12] 계속

| 일련 번호 | 사업명 | 서비스 내용 | 구체적인 진료과목 및 범위 |
|---|---|---|---|
| 10 | 전남 고흥군 원격 화상진료사업 | 한국농림수산정보센터 시범사업으로 보건소/보건지소/보건진료소와 지역대학병원을 연계한 화상상담서비스 | · 재활의학과, 내분비/호흡기/순환기 내과, 가정의학과, 신장내과, 한방 |
| 11 | 전남 신안군 원격헬스케어 시스템 시범사업 | 보건기관에 방문한 환자에 대한 공중보건의와 전문의 간의 의견교환, 처방지도 등의 서비스 | · 전 진료과목 원격건강상담<br>· 원격치매진단 및 정신상담 |
| 12 | 전남 완도군 희망의 e-doctor 시스템구축 사업 | 의료취약지구인 섬마을 주민들을 위한 조선대병원과 보건진료소를 연계한 원격의료서비스 | · 응급의학과 만성질환주민건강 및 병력관리 |
| 13 | 강원도 만성질환 원격관리 시스템 사업 | 대학병원-보건소-보건진료소를 연계한 원격진료시스템을 통해 화상진료 및 의사의 지침에 따른 보건진료소에서의 만성질환 약물 처방 | · 고혈압, 당뇨병환자 원격관리 |
| 14 | 충주의료원 원격진료사업 | 무의촌지역주민을 위한 원격진료 | · 내과(고혈압, 당뇨, 관절염) |
| 15 | 경기도 화성시 산업장 및 꿈나무 u-건강관리서비스 | 산업장 u-건강관리서비스 및 주의력결핍과잉행동장애증후군(ADHD증후군)관련 건강관리서비스 | · 산업장서비스(가정의학과, 산업의학과, 내과, 피부과 등)<br>· 꿈나무서비스(주의력결핍과잉행동장애증후군) |
| 16 | 마산시 건강관리 및 주민건강증진 사업 | 생활지도사를 활용하여 독거노인, 만성질환자 등을 대상으로 한 건강모니터링 | · 고혈압, 당뇨병, 일반건강관리 |

[표 12] 계속

| 일련번호 | 사업명 | 서비스 내용 | 구체적인 진료과목 및 범위 |
|---|---|---|---|
| 17 | 충남 도시 · 농어촌 복합형 u-헬스케어 시스템구축 사업 | 차량 및 병원선을 활용한 이동형 원격진료 및 원격영상 상담을 통한 생활습관 관리 | · 소화기/호흡기/순환기/내분비내과/재활의학과/가정의학과/신경과/정신과/피부과/정형외과 외 28개 진료과와 협진 체계구축 |
| 18 | 충북 증평균 독거노인 원격관리사업 | 노령화된 농촌주민 본인이 인지하지 못하는 상태에서 안전, 건강, 위기관리 등 기초생활권 보장을 위한 행정기관에서의 원격관리 | · 건강체크 및 생활패턴체크 |
| 19 | 안양시 사이버 정신건강 화상상담사업 | 화상원격시스템을 통한 정신과 상담서비스 | · 정신과 |
| 20 | 분당 시니어스 타워 원격진료서비스 | 시니어스 타워 거주자와 송도병원을 연계한 화상상담서비스 | · 항문외과, 내과, 정신과, 비뇨기가, 안과, 정형외관, 이비인후과 |
| 21 | 성남시 수정구보건소 u-건강지킴이 시범사업 | 방문간호와 연계하여 30개 시범가정에 배포한 유헬스 측정장비를 활용한 원격의료서비스 | · 혈당관리, 혈압관리, 활동량 관리, 체성분 측정 및 관리 |
| 22 | 대구시 웨어러블 컴퓨팅기반의 u-헬스서비스 사업 | 심전도, 체온 등 생체정보를 환자가 착용한 원격측정셔츠를 통해 지속적으로 모니터링하고 이정보를 주치의에게 제공 | · 웨어러블 컴퓨팅(심혈관질환)<br>· u-건강모니터링(고혈압, 당뇨, 심혈관질환, 뇌졸중, 만성폐쇄성질환, 천식 등) |

[표 12] 계속

| 일련번호 | 사업명 | 서비스 내용 | 구체적인 진료과목 및 범위 |
|---|---|---|---|
| 23 | 계명대 u-헬스 모니터링 사업 | 대구권역 응급의료센터 응급환자 이송을 위한 Telemetry 및 의료지도 시스템 구축사업 | · 응급의학과 |
| 24 | 고령친환 u-홈헬스케어 산업육성을 위한 지역혁신체계구축 | 부산서구지역의 만성질환자를 대상으로 홈 헬스케어 제공 | · 고혈압, 당뇨병, 뇌졸중, 심혈관질호나, 만성폐쇄성폐질환, 천식 등 |
| 25 | 전남 곡성군 원격화상진료 시범 | 한국농림수산정보센터 시범사업으로 화순 전남대병원과 마을회관사이에 서비스 실시 | · 내과, 피부과 |
| 26 | 전남 함평군 원격화상진료 사업 | 한국농림수산정보센터 시범사업으로 보건진료소와 보건소/보건지소와의 화상상담 | · 내과, 정형외과, 재활의학과, 영상의학과, 진단검사의학과 |
| 27 | 대전시 모바일기반 유비쿼터스 헬스케어사업 | 환자가 휴대전화를 통해 혈당을 측정해 전송하면 분석한 뒤 즉시 결과와 대처방안을 자동전송해주는 서비스 | · 당뇨병 |

(출처: 권혁녀, 2013)

## 2) USN 기반 원격 건강모니터링 시스템 구축 시범사업

### (1) 보건복지가족부와 행정안전부는 공모를 통해 3개 지자체를 시범사업

○ RFID, USN, 모바일 등 u-IT 기술을 의료분야에 적용하여 u-서비

스를 발굴·보급하고 신규시장 창출 등 경쟁력 강화를 목표로 함

- 시범사업지역: 강원강릉(u-메디칼피트니스), 경북영양(산간지역), 충남보령(도서지역)
- 서비스대상자: 농어촌 격오지, 도서지역 등 의료취약지역 주민과 만성질환자
- 서비스유형: 원격진료서비스, u-방문간호서비스, 재택건강관리서비스, u-체력증진서비스

○ 시범사업의 서비스 유형은 다음과 같다[표 13].

[표 13] u-Health 시범사업 서비스 유형

| 서비스 유형 | 주요 내용 |
|---|---|
| 원격 진료 서비스 | 원격진료실을 방문한 환자가 본인 또는 간호사의 도움으로 생체정보를 측정하여 원격지 의사에게 전달하고 영상을 통하여 원격지 의사의 진료/처방을 받은 후, 필요한 경우 약사로부터 의약품을 배송 받는 형태의 서비스 |
| u-방문 간호 서비스 | 환자는 보건기관 방문간호사의 가정방문을 통해 본인의 상태를 측정 받고, 의사의 지침을 전달받거나 의사의 지침에 따라 약을 처방받는 형태의 서비스 |
| 재택 건강 관리 서비스 | 가정내의 일반인(또는 환자)이 직접 본인의 생체정보를 측정하여 원격지 의사에게 전달함으로써 지속적으로 건강상태를 모니터링 받게 되고, 필요한 경우 원격지 의사와 건강상담, 원격진료 및 처방이 가능한 형태의 서비스 |
| u-체력 증진 서비스 | 만성질환자, 허약노인, 비만환자가 디지털 체력 측정 및 증진 장비와 개인 맞춤형 체력증진 프로그램을 통해 적절하고 효과적인 운동을 처방받고 체계적으로 관리 받는 형태의 서비스 |

### (2) 시범사업 주요 특성

□ 시범사업지역의 지리학적·인구학적 주요 특성은 다음과 같다[표 14].

[표 14] 시범사업지역의 지리학적 · 인구학적 주요특성

| 구분 | 강원 강릉 (도농복합: u-메디칼 피트니스) | 경북 영양 (산간지역) | 충남 보령 (도서지역) |
|---|---|---|---|
| 면적(km2) | 1039.77 | 815.08 | 569.01 |
| 인구(명) | 220,097 | 19,207 | 106,824 |
| 65세 이상 인구(명) | 27,746(전체 인구의 12.6%) | 5,393(전체 인구의 28.1%) | 23,655(전체 인구의 22.1%) |
| 의료시설(개소) | 195(1,129명/1개소) | 7(2,744명/1개소) | 97(1,101명/1개소) |
| 의료인(명) | 2,126(104명/1인) | 34(565명/1인) | 700(153명/1인) |

□ 시범사업지역 u-Health 환경의 주요 특성은 다음과 같다[표 15].

[표 15] 시범사업지역 u-Health 환경

| 구분 | 강원 강릉 (u-메디칼 피트니스) | 경북 영양 (산간지역) | 충남 보령 (도서지역) |
|---|---|---|---|
| 사업비 | 총 1,055백만원 | 총 1,061백만원 | 총 1,221백만원 |
| 기존 시스템 구축 여부 | 2004년부터 만성질환원격관리시스템 구축·운영중 | 2009년 신규 구축 | 2007년부터 도시·농어촌 복합형 u-Health 시스템 구축· 운영중 |
| 참여 기관 | 보건소(1), 출장소(1), 지소(1), 진료소(6), 병원(2), 약국(2) | 보건소(1), 지소(5), 진료소(8), 의료원(2), 약국(4) | 보건소, 지소(10), 진료소(17), 병원(1), 의료원(2), 차량(1) 약국(5), 병원선(1),복지관(2) |
| 참여 의료인 | 전공의(4), 공보의(3), 간호사(10), 운동처방사(4) | 전공의(5), 공보의(6), 간호사(18) | 전공의(10), 공보의(14), 간호사(49) |

[표 15] 계속

| 구분 | 강원 강릉 (u-메디칼 피트니스) | 경북 영양 (산간지역) | 충남 보령 (도서지역) |
|---|---|---|---|
| 주요 서비스 | 원격진료, u-방문간호, 재택건강관리, u-체력증진 | 원격진료, u-방문간호, 재택건강관리 | 원격진료, u-방문간호, 재택건강관리 |
| 서비스 운영 기간 | 2009년 1월~2월 | 2008년 12월 ~ 2009년 2월 | 2009년 1월 ~ 2009년 2월 |
| 서비스 이용 건수 | 995건 (기 제공 서비스 포함) | 467건 | 211건 (기 제공서비스 포함) |
| 주요 진료 과목 | 내과, 재활의학과, 정신과 | 내과, 피부과 | 내과, 외과 등 12개 과목 |
| 주요 특성 | •2005년부터 u-Health 통합센터 운영 및 기 구축 시스템과 연계 운영<br>•건강포털 로그인을 통해 전체 서비스 이용 및 데이터 누적 | •u-Health 전담인력을 배치하고 전체 총괄 관리<br>•원격진료시 자체 SW 이용 후 건강포털사이트와 자동 연동 및 데이터 누적 | •2007년 추진한 이동형 u-진료센터 서비스, u-생활습관관리 서비스와 연계 운영<br>•u-Health 센터를 구축하고 환자정보 등록관리, 원격진료 예약, Q&A 등 수행<br>•건강포털 로그인을 통해 전체 서비스 이용 및 데이터 누적 |

보건기관에 설치된 주요 의료기기 및 시스템은 서비스 간의 구별 없이 공동 활용함.

□ u-Health 서비스 제공·이용 체계도

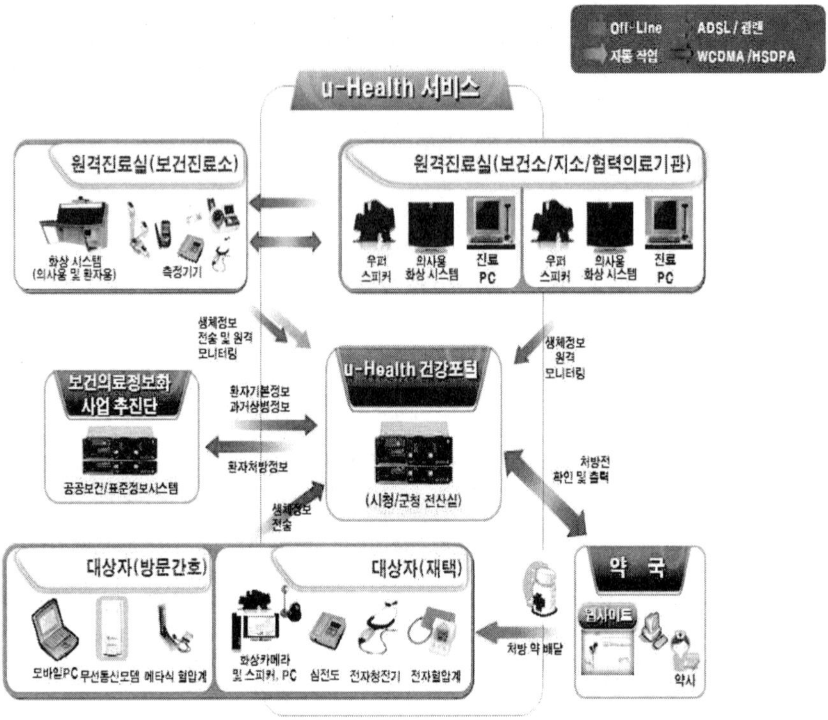


[그림 19] u-Health 서비스 제공· 이용 체계도

□ u-Health 시범사업 서비스 운영현황 수행 결과

강원도 강릉, 경상북도 영양, 충청남도 보령에서 수행된 u-Health 시범사업 서비스 운영현황 및 수행결과를 살펴보고자 한다.

## ※ 강원 강릉

강원도 강릉의 서비스 제공·이용 체계도는 다음과 같다[그림 20].

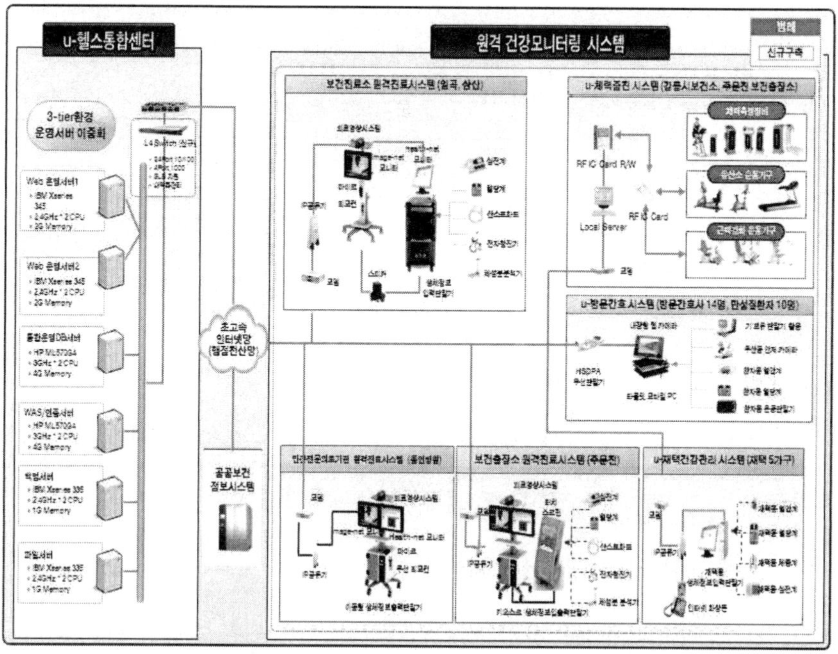


[그림 20] 강원 강릉 u-Health 서비스 제공· 이용 체계도

## ▢ u-Health 서비스 운영현황

○ 사업비: 총 1,055백만원(국비 470백만원, 자부담금 585백만원)

○ 시스템 구축 기간: 2008년 9월~2009년 2월

- u-Health 시범서비스 운영 기간: 2009년 1월 ~ 2009년 2월

○ u-Health 서비스 운영 일정

[표 16] u-Health 서비스 운영일정

| 구분 | 동인병원 | | 춘천성심병원 | | 보건소/보건지소 (3개소) | 보건진료소 (6개소) |
|---|---|---|---|---|---|---|
| | 신경계 (정신질환) | 순환 기계 (심혈질환) | 근골격계 (재활증진/운동) | 순환기계 (심혈 질환) | 순환기계 신경계근 골격계 | 순환기계 신경계 |
| 원격 진료 일시 | 매월 넷째 주 화 14:00~ (월1회) | 필요시 (수시) | 매주 수 14:00~ (월 1회) | 필요시 (월 1회) | 매주 화/목 14:00~ (월 24회) | 매주 화/목 14:00~ (월 24회) |
| 재택 건강 관리 일시 | - | 매월 1회 (대면진료) 원격-필요시 상담 | - | - | 주 1회 방문간호사 방문 (월 4회) | - |

○ **기관별 u-Health 서비스 이용 건수**

- 강원은 2004년부터 만성질환 원격관리 시스템을 구축, 시도 보건사업과 연계하여 고혈압, 당뇨 환자를 대상으로 원격진료 서비스를 제공
- 원격진료의 경우, 기존 시스템 구축지역(고단, 정동, 남양, 산계, 옥계 진료소, 춘천성심병원) 서비스 이용자와 시범사업 시스템 구축지역(강릉시 보건소, 주문진 출장소, 임곡, 삼산 진료소, 동인병원) 서비스 이용자를 기존(기)과 신규(신)로 구분하여 조사
- 진료소⇔보건소/보건지소간의 원격진료는 처방지침만 제공하고 원격처방전은 발행하지 않음
- 강원 강릉은 도농복합시로서 보건기관 인근에서 약국 이용이 가능. 따라서 보건소/보건지소⇔협력의료기관간 원격의료의 경우, 의약품 택배 서비스를 이용하지 않고 협력의료기관에서 전송한 원격처방전을 보건기관의 환자가 수령하여 인근 약국에서 직접 약품을 구입

- 원격처방전 발행과 의약품 택배는 원격진료 서비스에 포함하여 이용건수 산정
- u-체력증진 서비스의 경우, 협력의료기관 재활의학과에서 허약노인으로 판정 받고 맞춤형 운동 프로그램이 기록된 RFID 카드를 소지하고 지속적인 운동처방사의 관리를 받는 경우를 산정
- u-방문간호의 경우, 방문간호사가 업무수행 후 시범사업에서 제공하는 의료기기와 시스템을 활용한 경우만 산정
- 재택건강관리의 경우, 재택에서 환자가 생체정보를 측정하여 전송한 횟수를 이용건수로 산정하였으며, 시스템에 의사가 소견을 기록한 횟수는 2회임

(단위: 건)

| 서비스 구분 | 계 | 진료소 ↔ 보건소 /보건지소 | 보건소 /보건지소 ↔ 협력의료기관 | 방문간호 ↔ 보건소 /보건지소 | 재택 ↔ 협력의료기관 |
|---|---|---|---|---|---|
| 원격진료 | 479 | 440(기)<br>29(신) | 10(5명) | – | – |
| 원격처방전 발행 | (10) | – | 10(5명) | – | – |
| 의약품 수급(택배×) | (10) | – | 10(5명) | – | – |
| u–체력증진 | 334 | – | 334(79명) | – | – |
| u–방문간호 | 27 | – | – | 27(10명) | – |
| 재택건강관리 | 155 | – | – | | 155(4명) |
| 계 | 995 | 440(기)<br>29(신) | 344 | 27 | 155 |

### ○ 주요 질환별 u-Health 서비스 이용 건수

- 주요 질환별 서비스 이용건수의 62%가 순환기계 질환, 34%가 근골격계 질환, 3%가 내분비대사계 질환, 1%가 신경계 질환임

- 순환기계 세부 질환명은 본태성 고혈압(463건) 〉 협심증(155건) 순으로 나타남
- 근골격계 세부 질환명은 허약노인의 관절염 등
- 내분비대사계 세부 질환명은 인슐린 비의존성 당뇨병(33건)
- 신경계 세부 질환명 치매(10건)로 나타남

(단위: 건)

| 구분 | 계 | 원격진료 | u-체력증진 | u-방문간호 | 재택건강관리 |
|---|---|---|---|---|---|
| 순환기계 | 618 | 407(기)<br>29(신) | – | 27 | 155 |
| 내분비대사계 | 339 | 33(기) | – | – | – |
| 신경계 | 10 | 10(신) | – | – | – |
| 근골격계 | 334 | – | 334 | – | – |
| 계 | 995 | 440(기)<br>39(신) | 334 | 27 | 155 |

○ **환자 개인별 원격진료 서비스 시행 전·후 진료 추적건수**

- 진료 추적건수는 환자 개인별 원격진료 시행 전·후의 진료건수 변화를 보기위한 조사로서, 시범사업 원격진료 시스템 구축지역의 보건기관 진료환자를 추적 조사함
- 환자들은 의료기관과의 접근성이 떨어져서 주로 보건기관을 이용하고 있으며, 원격진료서비스 시행초기에는 보건기관 방문횟수가 일시적으로 증가
- 이는 서비스를 준비하는 과정에서 환자의 생체정보(심전도, 체성분 등) 측정결과를 입력하여야 하므로 일시적으로 방문횟수가 늘어난 것으로 보임

[표 17] 원격진료 서비스 추적건수

| 구분 | | 계 | 11월 | 12월 | 원격진료 시행일 | 1월 | 2월 |
|---|---|---|---|---|---|---|---|
| 보건기관진료 | 임곡보건진료소 | 39 | 13 | 13 | 1월 20일 | 10 | 3 |
| | 삼산보건진료소 | 20 | 5 | 5 | 2월 13일 | 5 | 5 |
| 의료기관 진료 | | – | – | – | | – | – |
| 원격진료 | 임곡보건진료소 | 24 | – | – | 1월 20일 | 13 | 11 |
| | 삼산보건진료소 | 5 | – | – | 2월 13일 | – | 5 |
| 보건기관진료+원격진료 | | 88 | 18 | 18 | | 28 | 24 |

### ※ 경북 영양

경상북도 영양의 서비스 제공·이용 체계도는 다음과 같다[그림 21].

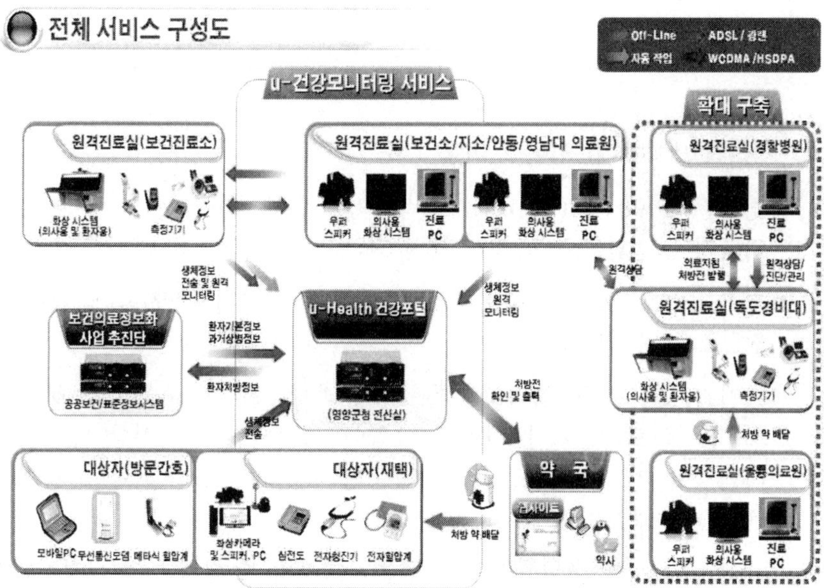


[그림 21] 경북 영양 u-Health 서비스 제공·이용 체계도

□ **u-Health 서비스 운영현황**

○ 사업비: 총 1,061백만원(국비 461백만원, 자부담금 600백만원)

○ 시스템 구축 기간: 2008년 8월 ~ 2009년 2월

○ u-Health 서비스 시범운영 기간: 2008년 12월 ~ 2009년 2월

○ **u-Health 서비스 운영 일정**

[표 18] u-Health 서비스 운영일정

| 구분 | 영남대의료원 | | 안동의료원 | 보건소/<br>보건지소 | 보건진료소 |
|---|---|---|---|---|---|
| | 내분비 내과 | 피부과 | 내과 | | |
| 원격진료<br>일시 | 첫째, 셋째 화요일<br>(13:30~16:30)<br>둘째, 넷째목요일<br>(13:30~16:30) | 첫째, 셋째 화요일<br>(09:30~12:00)<br>둘째, 넷째 화요일<br>(13:30~16:30) | 금<br>(14:30~16:30) | 진료소와 연결<br>⇒ 탄력적 운영 | 협력의료기관과 연결<br>⇒ 스케줄에 따라 보건소/보건지소와 연결<br>⇒ 탄력적 운영 |
| 재택건강관리<br>일시 | - | | 금<br>(14:00~14:30) | - | |

○ **기관별 u-Health 서비스 이용 건수**

- 경북은 2008년 u-Health 시범사업을 처음 시작하였으나, 도·군의 적극적 지원과 추진력으로 서비스를 제공
- 진료소⇔보건소/보건지소간의 원격진료는 원격처방전을 발행하고, 진료소에서 의약품을 수령
- 보건소/보건지소⇔협력의료기관간 원격의료의 경우, 환자의 동의하에 협력의료기관에서 시범사업 참여 약국으로 원격처방전을 전송하면 약사가 복약지도서와 의약품을 보건진료소나 해당 환자에게 택배를 이용하여 전달
- u-방문간호의 경우, 진료소 방문간호사의 보건지도 대상자 수에 비례하여 u-방문간호 서비스 이용양이 크게 증가

- 재택건강관리의 경우, 재택에서 환자가 생체정보를 측정하여 전송한 횟수를 이용건수로 산정하였음

(단위: 건수)

| 서비스 구분 | 계 | 진료소 ↔ 보건소/보건지소 | 진료소 ↔ 협력의료기관 | 방문간호 ↔ 보건소/보건지소 | 재택 ↔ 협력의료기관 |
|---|---|---|---|---|---|
| 원격진료 | 139 | 100 | 39 | - | - |
| 원격처방전 발행 | (139) | (100) | (39) | - | - |
| 의약품 택배 | ( 39) | - | (39) | - | - |
| u-방문간호 | 322 | - | - | 322 | - |
| 재택건강관리 | 6 | - | - | | 6 |
| 계 | 467 | 100 | 39 | 322 | 6 |

○ **주요 질환별 u-Health 서비스 이용 건수**

- 주요 질환별 서비스 이용건수의 96%가 내분비대사계 질환, 44%가 감각계 질환임
- 내분비대사계 세부 질환명은 본태성 고혈압 〉 인슐린 비의존성 당뇨병 〉 협심증 순으로 나타남
- 감각계 세부 질환명: 상세불명의 접촉 습진 〉 피부 건조증으로 나타남

(단위: 건)

| 구분 | 계 | 원격진료 | u-방문간호 | 재택건강관리 |
|---|---|---|---|---|
| 내분비대사계(내과) | 448 | 120 | 322 | 6 |
| 감각계(피부과) | 19 | 19 | - | - |
| 계 | 467 | 139 | 322 | 6 |

### ※ 충남 보령

충청남도 보령의 서비스 제공·이용 체계도는 다음과 같다[그림 22].

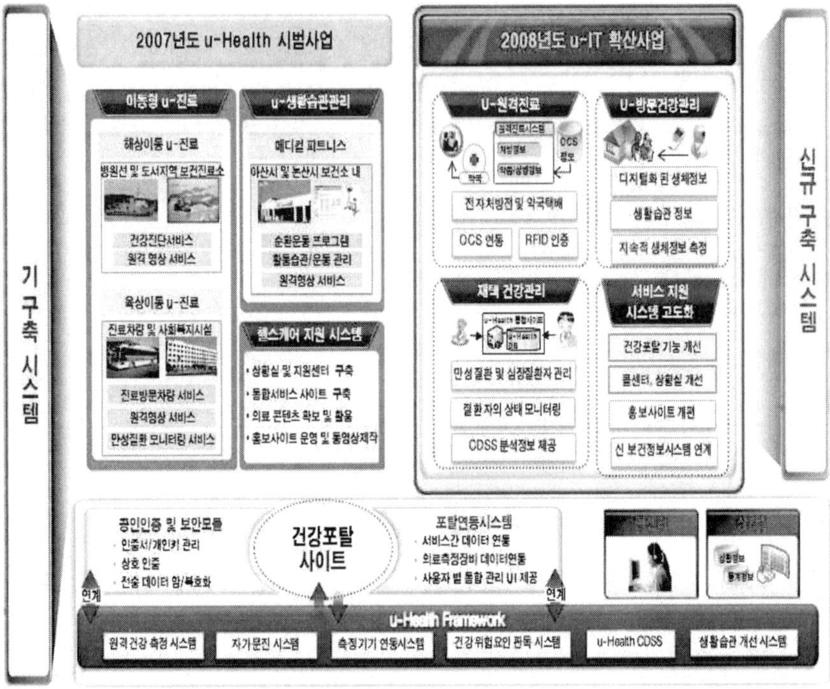


[그림 22] 충남 보령 u-Health 서비스 제공·이용 체계도.

### □ u-Health 서비스 운영현황

○ 사업비: 총 1,221백만원(국비 471백만원, 자부담금 750백만원)

○ 시스템 구축 기간: 2008년 9월 ~ 2009년 2월

○ u-Health 서비스 시범운영 기간: 2009년 1월 ~ 2009년 2월

○ u-Health 서비스 운영 일정

[표 19] u-Health 서비스 운영 일정

| 기관 | 시 간 | 월 | 화 | 수 | 목 | 금 |
|---|---|---|---|---|---|---|
| 순천향 대학교 병원 | 오전 (10:00-12:00) | 재활의학과 | 정형외과 | 재활의학과 | 재활의학과 | 재활의학과 |
| | | 피부과 | 피부과 | 정신과 | 피부과 | 응급의학과 |
| | | 응급의학과 | 응급의학과 | 내분비내과 | 가정의학과 | 정신과 |
| | | 정신과 | 정신과 | 영상의학과 | 응급의학과 | 순화기내과 |
| | | 소화기내과 | 소화기내과 | | 정신과 | 영상의학과 |
| | | 호흡기내과 | 내분비내과 | | 소화기내과 | |
| | | 내분비내과 | 영상의학과 | | 순환기내과 | |
| | | 영상의학과 | | | 영상의학과 | |
| | 오후 (15:00-17:00) | 신경과 | 피부과 | 신경과 | 신경과 | 응급의학과 |
| | | 재활의학과 | 응급의학과 | 재활의학과 | 가정의학과 | 정신과 |
| | | 피부과 | 정신과 | 피부과 | 피부과 | 피부과 |
| | | 응급의학과 | 순환기내과 | 응급의학과 | 응급의학과 | 호흡기내과 |
| | | 정신과 | 내분비내과 | 정신과 | 정신과 | 내분비내과 |
| | | 순환기내과 | 영상의학과 | 호흡기내과 | 영상의학과 | 영상의학과 |
| | | 호흡기내과 | | 내분비내과 | | |
| | | 영상의학과 | | 영상의학과 | | |
| 홍성 의료원 | 오후 (15:00-17:00) | | 정형외과 | 신경과 | 내과 | |
| 공주 의료원 | 오후 (15:00-17:00) | | 내과 | | 내과 | |
| | | | 신경과 | | 신경과 | |
| | | | 정형외과 | | 정형외과 | |
| | | | 피부/비뇨기과 | | 피부/비뇨기과 | |

### ○ 기관별 u-Health 서비스 이용 건수

- 충남은 2007년부터 도시·농어촌 복합형 u-Health 시스템을 구축, 이동형 u-진료센터 서비스와 u-생활습관관리 서비스를 제공

- 원격진료의 경우, 기존 시스템 구축지역(청양보건의료원, 순천향대학병원, 아산·논산 보건소, 외연도·원산도·삽시도보건진료소, 병원선, 진료차량, 만수노인·서림복지원, 정애시니어) 서비스 이용자와 시범사업 시스템 구축지역(공주·홍성의료원, 보령시 보건소, 천북·청라·청소·주교·주산·주포·웅천·오천·성주·미산보건지소, 고대도·녹도·양기·장고도·효자도보건진료소, 명천·보령노인복지관) 서비스 이용자를 기존(기)과 신규(신)로 구분하여 조사
- 충남은 u-Health 서비스 제공·이용기관을 보건의료기관으로 국한하지 않고 농어촌 도서지역의 특성을 고려, 병원선과 진료차량을 이용한 이동형, 복지시설 등을 그 대상으로 서비스를 운영
- 또한 보건기관과 협력의료기관은 12개 진료과목을 개설하고 서비스를 제공
- 그러나, 시스템 구축 대상기관이 다른 시범사업지역에 비해 1.5~2배 수준이고, 도서지역이 많아서 시스템 구축 기간이 당초 예정보다 길어지고, u-Health 서비스 시범운영기간이 짧은 편임
- u-방문간호의 경우, 방문간호사가 업무수행 후 시범사업에서 제공하는 의료기기와 시스템을 활용한 경우만 산정

(단위: 건수)

| 서비스 구분 | 계 | 보건소/지소/진료소 ↔ 협력의료기관 | 이동형 ↔ 협력의료기관 | 복지시설 ↔ 협력의료기관 | 방문간호 ↔ 보건소/보건지소 | 재택 ↔ 협력의료기관 |
|---|---|---|---|---|---|---|
| 원격진료 | 189 | 33(기)<br>128(신) | 13 | 6(기존)<br>9(신규) | – | – |
| u-방문간호 | 22 | – | – | – | 22 | – |
| 재택건강관리 | – | – | – | – | – | – |
| 계 | 211 | 33(기)<br>128(신) | 13 | 6(기존)<br>9(신규) | 22 | – |

## 3) 강원도 원격건강관리사업

### (1) 강원도 원격건강관리사업의 배경

보다 건강하게, 삶을 영위하고자 하는 것은 모든 사람의 바램이고, 또한 이를 위해서 환경을 조성하고, 이를 뒷받침하는 정책을 도입하는 것은 국가와 자치정부의 책무이다. 또한, 지역마다 생활환경이 다르고 인적특성이 달라 지방정부 나름의 지역정책을 도입하여, 환경을 극복하고자 하는 노력을 한다. 강원도는 전체면적의 약 82%가 산악지역이고 낮은 시가화율[5], 낮은 인구밀도를 나타내고 있으며 고령화율은 '13년 16.2%로 전국보다 10여년 빠른 고령사회 진입을 보이고 보건진료소 관할지역은 이미 29.9%로 초고령화를 보이고 있다. 특히, 고령화와 더불어 만성질환의 증가는 의료서비스 수요를 증가시키는 요인으로 작용하나, 일부 농·산·어촌의 경우 이러한 수요를 적정하게 충족시킬 수 있는 의료공급이 충족되지 않아 지역 간 불균형을 초래하고 있다. 하지만 강원도에서는 이러한 지역 간 의료불균형을 해소하는데 많은 노력을 기울이고 있으며, 그중의 하나로 의료의 접근성과 편의성을 높이고자 하는 정책의 도입, 즉 원격의료사업의 시행을 추진하고 있다. 강원도는 만성질환(고혈압, 당뇨, 치매)을 관리하는 도구로써 원격의료서비스를 도입하였으며, 시대적 IT기술에 따라 만성질환원격관리시스템, USN원격건강관리모니터링 시스템, 원격건강관리시스템 등으로 발전시켜오고 있다. 따라서 본 고에서는 강원도의 만성질환을 관리하는 공공의료시스템을 중심으로 원격의료 사례를 제시하고자 한다.

#### ◘ 강원도 원격의료시스템 도입 과정

강원도 「만성질환 원격관리시스템」은 법적 근거가 전무한 2000년부터 시범사업형태로 유선 네트워크방식의 원격진료를 시작하였으며,

---

5) 시가화율: 주거지역, 상업지역, 공업지역 면적의 합을 행정구역 면적으로 나눈 비율

2002년도에 의료법에 원격의료가 명시되면서 2004년부터 농어촌 등 의료소외지역을 대상으로 인터넷 환경의 e-헬스를 공공보건의료 확충 개념으로 본격적으로 시행하게 되었으며, 2008~2009년도에 u-IT기술을 활용한 「USN기반 원격건강모니터링 시스템」을 구축·운영하여 보다 발전된 보건의료서비스 추진기반을 마련하게 되었다. 2013년 국비지원(총사업비 40억, 국비50%, 지방비50%)으로 농어촌 등 의료취약지역을 대상으로 누구나, 어디서든, 양질의 보건의료 서비스를 이용할 수 있도록, 16시군 72기관에서 17시군 153개 기관(보건진료소 90, 보건(지)소 58, 종합병원 5)으로 확대 구축하여 도 시책사업인 만성질환원격관리시스템을 지속적으로 운영해오고 있으며, '강원도 만성질환 통합원격관리센터(한림대학교 산학협력단)' 위탁운영으로 제공자의 전문적 역량강화 교육과 만성질환 통합 운영 및 지속발전 가능한 관리체계 구축을 위해 효율적으로 관리하고 있다[그림 23].

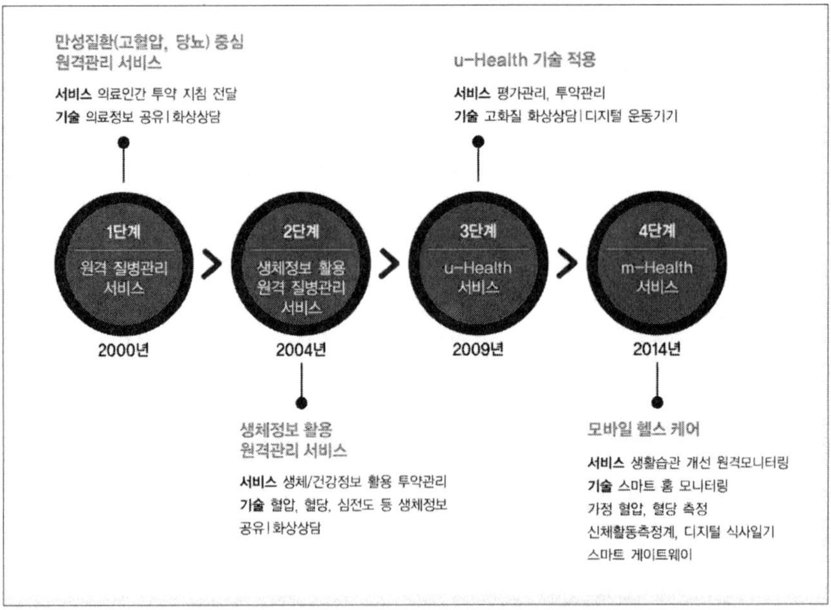


[그림 23] 연도별 사업추진 경과

○ **사업추진 경과**

① **초기단계(2000. 4~12월 구축): ISDN(전화전용선 방식)으로 구축**

- 강원대학교 정보대학원 용역 수행
- 16시군 16개소 보건진료소에서 실시, 강릉시만 지속운영(2003. 8월)
- 구축장비: TV & PC, 화상카메라, 마이크, 스피커로 화상회의 수준으로 구축
- S/W: 별도의 진료지원 프로그램 없음
- 전화선을 활용한 의료인간 화상상담을 통해서 의료정보를 공유하고, 보건진료소와 보건(지)소 의사간의 만성질환 투약지침을 전달하는 형태

② **만성질환원격관리시스템 구축**(2003. 10 ~ 2003. 12. 30)

- 사업자: (주)엠디세이버
- S/W 구축 : 사용자인증, 환자정보 및 질환정보 스케줄 등록, 수정 기능 구축
- 구축비: 130백만원(도 30, 시군비 100)
- 사업시군: 12시군 28기관(대학병원 4, 보건소 12, 보건진료소 12)
- 인터넷 선을 활용하여 화상상담을 시도하였으며, 혈압, 혈당, 심전도 등 생체·건강정보를 입력하여 의료인간 환자의료정보를 공유하고 투약관리를 실시하는 형태로 발전.

③ **만성질환원격관리 시스템 1차 확산**(2005. 10 ~ 2006. 1)

- 사업자: (주)엠티엠컨소시엄 [(주)엠티엠, 온유엔스엔(주), 코오롱정보통신(주)]
- 구축비: 1,108백만원(국비 756, 도비 189, 시군비 189)
- 사업시군: 13시군 46기관(대학병원 4, 보건(지)소 18, 보건진료소 24)
- 농어촌의료서비스 개선을 위한 국비지원을 받아 보건진료소에 원격시스템을 확충하여 확대 보급함.
- 고혈압, 당뇨질환 외에 치매를 관리하는 프로그램을 추가 개발하여 보급함.

④ 만성질환원격관리시스템 2차 확산( 2007. 6 ~ 2007. 12)

- 사업자: (주) 케이티컨소시엄 [(주)케이티, 한진정보통신(주), (주)엠티엠)]
- 구축비: 693백만원(도비 346, 시군비 347)
- 사업시군: 16시군 69기관(대학병원 4, 보건(지)소 25, 보건진료소 40)

⑤ USN 원격건강모니터링 시스템 구축(2008. 9 ~ 2009. 1)

- 사업자: (주)케이티컨소시엄 [(주)케이티, ㈜엠티엠, (주)한진정보통신]
- 구축비: 1,550백만원(국비 470, 도비 400, 시군비 185)
- 사업시군: 강릉시 13개 기관(보건기관 9, 민간기관 4)
- 보다 고화질의 화상상담이 가능하였으며, 디지털 운동기기를 활용하여 개인의 체력을 측정, 평가하였으며, 이를 바탕으로 투약관리와 건강관리를 실시하는 초보적이고, 제한적인 지역(강릉시)에서 이를 도입·활용.

⑥ 보건기관 원격건강관리 시스템 구축(2014. 1 ~ 2014. 9)

- 사업자: 에임메드컨소시엄 [에임메드, ㈜비트, ㈜바이오스페이스, 세광정보통신]
- 구축비: 3,673백만원(국비 1,836.5, 도비 918.5, 시군비 918)
- 사업시군: 17시군 153기관(보건기관 147, 민간기관 5, 통합원격관리센터 1)
- 전단계에서 실시하던 디지털 운동기기를 더욱 확대 도입하였으며, 신체활동량 측정계, 디지털 식사일지를 도입하여 개인의 생활습관을 모니터링하고 이를 만성질환 투약·예방 관리하는 형태로 도입.

### ○ 최근의 원격건강관리 사업 체계

강원도 원격의료시스템은 18개 시·군 중 동해시를 제외한 17시군 153개 기관에 설치되어 있으며, 그중 보건기관 148개소, 협력병원 5개소, 만성질환통합원격관리센터에서 활용하여 원격의료사업을 진행하고 있다[그림 24].

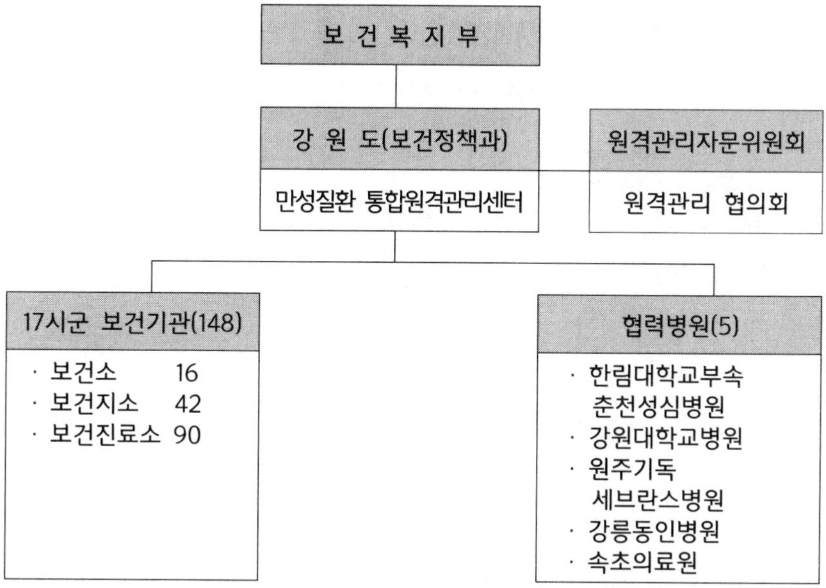


[그림 24] 사업 추진체계

### (2) 원격의료 서비스 내용

IT기술의 발달과 예방적 개념으로 의료패러다임이 전환되면서 초기의 치료(진료 및 처방) 형태로 이루어지던 원격의료가 건강관리의 형태로 진화하고 있다.

실제로 강원도의 경우 원격의료 도입초기에는 만성질환의 치료에 보다 중점을 두었으나, 최근에는 만성질환의 예방관리적 개념에서 원격의료를 활용하는 시도를 하고 있다.

만성질환자에게 신체활동량계와 디지털 식사일지를 제공하고 이를 활용하여 개개인의 생활습관을 분석하여, 이를 근거로 투약관리 뿐만 아니라, 운동, 영양지도를 보다 구체적으로 제시하고, 원격교육을 실시하는 시도를 하고 있다[그림 25].

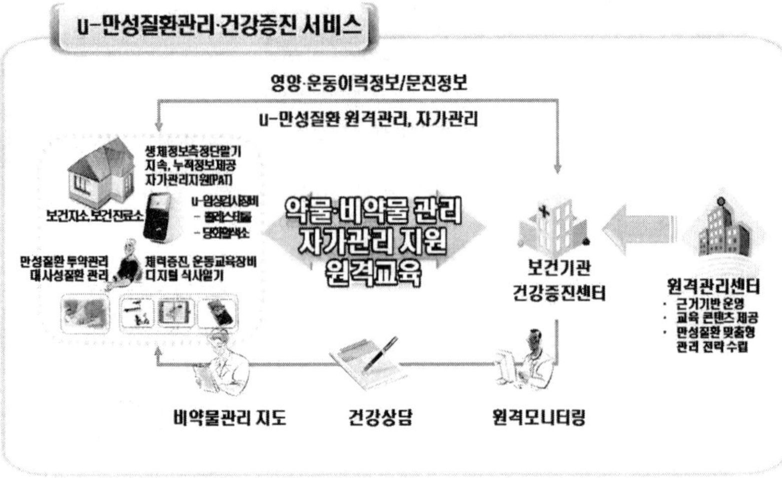


[그림 25] 서비스구성도(전체적 개요)

구체적으로 강원도 만성질환(고혈압, 당뇨) 원격서비스를 분류하면 투약과 비 약물 서비스로 구분할 수 있다. 투약서비스는 보건진료소에서 환자의 생체정보(혈압, 혈당, 심전도, 전자청진 등)를 측정하여 시스템에 입력하면, 원격지에 있는 의사가 이를 근거로 환자와 화상상담 등을 실시한 후 보건진료소에 처방지침을 피드백하는 형태로 이루어진다. 그러면, 보건진료소[6]에서는 처방지침을 근거로 환자에게 투약하고, 보건교육 등을 실시하게 된다. 이외에 비약물서비스는 운동관리, 영양관리 및 교육관리가 있다. 인구의 고령화와 함께 치매의 유병율이 점차 증가하고 있으나, 치매의 경우 전문의가 아니면 이를 지속상담·관리·치료하는 데에는 한계가 있다. 그러나, 대부분 강원도 내 군(郡)지역의 경우 치매진료가 가능한 병의원이 없어, 치매진단을 받은 후에도 별다른 조치를 할 수가 없는 경우가 대부분 이었다. 이러한 치매환자에 대한 후속관리를 위하여 보건소와 협력병원간의 원격치매관리를 실시하여 오고 있다(2005년~). 강원도의 경우 18개 시군 중 9개 시군에서 원격치매서

6) 보건진료소는 농어촌 등 보건의료를 위한 특별조치법에 의거 대통령령이 정하는 경미한 의료행위를 할 수 있도록 허용된 보건진료담당공무원(간호사 면허증 소지자)이 배치되어 있으며, 보건진료소 관할 구역 주민은 500~2000명이다.

비스를 제공하고 있으며, 강원대병원 등 5개의 협력병원과 연계되어 있다. 등록된 치매환자가 정해진 날짜에 보건소 화상상담실에서 협력병원 치매전문의와 화상상담을 실시하고, 협력병원 치매전문의는 보건소 의사에게 처방소견을 전달하며, 이를, 보건소에서 재처방하여 환자의 전문의 약품 복용과 관리율을 높이는 방식으로 이루어지고 있다. IT기술의 발달과 예방적 개념으로 의료패러다임이 전환되면서 초기의 치료(진료 및 처방) 형태로 이루어지던 원격의료가 건강관리의 형태로 진화하고 있다. 실제로 강원도의 경우 원격의료 도입초기에는 만성질환의 치료에 보다 중점을 두었으나, 최근에는 만성질환의 예방관리적 개념에서 원격의료를 활용하는 시도를 하고 있다. 만성질환자에게 신체활동량계와 디지털 식사일지를 제공하고 이를 활용하여 개개인의 생활습관을 분석하여, 이를 근거로 투약관리 뿐만 아니라, 운동, 영양지도를 보다 구체적으로 제시하고, 원격교육을 실시하는 시도를 하고 있다. 원격건강관리 시스템 서비스 범위를 구체적으로 살펴보면 다음과 같다.

### ▢ 대상자 건강관리

대상자 등록에서부터 개인의 서비스 전달까지의 구체적인 과정은 그림과 같다[그림 26].

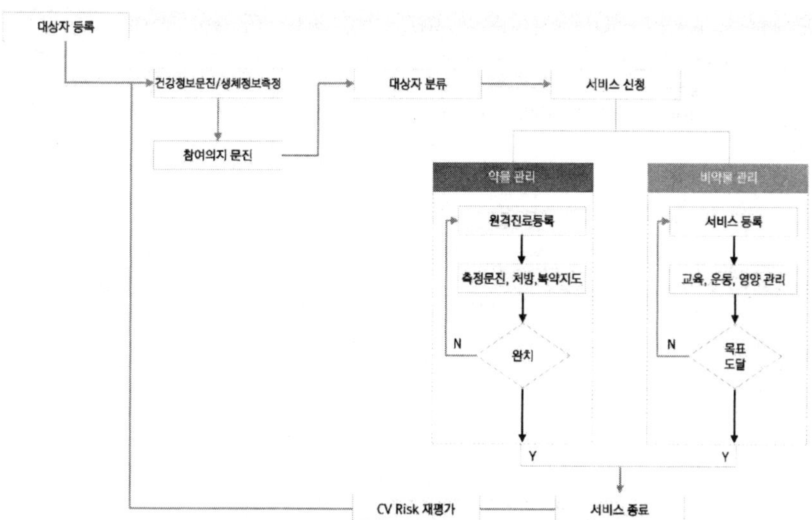


[그림 26] 대상자 건강관리 구조도

## ▢ 원격진료관리

대상자 구분에 따라 약물관리가 필요한 환자를 관리하기 위해 필요한 원격진료장비와 대상자 관리 흐름도는 [그림 27]과 같다.

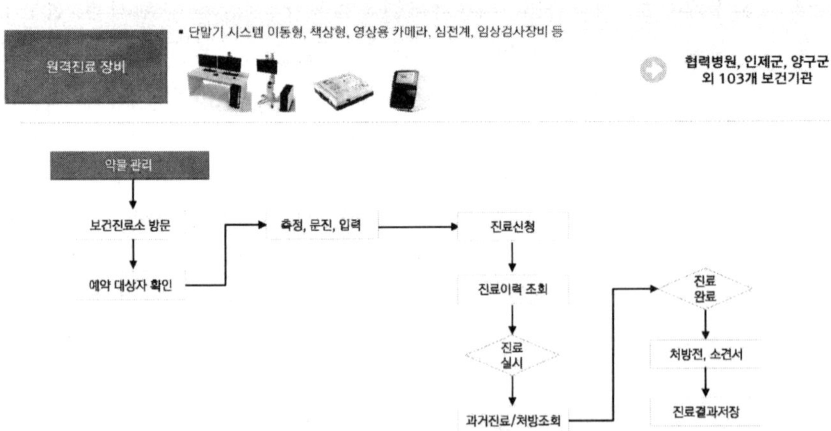


[그림 27] 원격진료장비와 대상자 흐름도

## ▢ 운동관리

운동관리는 관리에 동의한 사람에 한하여 운동설문을 실시하고 기초체력을 측정한 후 질환유무에 따라 분류하여 관리를 한다[그림 28].

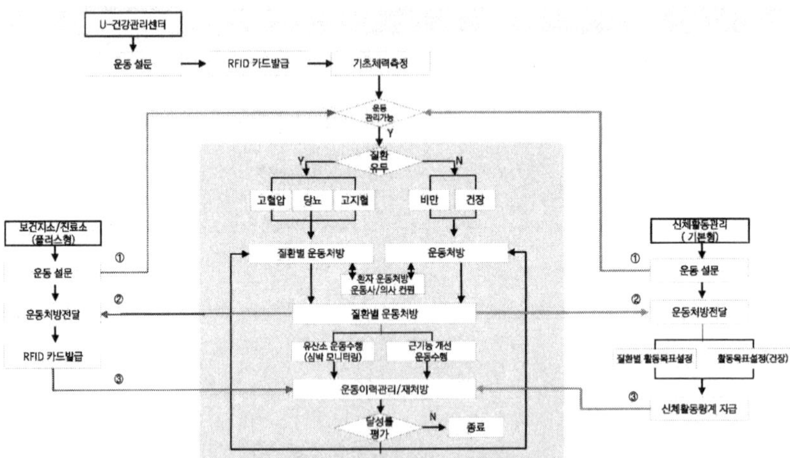


[그림 28] 운동관리 흐름도

## ▢ 영양관리

영양관리는 보건소, 보건지소, 보건진료소 이용하는 사람중 관리에 동의한 사람에 한하여 디지털식사일기를 지급하고 일정기간동안 가정에서 섭취한 음식을 사진으로 찍은 후 보건소/지소/진료소에 가지고 오면 자료를 통합원격관리센터에 전송함으로써 그곳에 상시 근무하고 있는 영양사가 식사일기를 분석하여 대상자의 질환유무에 따라 개인별 맞춤형 식단을 처방한다.

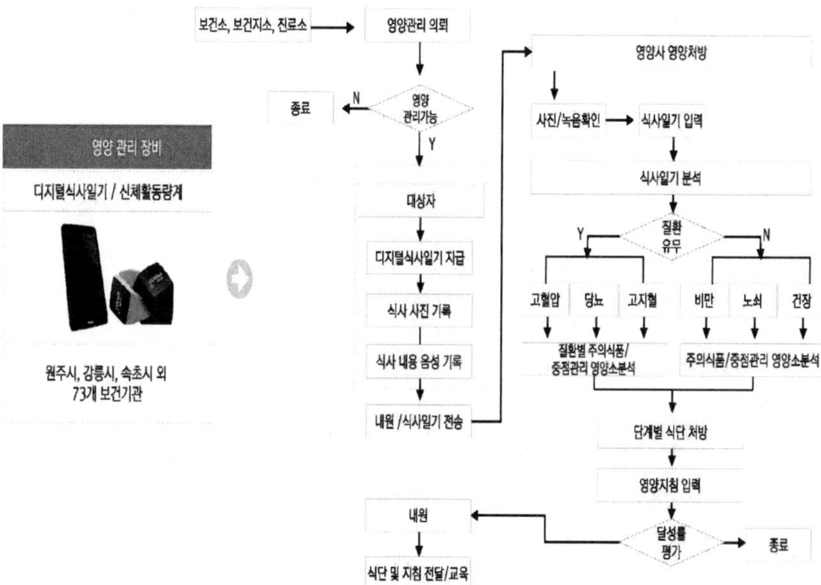


[그림 29] 영양관리 흐름도

## ▢ 교육관리

대상자의 질환별 및 건강위험요인을 고려한 맞춤 교육과정으로 난이도를 고려하여 기본형과 표준형 2가지 버전의 교육과정이 개발되어 있고 90편의 동영상을 보유하고 있다.

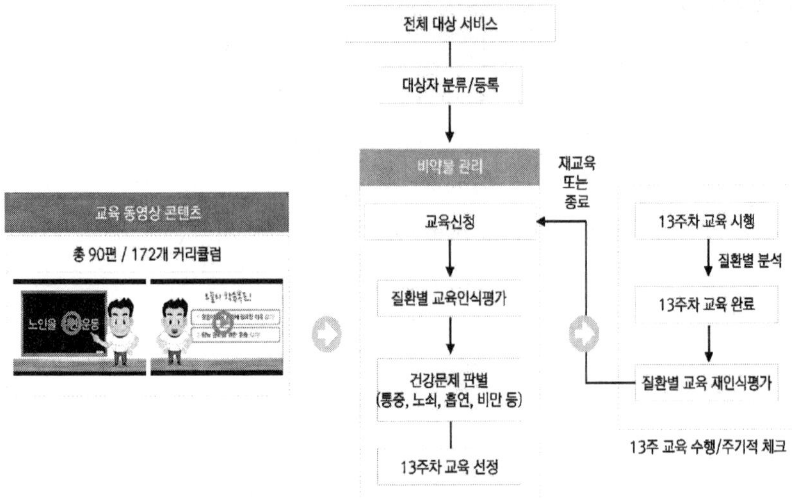


[그림 30] 교육관리 흐름도

## ■ 강원도 원격의료사업의 성과

보건복지부에서는 2008 u-Healthcare 활성화 중장기 종합계획을 수립하여 여러 형태의 원격의료관련 사업을 추진하고 있다. 그러나, 보건복지부의 자료에 의하면 1998년에서 2007년까지의 50여건의 원격의료 시범사업 중 27건이 추진되고 있고, 2009년 8월말에는 9건만이 시범사업을 계속 운영하고 있다고 한다. 의료법에 원격의료에 관한 사항이 법제화(2000년)되었지만, 법·제도적, 기술적, 정책적인 부분에 있어 개선이 필요하다는 공론이 있었고, 이는 원격의료의 활성화를 저해하는 요인이기도 하였다. 그럼에도 불구하고 강원도가 원격의료사업을 2000년부터 지속적으로 추진하여 공공보건의료기관을 중심으로 하는 원격 만성질환관리체계를 구축한 것은 커다란 의의가 있다고 할 것이다. 의료취약지에 원격의료를 통한 인프라의 확충, IT기술을 적극적으로 활용하는 새로운 개념의 의료제공의 시도, 서비스를 제공하고, 서비스를 제공받는 사람들 간의 원격의료에 대한 인식개선, 타 지방자치단체의 원격의료 도입에 있어서 선행사례 제공 등의 의미를 제공하고 있다.

# 4) 보건진료원의 원격관리 경험[7)]

## Ⅰ. 서론

### 1. 연구의 필요성

우리나라 전체 인구 중 65세 이상 인구가 차지하는 비율은 11.8%이며, 특히 18개 시·도 중 전남, 경북, 전북, 강원, 충남, 충북 6개 시·도는 고령자비율이 14%를 초과하였다(Statistics Korea, 2012). 특히 강원도 지역의 보건진료소 관할인구 고령자 비율은 27.6%(Gangwondo, 2012a)를 차지하고 있다. 이와 같이 초 고령화와 더불어 만성질환 유병률이 높은 농·어촌 의료취약지역 주민에 대한 의료서비스 접근성 향상과 적절한 만성질환의 관리는 지역주민의 삶의 질 향상과 건강보호 차원에서 적극적인 공공의 개입이 필요한 중요한 국가보건정책 과제라 할 수 있다(Kim, Lee, Lee, & Ryu, 2008). 그러나 인적, 물적 자원, 지리적 한계 등으로 농어촌 의료취약지역 주민의 경우 일반적인 진료와 추후관리는 받을 수 있으나 전문의사의 서비스는 주민들이 필요로 하는 만큼 쉽게 접할 수 없는 실정이다. 이러한 접근성을 해결할 수 있는 방안으로 활용되고 있는 것 중의 하나가 원격관리(의료)시스템이다(Hjelm, 2005; Touati & Tabish, 2013). 원격관리(의료)는 일반적으로 상호작용하는 정보통신 기술을 이용하여 원거리에 의료정보와 의료서비스를 전달하는 모든 활동으로 정의한다(Ko & Yoo, 1999). 원격의료는 영어로 Telemedicine, Telehealthcare, Telehealth, e-Health, e-HCD(e-Health Heatlhcare Delivery), U-health 등으로 표현되고 있으며, 우리나라에서도 원격진료, 원격의료, 원격보건의료, 이-헬스, 유-헬스 등 다양한 용어로 사용한다. 일반적으로 원격의료의 사전적 개념은 의료인과 환자가 동일한 장소에서 대면진료를 실시하는 전통적인 의료행위에 정보통신기술을 적용하여 먼 거리에 떨어져 있는

7) 이 절은 권명순, 박동진, 최정화(2013). 보건진료원의 원격관리 경험, 보건교육·건강증진학회지를 토대로 정리한 것임.

의료진과 환자사이에서 의료행위가 행해질 수 있도록 하는 것이다(Ryu, Lee, Lee, & Yoon, 2006).

원격의료는 우리나라에 1960년대 처음 시도될 때부터 무의촌, 도서지역, 교도소 등 시·공간적 제약으로 직접 전문의사에게 진료를 받을 수 없는 농어촌 의료취약지역에 대한 의료서비스 접근성을 향상시키고 적은 비용으로 양질의 서비스를 제공하기 위한 목적으로 도입되었다(Lee, 1996; Yoon, Kim, Kim, Cho, & Cho, 2008). 국내의 공공분야 원격의료는 강원도를 비롯하여 서울특별시 강남구보건소, 경기도 안산시 단원구보건소, 전라남도 신안군보건소 등이 있다. 강남구보건소는 국민기초생활수급권자 및 장애인 등 거동이 불편한 고혈압, 당뇨 등의 환자들이 치료 및 반복처방을 받기 위하여 보건소를 방문함에 따른 경제적 및 시간적 비용부담과 의료이용의 편의를 제공하기 위하여 보건소와 2개의 동사무소(일원 2동, 수서동)간 원격영상진료(내과, 가정의학과 등)를 시범적으로 실시하고 있다. 경기도 안산시 단원구보건소는 원격의료에 대한 시설과 장비를 갖추고 외국인 진료센터와 대부보건지소를 대상으로 원격의료(내과, 가정의학과 등)를 시범적으로 실시하였다(Song et al., 2011).

국외에서도 세계보건기구, 미국, 노르웨이, 호주, 뉴질랜드, 일본, 말레이시아, 영국, 캐나다 등의 국가에서 민간의료보다는 공공의료분야를 중심으로 의료소외지역 문제를 해결하기 위해 원격의료를 활용하고 있으며, 각 국가별 의료체계, 질병양상 등에 따라 특정 분야에 집중하여 추진하고 있다. 즉, 인도 등 동남아시아 국가들은 의료취약지역을 대상으로 원격상담 및 원격의료 영상판독분야에서, 심장질환자가 많은 독일은 심장병 원격모니터링 등이 활성화되어 있으며, 원격의료가 꼭 필요한 영역부터 우선적으로 실시하고 있다(Hopper, Buckman, & Edwards, 2011; Rey-Moreno et al., 2010; Ryu et al., 2006).

강원도는 보건소 만성질환관리 사업에 원격의료를 도입하여 2000년부터 농어촌 의료취약지역에 위치한 보건진료소에서 컴퓨터, 화상통신 등 정보통신기술을 활용하여 보건소나 대학병원의 의사와 연계하여 고혈압과 당뇨환자들을 대상으로 만성질환 원격의료사업을 시행하고 있으며, 2004년 시범사업 당시 12개 보건진료소에 적용하던 것을 2012년에는 42개의 보건진료소로 확대 운영하였다(Gangwondo, 2012b). 확대운영을 위한 원격진료시스템의 성과평가가 내·외부를 통해 시행되었다(Gangwondo & Hallym University, 2013; Ryu et al., 2004, 2006). 강원도 원격관리시스템에 등록된 고혈압환자의 치료순응도와 관련된 연구(Kim, 2006; Lee, 2004; Ryu et al., 2006)에 의하면, 2004년과 2006년의 평가결과 의료접근성 개선, 높은 만족도, 이용환자측면의 경제성 및 편익에 기여한 것으로 평가되었으며, 2006년에 시행한 만성질환원격관리 운영실태 및 성과분석연구에서는 원격관리시스템 이용자측면에서 만족도 및 효과에 대한 인식정도를, 제공자(원격지의 의사, 현지의 보건진료원) 대상으로는 만족도, 필요성, 유용성 등에 대한 인식정도를 조사하였다. 최근에도 원격진료연구소를 통해 2006년과 유사한 내용으로 만성질환 원격관리시스템의 평가가 이루어졌다(Gangwondo & Hallym University, 2013). 국외논문은 기존의 문헌들을 분석하거나(Miller, 2001; Rey-Moreno, Reigadas, Villalba, Vinagre, & Fernandez, 2010; Saliba et al., 2012), 경험적 방법을 통해 원격관리 평가를 위한 이론적 틀(Doering, Legido-Quigley, Glinos, Mckee, & Maarse, 2012; LeRouge, Carfield, & Collins, 2012; LeRouge, Hevner, & Collins, 2007)을 제시하였다.

일개 도에서 시행된 보건진료소 대상의 만성질환 원격관리시스템을 도입한지 10년 이상이 되어가는 현시점에서 현지의료인으로서 활동하고 있는 보건진료원 대상의 원격관리 경험에 대한 탐색은 중요하다. 따라서 본 연구는 질적 연구방법을 적용하여 기존의 양적연구에서 드러나지 않았던 그들의 실무경험을 있는 그대로 기술하고자 한다.

## 2. 연구목적

본 연구는 보건진료원들의 원격관리 활용에 대한 이해를 위한 연구로서 구체적인 연구의 목적은 보건진료원의 원격관리 활용 경험의 의미와 본질을 파악하여 기술하는 것이다. 따라서 본 연구에서 사용한 질문은 "보건진료원으로서 원격관리 활용 경험은 어떠한가?"이다.

## 3. 용어정의

### 1) 원격관리(원격의료)

원격관리(원격의료)란 의료업에 종사하는 의사, 치과의사 또는 한의사로 제한되는 의료인이 컴퓨터, 화상통신 등 정보통신기술을 활용하여 거리상 멀리 떨어진 지역의 의료인에게 필요한 의료지식이나 기술을 지원하는 제도이다(Ministry of Government Legislation, 2013). 본 연구에서는 강원도가 2000년부터 보건진료소와 보건소, 대학병원 간 컴퓨터, 화상통신 등 정보통신기술을 활용하여 농·어촌 의료취약 지역의 고혈압·당뇨병환자를 대상으로 의료서비스를 제공하는 제도를 말한다(Gangwondo, 2012b).

### 2) 원격관리 절차

환자는 보건진료소에 방문하여 그곳에 구축되어 있는 원격의료정보시스템을 통해 원격지의 보건(지)소 공중보건의사와 연결하여 원격의료서비스를 받는 과정을 말한다. 구체적인 절차는[그림 31]에 제시된 바와 같이 우선 환자가 보건진료소로 방문하면 혈압, 혈당, 산소포화도, 체지방, 심전도, 심·폐음 등을 측정하여 원격지 의사에게 전송하고, 원격지 의사는 보내진 생체정보를 참조하면서 화상을 통해 환자와 상담 및 진료를 한다. 진료 후 치료지침(2차 소견서)을 현지의 보건진료원에게 전송하면 보건진료원은 의사의 치료지침을 바탕으로 환자에게 투약, 보건교육, 방문간호 등의 서비스를 제공한다(Gangwondo, 2012b; Kim et al., 2008).

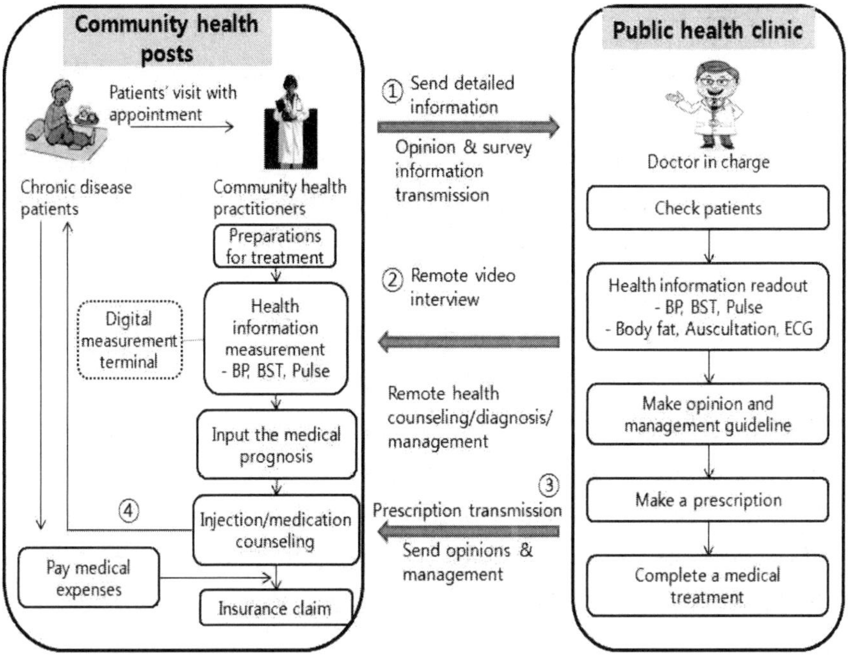


[그림 31] Telemedicine Flow Chart

# Ⅱ. 연구방법

## 1. 연구 참여자 선정

본 연구의 참여자는 현재 원격관리를 활용하고 있는 보건진료원 중에서 자신의 경험을 충분히 표현할 수 있는 자로써 목적적 표집방법으로 대상자를 선정하였다. 연구 참여자는 원격관리 활용 경험이 5년 이상이며 연구 참여에 동의한 10명이었다. 연구 참여자에게 개인적인 정보와 면담 내용은 연구 목적 외에는 사용하지 않을 것과 참여자의 익명성, 비밀유지에 관한 사항과 면담 도중 연구 참여자의 의사에 따라 연구 참여를 중단할 수 있음을 설명하였다. 연구 참여자의 원격관리 경험은 5년에서 13년까지로, 13년 1명, 12년 1명, 11년 1명, 9년 3명, 8년 2명, 6년 1명, 5년 1명이었다.

## 2. 자료수집

자료 수집은 연구자가 속한 기관의 생명윤리심의위원회로부터 연구승인(No. HIRB-2013-004)을 받고 2013년 1~2월까지 실시하였다. 자료수집 방법은 연구자가 연구 참여자의 보건진료소를 직접 방문하여 심층면담을 실시하였다. 연구자는 면담을 진행하는 과정에서 시간제한은 두지 않았으나 대략적으로 면담시간은 평균 1시간 30분에서 2시간 소요되었다. 면담초기 과정에서 '원격관리시스템 운영에 대한 실무 경험에 대해 이야기를 해 주십시오'와 같이 비구조적 개방적인 질문을 사용하여 참여자의 경험을 충분히 이야기하도록 하였다. 편안한 분위기에서 면담할 수 있도록 보건진료소로 직접 방문하여 자료를 수집하였고, 면담자료의 누락을 예방하기 위하여 면담자의 양해를 구한 후 면담과 동시에 녹음하였다. 녹음한 내용은 연구 참여자의 언어 그대로 필사하였다. 본 연구팀은 필사한 자료를 서로 공유하고 자료 수집 시 문제점과 개선점에 대해서 지속적으로 논의하였다.

## 3. 자료 분석

본 연구는 질적 연구방법 중 Hsieh & Shannon(2005)에 의한 전통적인 내용분석 방법을 활용하였다. 구체적인 분석단계는 다음과 같다. 1단계에서 본 연구팀은 자료 분석을 위해 대상자와의 면담내용을 여러 번 반복하여 들으면서 필사한 내용을 반복해서 읽고 의미 있는 내용에 표시를 하면서 의미를 숙고하였다. 2단계에서는 경험의 의미 있는 진술을 추출하여 기록하였으며, 3단계에서 의미 있는 진술들을 주의 깊게 보면서 중복되는 표현은 배제하고 의미 있는 진술로부터 주제를 도출하였다. 4단계는 도출한 주제를 통해 유사한 주제끼리는 묶음을 통해 여러 개의 주제 묶음이 도출되었다. 5단계는 주제묶음을 세 개의 큰 범주로 통합하였다. 마지막 단계에서는 본 연구팀이 구성한 틀에 대한 타당성을 확인하기 위해 연구 참여자였던 2명에게 자신들의 경험과 일치하는지를 확인하였다[그림 32].

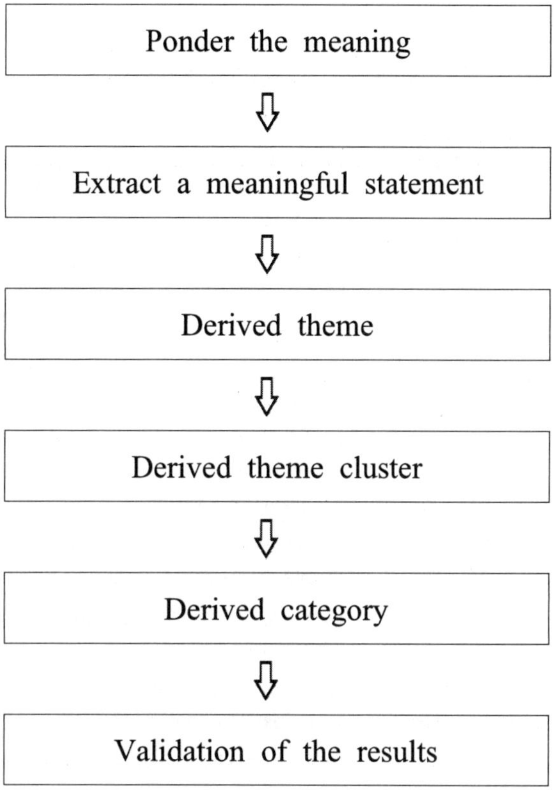

[그림 32] Data analysis process

## Ⅲ. 연구결과

면담을 통하여 획득한 원 자료의 의미 있는 진술을 통해 32개의 주제가 형성되었고, 주제에서 11개의 주제 묶음이 나왔고, 최종적으로는 3개의 범주로 구성되었다. 도출된 범주, 주제묶음, 주제와 구성된 의미와의 관계에 대한 자료 분석 내용을 보면 [표 20]과 같다.

[표 20] Coding scheme about User Experience of Telemedicine in Community Health Practitioners

| Category | Theme Cluster | Theme |
|---|---|---|
| Input resources | Human resources | Team work issue among telemedicine system managers |
| | | Unbalanced works and work load among Community Health Practitioners(CHPs) |
| | Equipments and systems | Equipment utilization |
| | | Immature system control and cumbersome preparation |
| | | Lack of education about how to use the equipment |
| | Remote Management System | Program interoperability |
| | | Systematic and effective patient management |
| | | Simplification and convenience of prescription state |
| Progress | Human resource management | Problems of training program management for participants |
| | | Absence of council(for communication) among participants in telemedicine |
| | | Equitability(Inequitability) of rewards for telemedicine |
| | Patient registration and management | Limitations of patient registration |
| | | Expensive drugs than public health center or private clinics |
| | | Restraints in geographic, time and space for telemedicine system |
| | | Operational status of medical treatment by video |
| | | Request for patient treatment |
| | | Communication problems between doctor and patient during the treatment over video |

[표 20] 계속

| Category | Theme Cluster | Theme |
|---|---|---|
| Progress | Medication | Increased rate of patient management due to the extended use of drugs |
| | | Ambiguity of legal liability in the event of a medical accidents |
| | (Blood) Laboratory test | Administrative hassles by laboratory test |
| Outcome evaluation | Benefits in telemedicine | Unattended patients management derived from the traffic inconvenience |
| | | Increased rate of patient management due to the extended use of drugs other than limited drugs |
| | | Simplification of the process of medicine prescription by doctor |
| | | Laboratory test for early detection and prevention of complications |
| | | Patients management with doctors in telemedicine |
| | Difficulties in telemedicine | Interoperability problems of the computer program |
| | | Operations to set the date and time of telemedicine(by video) |
| | | Reliability problems of the doctor |
| | Complains (Problems) in telemedicine | Worry about the damage to the credibility of CHPs |
| | | CHPs' role in identity crisis |
| | Client responses about telemedicine | Systematic and comprehensive management |
| | | Not feel the need about telemedicine |

## 1. 투입자원

### 1) 인력

원격관리를 이용하여 서비스를 제공하는 주된 인력은 원격지 의료인과 현지의료인이다. 원격지 의료인은 보건(지)소의 공중보건의사가 담당하고 있다. 공중보건의사는 병역법 제34조 제1항에 따라 군복무를 대체하기 위해 근무하는 자로 보건지소에서는 평균 1-2년마다 교체되었고, 따라서 전문의 자격을 가진 경우보다 대부분 일반의였다. 현지의료인은 보건진료소의 보건진료원이 하고 있으며, 본 연구에 참여한 보건진료원은 원격관리 경험이 5년 이상이었으며, 그중 1명은 10년 이상이었다. 강원도 만성질환 원격관리시스템은 2012년 말 기준 보건진료소 42개소, 보건(지)소 26개소가 운영되고 있다. 이중 보건진료소는 원격관리시스템 사용희망 여부에 대한 사전 동의를 얻는 반면 보건(지)소의 원격지 의료인의 역할을 담당하는 공중보건의사는 원격관리시스템을 운영하는 보건(지)소로 발령이 나게 되면 본인의 의사와는 상관없이 원격진료업무를 담당하게 된다. 따라서 그중 일부는 원격진료 업무수행에 대한 동기부여가 되지 않는 상태에서 참여하기 때문에 소극적으로 업무에 임하기도 한다. 모든 사업이 그러하듯이 원격관리도 담당자간의 상호관계가 중요하다.

> *"거의 1년 있다가 딴 곳으로 옮기는 경우가 거의 대부분이었어요. 그러니까 거의 1년에 한번 씩 바뀐다고 보면 되요". "애로사항은 이 사업이 공보의 선생님들하고 이루어지다 보니까, 그 선생님들하고 협조가 제일 중요해요. 먼저 선생님 같은 경우에는 대게 잘해주셨어요. 그리고 처방도, 혈압이 계속 비슷하면, 왜 이 사람 혈압이 계속 비슷하냐? 이거 재는 데 무슨 문제가 있는가? 이런 식으로 얘기하는데, 지금 선생님은 처방 내 달래도 내지도 않고, 보지도 않으시고... 그러니까 영상하기도 너무 힘들어요"*

원격관리 담당자별 역할을 살펴보면 원격지 의사인 보건(지)소의 공중보건의사는 화상진료와 처방인 반면 보건진료원은 환자발견을 비롯하여 환자에게 원격진료일 통보, 보건진료소에 와서 원격진료를 받을 수 있도록 환자동원(일부 보건진료원은 자동차로 송영까지 담당), 원격진료 장비 조작 및 프로그램 실행, 환자혈압과 혈당측정 및 전산입력, 기타 생체검사 실시 및 결과에 대한 자료 입력, 환자상태 입력 등으로 다양하다(Gangwondo, 2012b).

따라서 보건진료소에 단독으로 근무하는 보건진료원의 조건에서는 법에 규정된 일 이외에 원격관리시스템 운영으로 인한 추가적인 일을 수행하는데 많은 어려움을 호소하고 있다.

*"진료사업, 보건사업도 해야 되고요. 또 맞춤형방문사업도 해야 되고, 서류적인 행정적인 것도 많죠. 생각보다 일이 많아요. 게다가 원격관리까지 하는 사람은 일이 더 많아요.'*

**2) 장비 및 시스템**

원격관리는 환자의 의료정보를 구축하기 위해 혈압, 혈당, 임상검사, 산소포화도, 비만도, 심전도, 심·폐음을 측정한다. 즉 생체정보측정을 위한 장비들이 원격관리시스템 모니터에 부착되어있다. 그중 일부 장비(피부 경)는 사용되지 않고 있다. 이는 원격관리시스템 개발 초반부에 생체정보입력을 위한 기기 개발 때부터 설치된 것으로 수정되지 않고 있다.

*"이 피부 경을 들여놔서... 부과 진료도 원격으로 보나보다 했는데, 이제 피부과 진료는 안 하죠"*

*원격지(보건진료소)에는 원격영상시스템과 생체정보입력단말기가 갖추어져 있으나 시스템조작의 미숙 및 시스템 활용을 위한 준비의 번거로움으로 활동도가 낮고 오히려 전화를 사용하는 경우가 많다.*

*"어쩌다 연결을 하려면, 화상이 또 연결이, 시스템 상에서 네트워크에 문제가 있어서 또 연결이 안 되고 그래서, 어떤 때는 전화상으로 환자랑... 환자분 기껏 기다리시라고 해 놓고는, 화상을 겨우 연결을 했는데, 연결이 안 되는 거예요."*

장비사용법에 대한 교육은 오프라인으로 1년에 1회 실시하고 있다. 그러나 대집단 대상의 이론교육이기 때문에 현장적용에 문제가 있다. 일부 보건진료원은 스스로 인터넷을 통하여 다시 학습하기도 하고 보건지소의 원격지의사와 화상을 통해 자문을 받기도 했다.

*"처음 EKG가 왔을 때는 해 보려고 하다 보니까, 이게 연결이 잘 안 되는 거예요... 해 보다 보면 처음에는 미숙함이 좀 많았어요. 잘 하고 싶었는데도... 그에 대한 강의를 해 주신다고 하는데요, 실제로 와서 저희들이 경험을 안 하니까 또 잊어버리는 거예요. 그래서 저 이거 할 때는, 인터넷 들어가서 새롭게, 이렇게... 네 번째... 이렇게 다 보고..."*

**3) 원격관리시스템**

원격관리시스템에서 사용하는 응용시스템과 보건진료소사업 응용시스템이 호환이 안 되기 때문에 이중으로 자료를 입력하고 자료입력기간이 설정되어 있어 기간을 지키지 않았을 경우는 자료입력이 불가능하기 때문에 기간에 대한 부담감이 있다.

*"보건진료소 업무 입력하는 프로그램과 원격관리시스템에 입력하는 프로그램이 다르니까 프로그램을 두 곳에다가 입력을 해요. 한곳에 입력하면 자동으로 전달하는게 아니라 재차 입력을 해주어야 해요."*

*이외에도 환자에 대한 기본적인 자료(신장, 체중)와 시스템의 성과를 파악하기 위해 심뇌혈관 지수측정과 생체정보를 주기적으로 측정함으로써 개인적인 검사, 투약 등 각종 정보가 지속적으로 축적된다. 따라서 보건진료원은 이러한 자료를 이용하여 초기 환자 발견과 지속적인 모니터링은 물론 자료를 근거로 해서 근거중심의 건강교육 등 체계적이고 효율적으로 환자를 관리하고 있다.*

*"혈압과 혈당의 지속적인 결과와 다른 생체지표들을 가지고 환자의 생활습관이 바뀌도록 설명을 좀 더 많이 해주게 돼요"*

원격관리시스템을 도입하기 전에는 의사가 현지에 방문하거나 환자가 보건(지)소의 의사를 찾아가 진료를 받은 후 처방을 받았으나 원격관리시스템을 활용하면서 환자에 대한 정보(혈압, 혈당 등 검사결과 등)를 시스템에 입력하면 그 자료를 근거로 의사가 처방을 한다.

그리고 혈압, 혈당수치 이상자를 발견하면 소견서를 작성하여 의사의 검진을 받도록 권장하나 실행하지 않는 환자들이 많았다. 그러나 원격관리시스템이 도입되면서 의사에게 가지 않더라고 원격영상진료를 통해 관리를 할 수 있기 때문에 편리하다.

*"우리 진료소에서 신환이 발견이 됐다, 그러면, 저희가 판단을 해서 투약을 하는 게 아니라, 진료의뢰서를 내면 일단 병원에서 진단 받고, 그 병원에서 선생님들이 '이렇게, 이렇게 투약을 하십시오.' 하는 그... 처방지도서를 가지고 환자들에게만 투약을 하잖아요? 그런데, 이제 원격진료를 하면은, 그런 절차가 없어도 된다는 거지요."*

## 2. 운영

### 1) 인력관리

만성질환 원격관리에 참여하는 인력들의 업무수행 역량 제고를 위한 직무교육 및 워크숍 개최는 년 1회 정도 실시하고 있으나 관련된 모든 인력들이 참석하는 경우는 거의 없고, 대부분 각 시·군에서 대표로 1명 정도만 참석하고 있다. 이는 각 시·군 보건소에서 주민들의 불편을 최소화하기 위한 조치로써 가능한 보건진료소를 비우는 일이 없도록 하 기 위함이라고 한다. 또한 교육 중에도 참석자들의 교육 참여에 대한 성실성 결여로 직무교육이 효율적으로 운영된다고 말하기가 어렵다.

*"첫날은 되게 막 그랬는데, 두 번째 날, 이틀이었거든요. 두 번째 날에 간 공보의 선생님들도 있었는데요... 참석 안하고..., 도에서 회의 소집해도 오지도 않고, 사인하고 왔다가 가 버리고."*

*원격관리 제공자인 보건(지)소 공중보건의사와 보건진료원과의 원활한 업무를 위한 공식적인 회의는 거의 없다.*

*"어떤 선생님은 너무 적극적이어서 선생님이 먼저 저한테 찾아와서 인사하시는 분이 계시고, 어떤 분은 전혀 관심 없어서... 어떤 때는*

*사람 바뀔 때마다 한 번씩 식사 대접을 하고, 인사를 해요... 거의 1년에 한 번 정도예요. 그것도 제가 만들어야 만나지는 거죠".*

원격관리의 적극적인 참여를 권장하기 위해서 공중보건의사에게는 매월 수당이 지급되는 반면 보건진료원에게는 전혀 지급되지 않는다. 또한 원격관리를 하는 보건진료소와 그렇지 않은 보건진료소와의 차별성은 없는 실정이다.

*"선생님에 따라서 어떤 분들은 열심히 하는데, 한 2년 전 부턴가? 수당이 지급되고부터는 180도 달라졌어요"*

*"지금 업무 과부하를 어떻게 줄여줄 것인가 그거를 좀 고민을 해야 되고, 그런 거에 대한 어느 정도 인센티브를 줘야 되는데, 검사 내려 보내고, 평가해서 내려 보내고..."*

**2) 환자 등록 및 관리**

2012년도 공공 u-헬스 운영지침에 의하면 원격의료사업은 보건진료원 환자진료 지침에 근거를 두어 의사와 보건진료원간 원격관리서비스 시스템을 활용하여 진료협진체계를 구축하도록 하여 의료소외 지역주민의 만성질환관리를 포함한 건강증진사업을 지원하는 것으로 명시되어 있다(Gangwondo, 2012b). 그러나 교통이 불편한 오지지역의 주민과 보행 기동력에 문제가 있는 환자는 원격진료에서도 여전히 소외되고 있다.

*"원격진료는 근거리 환자만 진료하고, 원거리 환자는 제가 가정방문하여 혈압, 혈당체크하고 측정결과 이상이 있을 경우에 의사에게 전화 등으로 연락하여 약 처방을 받아 다시 환자에게 전달하며 관리한다."*

보건진료소의 만성질환자 등록·관리 대상자의 약 처방 시기는 65세를 기준으로 차이를 두고 있다. 65세 이전은 7일 간격으로, 이후는 한 달 간격으로 약 처방을 하고 있다. 반면, 보건소 및 의원은 고혈압, 당뇨병환자에게 대개 한 달 간격으로 약 처방만 하므로 환자는 처방료만 지불하지만 보건진료소는 7일간의 약값 포함해서 900원을 지불하게 되므로 환자입장에서는 보건소와 의원보다 보건진료소가 더 비싸다고 생각한다.

*"의원급이에요. 그래서 싸요. 처방전 뭐, 3000원에서 7000원 선이고 약 타는데 만 원 선이면 사죠. 그리고 이거를 저번에 어떤 분한테 약을 이렇게 드릴려고 그러니까 이분이 시 보건소보다 비싸다 그래요. 그래서 제가 시 보건소에다 전화를 해 보니까 시 보건소는 처방만을 받잖아요. 그러니까 거기도 900원이래요. 900인가 1100원인가 그렇게 받고, 이 사람이 약 타 봤자 몇 천원인거예요, 그러니까 우리가 더 비싸요."*

원격관리는 환자를 진료하기 위한 수단으로 원격(화상)진료를 수행하고 있다. 화상진료는 현지 보건진료원과 환자가 같은 공간에서 화상을 통하여 원격지 의사의 진료를 받는 형태를 말한다. 화상진료시에는 환자, 원격지 의사, 현지 보건진료원이 화상기계 앞에 동시에 함께 있어야 한다. 보건진료소 근처에 거주하는 환자는 내소하기 용이하지만 교통편이 불편한 곳에 사는 원거리 환자는 화상진료를 하기위해서 보건진료원이 보건진료소를 비우고 직접 환자의 교통수단까지 해결해 주어야 하는 경우도 있다. 원격지 의사는 원격진료만을 전담하는 것이 아니고 이 또한 여러 업무 중에 하나이기 때문에 보건(지)소 내소 환자가 많을 때는 화상진료시간을 지키기가 어렵다.

*"집단부락에 보건진료소가 있는 경우에는 별 문제가 없죠. 대부분의 주민들이 올수 있으니까요. 그렇지만 저희는 인구수도 적고, 지역도 다 흩어져 있는데다가 그 분들이 여기를 오려면 걸어서 한 시간 넘게 걸어야 하는데, 어르신들이 한 시간 넘게 걸을 수도 없는 일이고..."*

*"원격하시는 선생님이 요일을 하루 정해서 환자를 봐주셔야 하는데 선생님은 보건(지)소 내원하는 환자도 봐야 되고, 이것도 해줘야하고, 우리는 선생님 시간에 맞추어야 하는 불편함 때문에..."*

2012년도 공공 u-헬스 운영지침(Gangwondo, 2012b)에 의하면 지정의사는 분기에 한번 화상면담을 반드시 이행하도록 명시되어 있다. 그러나 실제 현장의 화상진료는 특별한 이상이 없는 한 대부분 보건진료원이 혈압 및 각종 검사 등 환자의 정보(자료)를 시스템 상에 입력해 놓은 후 전화상으로 의사에게 보고하고, 의사는 그 자료를 근거로 처방을 하고 보건진료원은 그 처방에 의해 해당 환자에게 투약하고, 투약결과를 입력한다.

> *"화상진료는 거의 못해요... 왜 못하냐면 저는 여기 환자가 거의 제가 가정방문을 해야 해요. 거의 약을 지어서 가정방문하면서 드려야 해요. 처방은 원격으로 받고... 대신 제가 혈압을 다 재서 자료를 올려놓죠. 자료를 싹 다 올려놓는데... 화상진료를 못하는 이유는 그 분을 다 데려와야 되는데 내가 무슨 수로 데려오고 데려다주겠어요"*

또한 운영지침에 의하면 '보건진료원은 환자의 초진과 관리지침을 의뢰한다.' '보건(지)소 지정의사는 일반적인 방법에 의한 관리에도 불구하고 관리가 잘 되지 않은 환자는 지도의사에게 온라인 등의 방법으로 의뢰하여야 한다' 라고 명시되어있다. 그러나 현장에서는 환자의뢰 활동이 원활히 수행되지 있지 않다.

> *"심전도 결과판독은 00대학에서 판독을 하시면 더... 질환도 나타날지 알 수는 없는데요... 그 결과가 저희 원격이 바로 연결이 되잖아요. 넘어가면 바로 대학병원과 연결이 돼 있잖아요... 판독하는 의사가 거기에서 다 그걸 볼 수 있는 거죠. 그게 연결된 게 대학 병원인 걸로 알고 있어요. 지정의사가 돼있어요... 회신도 쓰는 난이 있어 가지구요. 그런데 회신은 아직 받아보지 않아가지고 잘 모르겠어요."*

원격관리 대상 질환이 고혈압, 당뇨병이기 때문에 대상자의 대부분 노인들이다. 노인의 특성상 감각의 저하 특히 청력 등의 문제와 직접 얼굴을 마주 보면서 진료하지 않고 화면을 통해서 상담 및 진료하는 것에 대한 어색함으로 화상진료를 회피하는 경향이 있다. 또한 원격지 의사가 노인들의 그 지방 사투리 등을 이해 못하는 점 등으로 의사소통이 원활하지 않는 경우가 발생하므로 보건진료원이 통역자의 역할도 하고 있다.

*"화상을 할 때는 이 어르신들이 못 알아듣잖아요. 그래서 가운데서 또 중계를 해야죠. 여기 환자는 선생님 말을 못 알아들으니까 선생님 말을 설명해줘야 하고, 선생님, 거기서는 또 여기 말을 못 알아들으니까 설명을 해 줘야 되고. 좀 양쪽으로 그런 거는 있죠."*

*"의사하고 직접 화상으로 하는 것을 엄청 쑥스러워 하고 별로 필요 없다, 안 해도 된다고 말해요. 카메라를 보고 하는 거 되게 쑥스러워 해요."*

#### 3) 약물처방

혈압 및 혈당검사 등에서 약물치료가 필요하다고 판단되는 환자는 발견 시 의사에게 진단을 의뢰하여 확진을 받은 후 치료지침에 의하여 투약관리 해야 하나, 보건진료소에서 사용가능한 약물이 제한적이다(Ministry of Health & Welfare, 2002). 사용가능한 고혈압 약물은 암로디핀, 아테놀롤제제인 혈압강하제와 히드로 글로로티아지드성분의 이뇨제분이고, 당뇨병 약물로는 글리벤클라미드성분인 경구용 혈당강하제와 글리메피리드성분으로 제한된다. 따라서 그 외의 약을 사용하여야 하는 환자는 보건진료소에서 등록하여 관리를 할 수가 없는 상황이었다. 그러나 원격진료를 시행하고 있는 보건진료소와 보건(지)소 원격지 의사와 합의가 된 경우에는 보건진료소에서 사용한 가능한 약물 이외의 약품사용 범위가 확대되어 기존보다 많은 환자를 등록관리 할 수 있다. 따라서 환자는 보건(지)소나 병원까지 가지 않고도 보건진료소에서 검사, 약물투여 및 정기적인 만성질환 관리가 가능한 장점이 있다.

*"저희가 104종의 의약품이 있는데 그 중에서 꼭 의사처방전이 꼭 한 번 있어야 하는 그 있잖아요. 그 회신서를 꼭 받아야만 우리가... 약을 줄 수 있는 그런 약들이 몇 개 있어요... 그게 뭐냐하면 주로 고혈압 약 중에 그나마 주로 고혈압 약 몇 개 쓰는 것 중에 다이크로진 빼고는 다 그래요. ...저희가 그 회신서를 단지 안 받아도 되는 거죠... 법적으로 저희가 보호받을 수 있는 것 외에는 아주 큰 거는, 그런 번거*

*로움이 많이 없어졌어요. 그래서 물론 환자도 늘고... 왜냐면 당뇨약 같이 고혈압, 당뇨가 같이 있는 환자분들한테는 선생님들의 처방이 필요한 환자들이 다시 진료소로 흡수되기도 하는 것도 있고..."*

그러나 의료법상의 원격의료의 개념 및 범위는 의사(의사, 치과의사, 한의사 포함)가 원격지의 의료인에 한하여 의료지식 또는 기술을 지원하는 수준으로 정의하고 있다. 또한 의사의 지원을 받아 의료행위를 행하는 원격지의 의료인에 대하여는 의료법 제34조 제1항에 정의된 의료인(의사, 치과의사, 한의사 포함)으로 해석할 것인지, 의료법 제2조에 의한 의료인(의사, 치과의사, 한의사, 간호사, 조산사)으로 해석할 것인지에 대해서는 확실하게 정해지지 않은 상태에서 간호사인 보건진료원이 보건진료소 관리지침에 제시된 약품이외의 약품을 사용하는 것이 법적으로 보호를 받을 수 있는 지에 대해서는 의문이다. 현재 원격관리시스템을 운영하는 보건진료소는 기존에 사용할 수 있는 약 이외에 약물의 부작용이 비교적 적은 약품 하나 혹은 두개를 더 사용하기도 하고, 어떤 보건진료소는 원격지 의사에게 법적으로 사용할 수 있는 범위 내에서 처방을 내달라고 원격지 의사에게 요구하기도 한다. 보건진료원은 간호사이면서 농어촌 등 보건의료를 위한 특별법에 따라 진료권을 부여 받은 의료기관 개설자로 현지에서 일차 진료업무도 담당하고 있다. 따라서 현재 법상으로 원격의료 시행에 따른 법적문제가 발생했을 경우 보건진료원이라는 신분으로 책임소재가 불명확하고 애매모호한 실정이다.

*"저희가 원격진료 할 때부터 말한 게 보건진료소에서 사용할 수 있는 약 이외의 약을 추가로 사용함으로써 우리에게 피해 받지 않게끔 해 달라했는데 그것이 어려운가 봐요. 만약에 의료사고가 나면 어떻게 되는 건지? 또 공보의 선생님이 바뀌면 처방약이 바뀌어요. 우리에게 이 약 사라고 하는 경우가 있어요. 그럴 때 보건진료소에서 쓸 수 있는 약이 있다고 했을 경우에 어떤 분은 처방을 못 내겠다고 하는 경우도 있습니다."*

#### 4) 검사

원격관리 환자는 최초 등록 때와 격년주기로 건강검진을 실시하도록 운영지침에 명시되어있다. 따라서 보건진료원은 환자의 합병증예방 및 발견을 위하여 당화혈색소검사 등 다양한 검사를 실시해야한다. 그러나 검사실시에 따른 행정적 과정을 밟는 절차가 복잡하기 때문에 단독으로 근무하면서 이러한 행정적 복잡함은 부담스러움을 가중시킨다고 생각한다.

*"보건소 임상검사 의뢰 시 과정이 복잡하다. 계획서제출, 검사물 채취 및 검사의뢰, 검사결과보고, 환자에게 결과통보, 비용지출 등을 결재를 받아야 한다."*

### 3. 성과평가

#### 1) 원격관리의 장점

원격관리 도입의 목적 중 하나는 의료기관을 직접 방문하는 것이 현실적으로 어려운 농어촌 지역의 의료접근성 개선을 위함이다. 보건진료원들 역시 원격진료 시스템 도입 이후 교통 불편 등의 이유로 치료받지 못하고 방치된 환자들을 관리할 수 있다는 점에 대해 긍정적으로 생각하고 있다.

*"조사한 거에 보면 37%, 대상자의 37%가 약 전혀 안 먹고 방치되어 있던 환자들이었거든요? 37%가. 그 분들이 원격을 하는 진료소에서 원격을 통해서 관리를 받아서 합병증 없이 관리가 되고 있는 점"*

원격관리를 하는 보건진료소는 원격지 의사가 진료 후 처방한 약품은 사용할 수 있기 때문에 고혈압, 당뇨병환자 등록 관리율이 증가한다. 한편 환자입장에서는 원거리의 보건(지)소나 병·의원을 방문하지 않고 근거리에 있는 보건진료소에서 효율적인 환자관리 즉, 검사, 약물투여 및 맞춤형 건강생활실천교육 등의 포괄적인 관리가 가능하다.

*"일단은 환자가 많아진 거... 제가 관리하는 환자들이 다 밖에 나가잖아요. 약을 지으러... 제가 쓸 수 있는 약은 한정되어 있으니까. 나가셨던 분들이 들어와서... 체계적으로 관리하고, 자주 체크해서 문제가 있는 걸 빨리빨리 발견한다."*

보건진료원이 원격관리 활용에 대한 장점으로 지적한 것은 초기 환자 발견 시 복잡한 과정 없이 화상진료를 통해 의사의 처방을 받음으로서 환자를 등록 및 관리 하는 것이라고 한다.

*"신환이 발견되면 저희가 판단해서 투약을 하는 게 아니라 일단 병원에서 진단받고, 처방지도서를 가지고 온 환자들에게만 투약을 하잖아요? 그런데 이제 원격진료를 하면은 그 절차가 없어도 된다는 거죠. 이렇게 하니까 환자도 덜 복잡하고..."*

만성질환자관리는 이차질환에 대한 합병증예방 및 조기발견이 중요하다. 따라서 표적 장기 손상여부와 심혈관 질환 유무를 파악하기 위하여 주기적으로 관련된 검사를 실시하는 것이 중요하다. 보건진료소에서 원격관리 사용 이전에는 다양한 검사를 하지 않았으나 원격관리 도입 이후에는 주기적으로 이와 관련된 검사를 하는 것이 환자관리를 좀 더 질적으로 접근한다는 점에 만족해하고 있다

*"의사의 처방에 따라 간 기능 검사, 신장 기능 검사, 심전도, 체지방 등 검사를 할 수 있어 좋다. 원격진료시스템 운영하지 않는 보건진료소는 이런 검사 실시하지 않는다."*

*일부 보건진료원은 지역사회 만성질환관리에 의사와 함께 팀으로 접근하는 것을 긍정적으로 생각하고 있었다.*

*"원격진료 실시하기 전에는 투약관리, 생활습관개선 상담 교육을 실시하였으나 원격진료 실시 이후에는 이상이 있는 환자에 대해서 의사와 상담할 수 있고, 약 처방 받을 수 있어 환자관리를 잘 할 수 있다. 그때 그때 정보를 입력해서 약 처방을 받을 수 있다."*

#### 2) 원격관리 운영상의 어려운 점

원격관리 응용시스템이 보건진료소의 기존사업 응용시스템과 호환이 안 되어 단독으로 근무하는 환경에 있는 보건진료원에게는 업무 부담과 과중으로 느끼고 있었다.

*"어느 때는 5일인가 몇 일 이전까지 그걸 못해 주면, 그냥 날아가 버리는 거예요. 자료가... 입력할 수 있는 기간이 있어요. 우리 진료원들이 일은 무지하게 많이 하는데 기록들을 몇 군데 해야 하니까..."*

화상진료를 위해서는 원격지 의사, 환자, 보건진료원이 동일한 시간에 스크린 앞에 있어야 하므로 시간 맞추기가 어렵다.

*"보건지소 공중보건의사는 보건지소 진료업무와 다른 보건진료소의 원격진료 업무 등으로, 나는 환자 동원하는데 시간 맞추기가 어렵다."*

원격관리에 참여하는 원격지의 의사는 대부분 공중보건의사로써 일반의이기 때문에 보건진료원 및 지역주민들이 의사의 서비스 질에 대한 신뢰도가 낮은 이유로 인해 주민의 참여도가 떨어지는 경우도 있다.

*"환자의 약 부작용, 서맥 등 이상상태의 자료를 입력해도 의사가 참고하지 않고 routine으로 처방 내는 경우가 있다."*

#### 3) 원격관리 운영에 대한 불만 및 불편 사항

보건진료원은 그동안 지역에서 존경받는 전문인으로서 자리매김을 해왔다. 특히 주민으로부터의 신뢰를 소중하게 여기며 근무해온 그들이 어떤 경우에는 전문인다운 태도나 자세가 부족한 공중보건의사에게 의뢰하고 처방받는 중간매개자나 통역이라는 역할을 하는 것에 편치 않은 감정을 느끼면서 주민으로부터 지금껏 쌓아온 신뢰감에 손상을 입지나 않을까하는 두려움을 갖기도 한다.

*"저희는 이 지역 주민을 상대하는 거잖아요. 이 지역주민한테 조금 섭섭하게 하면 동네 소문이 쭉 나잖아요."*

*원격관리에서 보건진료원이 하는 역할에 대해 회의감을 갖기도 한*

*다. 만성질환관리는 약물 관리 이외에도 생활양식변화를 위한 보건교육 등의 다양한 역할이 있음에도 불구하고 현실적으로 원격관리 평가는 약물처방에 치중하는 것에 대해 보건진료원의 본질적인 역할에 대한 의구심을 갖는다.*

*"자꾸만 알짜가 빠지는 그냥 곁다리로 의사처방 받기 위한 어떤 수단으로 밖에는(생각이)안되는 거예요. 그러다 보니 그냥 원격에 대해서 그냥 시들시들... 원격진료의 취지, 목표, 궁극적인 목표가 환자 스스로가 혈압관리를 할 수 있도록 하는 것으로써 약만 갖고는 안 되는 부분이잖아요. 근데 점점 가면 갈수록 어딘가 모르게 그냥 보건진료소에서 관리하는 환자에게 약으로만 관리한다는..."*

#### 4) 원격관리에 대한 대상자의 반응

집에서 가까운 보건진료소에서 의사의 화상진료 및 상담, 투약, 각종 검사, 보건교육 및 상담을 받을 수 있다는 것에 만족해하고 있다. 최근에 농촌으로 전입하는 인구인 도시에서 농촌으로 귀농한 주민들이 원격관리에 대해 긍정적으로 반응한다.

*"교통 불편으로 병원가기 힘든데 보건진료소에서 투약, 검사, 체 성분 검사 등 병원처럼 해주니 매우 만족스러워한다. 교육도 해주고..."*

*"이게 있으니까 병원에 굳이 안 가시더라도 관리하시기 편하다고 느끼고, 또 한 가지는 서울에서 귀농을 하셔서 오시는 분들이 있으세요. 맨 처음에는 서울까지 어떻게 병원을 다닐까 하다가... 진료소에 와서 원격관리시스템에 등록해서 약을 드시고 관리해 주다 보니까 본인이 서울에 살 때 병원에서 가정의처럼 관리해 주셨대요. 그러면서 여기 와서 원격진료 받는 것이 그거랑 거의 비슷하단 생각이 들었대요."*

주민들은 원격관리에 대한 중요성을 이해 못하는 면도 있지만 그것보다 보건진료원의 서비스에 대한 신뢰도가 높아 웬만한 서비스와는 비교하지 않으려고 한다. 이러한 현상은 보건진료원이 지역주민과 오랜 기간 동안 함께 가족처럼 지내면서 성실하게 건강관리를 해주었기 때문이다.

*"진료소 소장님과 크게 다르지 않다. 괜히 약속시간 지키는 번거로움만 있다. '그냥 진료소 소장님이 해 주세요' 해요."*

## Ⅳ. 논의

강원도 보건진료소 원격관리가 10년이 넘게 운영되는 시점에서 실제 현장에서 원격관리에 참여하고 있는 보건진료원의 경험을 소개함으로써 원격관리에 대한 이해를 돕고자 한다. 본 연구는 32개의 주제, 11개의 주제 묶음과 3개의 범주로 구성되었다. 최종적으로 도출된 3개의 범주는 투입자원, 과정과 성과평가이었고 이를 중심으로 논의를 전개하고자 한다.

### 1. 투입자원

원격관리에 관여하는 의료인은 보건(지)소에 근무하는 지정의사(공중보건의사)와 보건진료소의 보건진료원이다. 보건(지)소 지정의사는 원격관리를 운영하는 보건(지)소에 발령이 나면 본인의 의사와 무관하게 원격관리를 해야 하나, 보건진료원은 근무지인 보건진료소에 원격관리시스템 도입에 대한 사전 동의 과정을 거친 후에 원격관리를 수행한다. 강원도 공공 u-헬스서비스 운영성과(Gangwondo & Hallym University, 2013)에서 제시된 바에 의하면 근무기간이 보건(지)소 지정의사는 6개월이 가장 많은 반면 보건진료원은 5년 이상이 가장 많은 것으로 나타났다. 이상과 같이 선택의 자율성과 근무기간은 사업을 진행하는데 중요한 영향을 미칠 것으로 본다. LeRouge et al.(2012)은 원격관리를 효율적으로 진행하기 위한 조직의 역할로써 서비스 수행자들의 상호관계의 중요성을 강조하였다. 상호관계를 촉진하기 위해서는 적합한 제공자를 선택하는 것이라 하였다. 이를 우리나라의 실정에 반영한다면 원격관리에 적합한 원격지 의사를 선택하기 위해서는 보건(지)소로 배치 받기 전에 원격관리를 희망하는 자에 한해서 업무를 담당하게 하고, 담당자는 근무기간의 잦은 변동이 없도록 상부기관에서 고려하도록 한다.

보건(지)소 지정의사와 보건진료원의 업무수행 역할 설정을 비교해볼 때, 보건(지)소 지정의사에 비해 상대적으로 보건진료원에게 업무가 편중되어 있다. 2012년도 공공 u-헬스 운영지침에 설정된 역할에 의하면 보건진료원은 고혈압·당뇨 환자발견, 지정의사에게 환자 초진과 관리지침 의뢰, 환자 평가 및 검사의뢰, 약품구입, 투약, 가정방문, 관리결과 및 관리 중 발생하는 환자정보 파악 및 전산프로그램에 입력하여 지정의사 또는 지도의사에게 전달 등이며, 보건(지)소 지정의사는 보건진료원이 의뢰하는 환자 초진 및 진단, 필요할 경우 환자의 임상검사, 관리지침 수립 및 확인, 지도의사에게 온라인으로 의뢰한다(Gangwondo, 2012b). 이는 강원도 공공 u-헬스서비스 운영성과(Gangwondo & Hallym University, 2013)의 결과에서 확인할 수 있었다. 보건진료원이 보건(지)소 지정의사보다 업무량이 많은 이유가 생체정보입력/관리(50.0%), 준비시간의 증가(18.4%), 진료/지원시간의 증가(10.%)순이라고 하였으며, 특히 시간을 제외한 노력 관련 업무량의 증가 여부에서 보건(지)소 지정의사는 대부분 동일하거나 감소하였다고 응답한 반면 보건진료원은 84.2%가 증가하였다. 업무증가의 가장 큰 원인은 장비/시스템 조작(71.1%), 환자의 의사소통(21.1%), 추가행정업무(13.2%) 등 이었다. 이를 해결하기 위한 방안으로는 LeRouge et al.(2012)이 말한바와 같이 원격관리 제공자들의 편리성을 위해 원격관리시스템 구축할 때 적절한 장비 배치, 의학적 체계와 기록의 접근용이성 등을 감안해야 할 것이다.

보건진료소는 원격영상시스템과 생체정보입력단말기가 설치되어 있으나 시스템 조작 미숙 및 준비의 번거로움 등의 이유로 활용도가 저조하고 오히려 전화를 활용하는 경우가 많았다. 이러한 현상은 강원도 공공 u-헬스서비스 운영성과(Gangwondo & Hallym University, 2013)에서도 원격관리시스템 및 기기작동이 원격관리의 제약요인 1순위로 나타났다. 일 년에 한번 오프라인을 통해 장비사용법에 대한 교육이 실시되고 있지만 이론교육의 한계점으로 보건진료원들이 현장에 와서 적용하기가 어렵기 때문에 결국 개인적으로 인터넷 및 지인 등을 통하여 다시 학습한다고 한다. 원격관리의 효율적인 운영을 위해서는 시스템 및 장비활용에 대한 교육과 자신감이 중요하며(Doering et al., 2013; LeRouge et al., 2007; LeRouge et al., 2012), LeRouge et al.(2007)은 교육내용에서 화상을 통해 환자와의 의사소통을 원활하게 할 수 있도록 의사소통에 대한 교육도 포함 할 것을 강조하였다.

응용시스템에 대한 보건진료원들의 반응은 크게 두 가지이다. 그 중 하나는 긍정적인 측면으로 환자에 대한 체중, 신장 등 기본 자료와 심뇌혈관 지수측정과 생체정보를 주기적으로 측정하게 됨으로써 이를 근거로 환자관리가 체계적이고 효율적으로 제공할 수 있으며, 신환자 혹은 혈압, 혈당 등을 측정하여 이상이 발견된 환자도 보건(지)소나 병원에 의뢰하지 않고 보건(지)소 지정의사와의 원격영상진료를 통해 관리할 수 있어 편리하다는 것이다. 반면 응용시스템이 보건진료소 사업의 응용시스템과 호환성이 없어 환자에 대한 자료를 보건진료소의 기존 응용시스템과 원격관리시스템에 관한 응용시스템에 입력하여야 하는 중복 및 과중한 업무수행의 불편함을 호소하고 있다. 이러한 현상 역시 강원도 u-헬스서비스 운영성과(Gangwondo & Hallym University, 2013)에서도 응용시스템 간 호환성 개선으로 데이터 간 상호연관성 확보방안이 필요하다고 지적하였다. 따라서 응용시스템의 호환성 문제에 대한 대책을 시급히 마련하는 노력이 필요하다고 본다.

## 2. 운영

2012년도 공공 u-헬스운영 지침에 의하면(Gangwondo, 2012b) 도에서는 원격관리에 참여하는 인력들의 업무수행능력 제고를 위한 직무교육을 년 1회 이상 실시하도록 되어 있으나 실제로는 참여인력 모두가 교육을 받지 못하고 대부분 시·군에서 대표로 1-2명만이 직무교육에 참석하고 있다. 사업 참여 인력에 대한 직무교육은 그야말로 업무수행 능력을 높이기 위한 교육이므로 참여 인력 모두가 참석할 수 있도록 보건소차원에서 행정적인 대책마련이 필요하다고 보며, 또한 보건(지)소 지정의사와 보건진료원이 함께 원만한 관계 속에서 팀으로 접근하여 사업을 성공적으로 지속가능하게 하기 위해서는 팀웍이 형성될 수 있는 환경조성이 필요하다고 본다(Doering et al., 2013; LeRouge et al., 2007).

원격관리는 보건진료원과 보건(지)소 공중보건의사에게는 기본 업무이외의 추가업무로 수행되고 있기 때문에 보건(지)소 공중보건의사에게는 별도의 수당이 지급되고 있는데 반해 보건진료원은 아무런 보상이 없는 것은 물론이고 원격관리시스템을 시행하는 보건진료원과 시행하지 않는 보건진료원 간의 차이가 없다. Doering et al.(2013)의 원격관리 성공을 위해서는 사업관련자에게 실제적인 혜택을 제공할 것을 지적한 바와 같이 보건진료소 원격관리시스템 운영이 당초 도입의 취지와 목적에 맞게 운영되기 위해서라도 사업 참여인력 모두에게 형평성 있는 적절한 보상제도가 필요하다고 생각한다.

원격관리 시스템도입의 궁극적 목적은 의료기관을 직접 방문하는 것이 현실적으로 어려운 의료접근성이 취약한 소외계층을 위한 사업임에도 불구하고 교통이 불편한 오지지역의 주민과 보행에 문제가 있는 기동력 문제 환자는 아직도 원격관리시스템의 혜택에서 여전히 간과되고 있어 소외되고 있는 실정이다. 그 이유는 현재의 원격진료는 환자, 원격지 의사, 보건진료원이 보건진료소에 설치된 화상기계 앞에 동시에 함께 있어야하기 때문에 보건진료소 근처에 거주하는 환자는 비교적 내소하기 용이하지만 교통이 원활하지 않은 곳에 거주하는 원거리 환자들은 보건진료원이 보건진료소를 비우고 환자를 데리러 가야 하는 문제가 발생하며, 보건(지)소 지정의사 역시 원격관리 시스템 업무만 전담하는 전담의사가 아니기 때문에 보건(지)소 내소한 환자가 많을 경우에는 화상진료 시간을 지키기가 어려운 실정이다. 따라서 오지 지역인 소외지역 주민까지 서비스가 제공될 수 있도록 원격진료의 접근성을 높이고 화상진료에 있어서 의사와의 직접적인 대면을 선호하는 것(Lerouge et al., 2007)을 감안하여 주기적인 대면진료가 가능하도록 원격진료 전담의사 활용이 바람직할 것으로 본다. 원격진료 전담의사의 배치는 이를 활용하여 오지 지역을 주기적으로 방문할 수 있고, 또 특별히 날짜와 시간에 제한 받지 않고 환자가 필요시에 언제라도 원격관리를 받을 수 있도록 운영할 수 있는 장점이 있다.

현재 고혈압환자 관리에서 공공기관인 보건(지)소 진료수가와 일차의료기관인 개인의원의 진료수가가 다르며, 그 중에서도 보건진료소의 진료수가 기준은 농어촌 등 보건의료를 위한 특별조치법, 제25조(진료비)에 의거 보건복지부장관이 정하는 바에 따른다(Ministry of Government Legislation, 2013, January 23). 실제 보건진료소의 진료수가와 약값 합한 금액이 보건(지)소와 개원의원보다 더 높고, 처방기간도 보건소와 개원의원은 1개월분인데 반해 보건진료소는 1주일분으로 기간이 짧아 환자들의 접근성에 영향을 미칠 수 있다. 따라서 원활한 원격관리를 위해서는 원격관리를 하는 보건진료소만이라도 진료 수가와 처방기간에 대한 별도의 제도적 장치가 마련되어야 한다.

화상진료 운영 측면에서는 강원도 2012년도 공공 u-헬스 운영지침에 따르면, '보건(지)소 지정의사는 진료지침을 최초로 전달하기 전에 가능하면 대면진료에 의한 초진을 시행하여야 한다. 그리고 진료지침을 최초로 전달하기 전과 지침의 변경이 있을 경우 외에도 반드시 분기 1회 화상진료를 시행하도록 제시되어 있으며, 협력병원의 지도의사는 보건진료원과 지정의사에 의해 이루어지는 지침이 잘 수립되었는지 확인하여야 하고, 필요한 경우 심전도 등의 임상검사 결과를 판독해 주어야 한다.'고 제시되어 있다. 그러나 실제로 지정의사와의 화상진료는 신규 등록 환자나 관리하고 있는 환자 중에 특별한 이상증상이 발견되거나 호소하는 환자만을 대상으로 이뤄지고, 대부분의 환자들은 보건진료원이 응용시스템에 입력해 놓은 환자의 검사결과 및 자료를 중심으로 처방된 것을 가지고 투약관리하고 있다. 또한 협력병원 지도

의사의 검사결과 판독지원 및 진료지원 등의 활동과 실적은 거의 없었다. 합의된 지침이나 프로토콜은 일률적인 서비스와 제공자간의 협동을 이끌어내는 매개체이며 나라 간의 건강관리서비스 체계의 차이도 극복할 수 있을 정도로 중요하다(Doering et al., 2013). 따라서 합병증 예방 및 조기 발견 등 환자의 질 관리 측면에서 운영지침에 제시된 각 기관/인력별 역할이 제대로 수행될 수 있도록 지속적인 평가 및 모니터링 방안 모색이 필요하다.

환자 진료 시에 의사와 환자의 의사소통은 매우 중요하다. 더욱이 대면진료가 아닌 화상진료에서는 더욱 중요하다. 그리고 원격진료 대상자들은 고혈압, 당뇨병 환자들이기 때문에 대부분 노인들이다. 노인들은 청력 등의 신체적인 문제 뿐 만 아니라 직접 대면하지 않고 영상으로 진료하는 것에 대한 어색함 등으로 원활한 의사소통이 안 되는 경우가 많아서 항상 보건진료원들이 중간에서 통역자로 개입한다. 이러한 현상은 강원도 공공 u-헬스 서비스 운영성과(Gangwondo & Hallym University, 2013) 결과를 통해 확인할 수 있었다. 즉 노인층의 경우 인터넷 및 IT 장비에 대해 친숙하지 않아 불편을 겪고 생소하여 거부감이 있는 것으로 나타났으며, 이용자들의 92%가 처방 등과 관련된 반복 설명과 상세한 설명의 요청, 건강관리의 권고를 받기 위해 보건진료원의 지원이 필요하다고 하였다. Miller(2001)의 의사와 환자의 의사소통에 관한 문헌분석에 의하면 대상자(의사와 환자)의 약 80%가 원격관리에 대해 긍정적인 반응을 보였으나 '비언어적 행위'와 '접촉의 부족'은 부정적인 것으로 나타났다. 특히 본 연구의 원격관리를 받는 대상자는 대부분이 노인이라는 점을 감안하여 향후 원격관리 제공자를 위한 교육안에 원격화상을 통한 의사소통 기술이 포함되어야 한다.

2012년도 공공 u-헬스 운영지침의 투약지침에 의하면 '투약이 필요한 경우 가능하면 보건진료원 진료지침의 범위 안에서 투약지침을 전달, 불가피한 경우 사전 협의 하에 보건진료원이 투약준비를 갖출 수 있게 하여야 한다.'고 명시되어 있다. 현재 보건진료소에서 사용할 수 있는 약품은 104종이며, 이 중 고혈압과 당뇨약품은 히드로클로로티아지드 성분인 다이크로진정과 경구용 혈당강하제 약품으로는 글리벤클라미드 성분의 다오닐정과 글리메피리드 성분인 아마릴정과 글리메정 뿐이다(Song, 2012). 그리고 현행 의료법 34조 원격의료의 정의는 '의료인은 의료업에 종사하는 의사, 치과의사, 한의사만 해당' 된다. 동법 34조 4항에는 '원격지의사의 원격의료에 따라 의료행위를 한 의료인이 의사, 치과의사 또는 한의사인 경우에는 그 의료행위에 대하여 원격지의사의 과실을 인정할 만한 명백한 근거가 없으면 환자에 대한 책임은 제3항에도 불구하고 현지의사에게 있는 것으로 본다.' 라고 명시되어 있다(Ministry of Government Legislation, 2013).

이와 관련하여 원격관리를 하는 보건진료소에서의 약물 사용의 확대 문제는 본 연구 뿐 만 아니라 강원도 공공 u-헬스서비스 운영성과(Gangwondo & Hallym University, 2013)에서도 개선 필요사항의 1순위로 제시되었다 원격관리시스템 운영에서 현지의사의 역할을 하고 있는 보건진료원에게 업무수행 과정에서 의료적인 문제가 발생한다면 의료법 34조에 현지의사에도 포함되지 않는 보건진료원을 어떻게 법적으로 보호할 것인지에 대한 대책이 무엇보다도 시급하다.

보건진료원은 간호사이다. 농어촌 등 보건의료를 위한 특별조치법, '02.12.18. 제 2조에 의하면 '보건진료원'이라 함은 제 19조의 규정에 의한 의료행위를 하기 위하여 보건진료소에 근무하는 자를 말하며, '보건진료소'라 함은 의사가 배치되어 있지 아니하고 계속하여 의사의 배치가 곤란할 것으로 예상되는 의료취약지역 안에서 보건진료원으로 하여금 의료행위를 하게 하기 위하여 시장·군수가 설치·운영하는 보건의료시설을 말한다. 라고 명시되어 있다(Ministry of Government Legislation, 2013). 만성질환 원격관리시스템을 운영하는 보건진료소에서의 사용할 수 있는 약품은 기존 약품에서 고혈압, 당뇨 각각 최소 1~2종이 추가로 확대 사용할 수 있도록 제도적 뒷받침이 절대적으로 필요함과 동시에 약품투약에 대한 성분 등의 특성과 주의사항에 대한 교육이 동반되어야한다. 또한 보건진료원들의 적극적인 참여를 유도하기 위해서는 고혈압 관리를 위해 허용되었던 약품의 재평가를 통해 사용가능한 약품을 확대할 필요가 있다. 강원도 공공 u-헬스서비스 운영성과(Gangwondo & Hallym University, 2013)에서도 투약과 관련된 약품 및 약품사용의 한계로 약물투약에 있어서 효과적관리가 현실적으로 제약이 되기 때문에 법과 제도 개선 또는 현 법과 제도 하에서 약품사용에 대한 제한을 개선하고 책임소재를 명확히 하는 것이 필요하다고 지적하였으며 u-Health 현황과 정책과제(Song et al., 2011)에서도 정책 제언으로 의료사고 시의 책임소재 등과 관련한 제도적 환경조성을 언급하였다. 국내·외를 막론하고 원격관리 수행에서의 법적인 측면은 나라마다 내용면에서 다소 차이는 있으나 중요한 문제로 간주되고 있다(Doering et al., 2012; Saliba et al., 2012).

2012년도 공공 u-Health 운영지침에 의하면 원격진료 환자는 최초 등록 시와 격년 주기로 건강검진을 실시하도록 명시되어 있다. 이에 대해 보건진료원은 심전도, 당화혈색소 검사 등 다양한 검사를 실시하고 있다. 그러나 이러한 검사 업무를 수행하는 과정에서 추가적으로 발생되는 행정적인 업무와 복잡한 절차 때문에 신체적, 정신적 소진 상태에 있다.

운영지침에 따라 원격관리를 수행할 때 보건소에서는 가능한 이송수단을 제공하는 등의 적절한 방법으로 지원하고, 필요한 경우 환자 임상검사 등이 이루어지도록 지원한다는 지침을 준수함으로써, 보건진료원이 보건진료소에서의 기본적인 업무이외에 추가되는 과중한 업무로 소진되지 않도록 적극적인 지원이 요구된다.

### 3. 성과평가

보건진료소 원격관리의 성과평가는 크게 사업제공자인 보건진료원과 사업이용자인 환자(대상자)의 입장으로 구분하였으며, 세부 내용은 사업제공자인 보건진료원은 원격관리의 장점과 운영과정에서의 어려운 점, 원격관리에 대한 불만과 사업이용자인 환자(대상자)는 원격관리에 대한 의견 및 소감으로 구분하였다.

우선 원격관리의 장점은 교통 불편 등의 이유로 치료받지 못하고 있는 방치된 환자를 관리할 수 있는 점과 제한된 약품 이외의 약품 확대 사용으로 인한 환자등록 관리율 증가, 신환자 및 이상 환자에 대한 의사 처방의 간소화, 합병증 예방 및 조기발견을 위한 각종 정기적인 검사 실시, 의사와 팀 접근 개념의 환자관리 등으로 나타났다. 이는 원격관리의 장점으로 Hjelm(2005)이 제시한 바와 같이 소외층에 대한 건강서비스의 접근성, 정보와 전문적 교육 제공 증진이라는 것과 유사한 결과를 보였다.

반면 원격관리운영과정에서 어려웠던 점들은 원격관리 응용시스템이 기존 응용시스템과 호환이 불가함에 따라 검사 결과 등 입력 업무 중복으로 인한 업무 과중을 가장 많이 호소하였으며, 원격진료운영에서의 지리적, 시간적, 공간적 제한으로 특히 오지 지역의 환자 및 보행의 기동력 문제가 있는 환자관리의 어려움, 환자관리에 대한 책임감과 성실성이 결여된 의사의 의식과 태도에 대한 불만, 예를 들면 이상 증세가 발견된 환자나 관리가 잘 안 되는 환자들에 대해서는 협력병원의 지도의사 등에 의뢰하도록 운영지침에 제시되어 있음에도 불구하고 지침이 지켜지지 않는 것을 들었다. 그 외에도 환자들에게 중요한 생활습관 개선 등은 보건진료원이 보건교육자로서 많은 시간을 할애해서 수행함에도 불구하고 실제 사업평가에는 포함되지 않는 다는 것, 약물관리에 치중한다는 것과 사업에 대한 동기가 결여된 보건(지)소 지정의사의 환자관리 태도에 대한 불만(보건진료원과 주민과의 그동안 구축해 놓은 신뢰도에 혹시라도 나쁜 영향을 끼칠 바 하는 염려 등)이 있었다.

이용자인 환자(대상자)의 반응은 간접적인 방법으로 보건진료원을 통해 들은 내용을 기술하였다. 환자는 의사를 직접 찾아가지 않더라도 검사 및 진료를 체계적이고 포괄적으로 받을 수 있다는 점에서 좋은 반응을 보이는 반면, 일부 환자는 보건진료원에 대한 절대적인 신뢰 형성으로 인해 원격화상에 적극적으로 참여함을 기피하려고 하는 점이 었다. 이는 이용자가 원격관리에 대해 어느 정도의 지식과 준비(LeRouge et al., 2012)가 되어 있는지에 대한 조사와 함께 이용자의 반응이나 만족도에 대한 조사가 필요할 것으로 사료된다.

본 연구 결과를 바탕으로 향후 원격관리를 수행하기 위해서 다음과 같은 점을 고려하기를 제언한다. 첫째는 원격관리시스템 운영지침의 충실한 시행이 요구된다. '2012년도 공공 u-헬스 운영지침. 강원도'에 의하면 사업추진 배경 및 목적을 비롯하여 운영체계가 구체적으로 기술되어 있다. 특히 환자관리를 위한 기관별 역할에서 제시된 역할들을 각 기관들이 충실히 시행하도록 하고, 신규 원격관리 담당인력을 대상으로 하는 원격관리에 대한 철저한 오리엔테이션 및 지속적인 모니터링이 필요하다. 둘째는 만성질환관리의 특성을 고려하여 참여 인력별 역할 재조정 및 평가지표(도구)확대가 필요하다. 이는 원격관리 시스템 실적 및 평가항목에 만성질환자에게 중요한 식이 및 운동 등의 생활습관개선 활동이 포함해야 한다. 생활습관개선에 대한 보건교육은 중요한 활동으로서 현지의 보건진료원이 많은 시간을 할애하고 있으나 평가실적에서는 간과되고 있다. 또한 참여인력별 역할이 편중되지 않도록 역할 재조정도 필요하다. 셋째는 환자의 원격진료 접근성 제고를 위한 보건(지)소 전담의사 활용이 필요하다. 교통이 불편한 환자의 접근성을 높이기 위해서는 환자가 필요할 때 원격관리를 받을 수 있도록 하고, 체계적인 환자관리를 위해서는 사업에 대한 동기부여 및 책임감이 절대적으로 필요하다. 마지막으로 원활한 보건진료소 원격관리를 위한 제도적·법적 뒷받침이 필요하다. 보건진료소 사용 약품 확대 및 원격관리에서의 의료인에 대한 정의 등이 모호하여 사고발생시 책임소재가 불명확하다. 이로 인해 일부 보건진료원은 원격관리를 시행하고는 있으나 이러한 점을 염려하고 있다.

본 연구는 현지 의료인으로 활동 중인 보건진료원의 생생한 경험을 기술한 현장감 있는 연구라는 것에 의의가 있다. 그러나 원격관리에 관여하는 의료제공자들과 환자를 포함해서 다양한 접근방법으로 진행 된 것이 아니므로 결과의 해석을 일반화하는데 한계가 있다. 따라서 향후 연구는 연구대상을 확대해서 다양한 접근방법으로 시도하기를 기대한다.

## Ⅴ. 결론

본 연구는 보건진료원이 만성질환 원격관리 운영과정에서 경험하는 실제를 파악하기 위해 질적 연구방법으로 접근하였으며, 본 연구를 통하여 약 10년 동안 농촌지역에 거주하는 만성질환자에게 시행된 원격관리에 대한 이해를 도모하고자 하였다.

본 연구는 10개소의 보건진료소를 직접 방문하여 보건진료원을 대상으로 심층면담을 실시하였다. 면담시간은 시간제한을 두지 않았으며 평균 면담시간은 1시간에서 2시간이 소요되었다. 그리고 면담과정에서 비구조적인 개방적인 질문을 사용하여 보건진료원의 경험을 충분히 이야기하도록 하였으며, 면담자료의 누락을 예방하기 위하여 면담자의 양해를 구한 후 녹음하였으며 녹음한 내용은 언어 그대로 본 연구자가 직접 필사하여 자료를 분석하였다. 자료 분석은 Hsieh & Shannon(2005)에 의한 전통적인 내용분석 방법을 활용하여 32개의 주제가 도출되었으며, 이를 근간으로 11개의 주제 묶음이 조직되고, 최종적으로 투입, 과정, 성과평가라는 3개의 범주가 도출되었다.

본 연구를 통하여 보건진료소 원격관리시스템에서 보건진료원의 경험적 역할의 실체를 소개함으로써 보건진료소 원격관리의 이해를 도모하고 보건진료원의 역할 증진에 기여하였다고 본다. 그러나 본 연구는 보건진료원들의 경험에만 초점을 두었기 결과를 일반화하기는 어렵다. 향후 원격관리를 총체적으로 이해하기 위해서는 보건진료원 이 외에도 원격관리 관여하는 보건(지)소 지정의사, 협력병원 지도의사와 주민(대상자)의 경험과 입장 등을 반영하는 추가 연구가 필요하다.

## 5) 강원도 보건진료소 고혈압 환자의 원격관리시스템 적용효과8)

### Ⅰ. 서론

#### 1. 연구의 배경 및 필요성

고령화 사회로의 진입이 빠른 우리나라는 전체 인구 중 65세 이상 노인 인구가 차지하는 비율이 2000년 7.2% 수준이었으나 2010년에는 11.4%에 이르렀고, 2013년 전체 인구의 12.2%로 매년 증가하는 추세이다(Statistics Korea, 2013). 이러한 노인 인구의 증가는 고혈압, 당뇨병 등 만성질환의 유병률 또한 급속하게 증가하고 있다. 2011년도 노인실태 조사에 따르면 65세 이상 전체 노인의 88.5%, 1인당 평균 2.5개의 만성질환을 가지고 있고(Ministry of Health and Welfare, 2012), 주요 만성질환 중 65세 이상 노인의 고혈압 유병률은 남자 59.3%, 여자 68.5%(Korea Centers for Disease Control and Prevention, 2013)로 65세 이상 노인인구의 절반 이상이 고혈압을 진단받은 것으로 나타나 고혈압관리에 대한 지속적인 관심이 요구되고 있다. 특히 인구의 고령화 비율이 높은 지역인 강원(16.4%), 전북·경북(17.5%), 전남(21.4%) 지역에서의 고혈압관리는 더욱 중요하다고 할 수 있다(Ministry of Health and Welfare, 2012). 그러나

8) 이 절은 권명순, 노기영, 최정화 (2014). 강원도 보건진료소 고혈압 환자의 원격관리시스템 적용 효과, 보건교육·건강증진학회지를 토대로 정리한 것임.

의료자원의 대부분이 도시지역에 집중됨에 따라 농촌지역은 양질의 의료서비스에서 점점 더 소외되고 있고, 인구의 상당수가 노인인구인 농촌지역은 의료 환경 차원을 넘어 전반적인 건강의 불균형이 초래되고 있다(Lee, 2004). 이러한 의료의 취약 계층에 보건의료서비스의 접근성을 높여 의료혜택의 불균형과 의료자원을 효율적으로 배분하기 위해 정부는 공공주도의 IT 융합 의료 서비스의 개발 및 보급과 함께 u-Health 공공시범사업을 추진하였다(Chung, Moon, & Lee, 2013). u-Health 공공시범사업의 일환으로 강원도는 2004년부터 공공의료의 최일선 기관인 보건진료소 중심의 원격관리시스템을 본격적으로 도입하였다. 현재 강원도에서 실시 중인 "만성질환 원격관리시스템"은 농·어촌 의료 취약지역에 있는 보건진료소와 보건지소나 보건소, 대학병원을 연계시켜 보건소의 의사와 대학병원의 지도의사 간에 환자의 질병과 관련된 정보를 공유하고 원격화상진료시스템을 통해 영상 면담을 할 수 있는 시스템을 구축하여 고혈압 등 만성질환 관리에 적극적으로 활용하고 있다. 2012년 기준으로 42개의 보건진료소에서 사용 중인 "만성질환 원격관리시스템"은 주기적으로 그 효과성을 평가하여 운영하고 있다(Gangwondo & Hallym University, 2013).

강원도는 만성질환 원격관리시스템이 도입된 이후 원격관리시스템에 등록된 고혈압 환자의 만족도, 치료순응도, 성과에 대한 연구(Lee, 2005; Kim et al., 2008)에서 긍정적인 결과를 보였고, 최근 연구 결과에 의하면 의료기관 이용 시간이 183.8분에서 50.3분으로 절감되었으며, 의료비용도 건당 26,612원 절감된 것으로 나타났다(Gangwondo, department of health policy, 2013). 또한 원격관리서비스에 대한 지불의사금액을 추정한 연구가 있었으며(Kim et al., 2007), 원격관리서비스의 질과 접근성이 환자만족도, 치료순응도, 재이용의도에 미치는 영향관계를 분석하여 효과성을 확인한 연구(Lee, 2010)와 원격관리시스템을 이용한 만성질환자 및 서비스 제공자의 원격관리서비스 질, 효과 및 만족도 연구가 이루어졌다(Gangwondo & Hallym University, 2013; Ryu et al., 2004, 2006). 그러나 원격관리시스템을 도입하지 않은 기존의 보건진료소의 고혈압환자 관리를 하고 있는 곳과의 비교를 통한 상대적인 효과를 파악한 연구는 부재한 실정이다. 따라서 본 연구에서는 원격관리시스템을 도입한 보건진료소와 기존의 보건진료소 고혈압환자 관리 사업을 하는 보건진료소 간에 환자의 혈압, 체중, 체질량지수 및 생체학적 검사 결과에 대한 비교분석을 통한 원격관리시스템의 효과를 파악하고자 한다.

## 2. 연구 목적

본 연구는 보건진료소 원격관리시스템 적용군과 비적용군의 일반적 특성, 혈압, 체중, 체질량지수 및 생체학적 변수의 비교를 통해 원격관리시스템의 효과를 파악하고자 한다. 이를 위해 원격관리시스템을 도입하여 적용하는 보건진료소 이용 환자와 도입하지 않고 기존 보건진료소에서 시행하고 있는 고혈압관리를 받고 있는 대상자의 초기 조사시점과 2년 후의 원격관리시스템 적용군과 비적용군의 혈압, 체중, 체질량지수 및 생체학적 변수(Total cholesterol(TC), Triglycerides(TG), High-density lipoprotein cholesterol(HDL), Low-density lipoprotein cholesterol(LDL)를 비교하고자 한다.

## 3. 용어 정의

### 1) 보건진료소 고혈압환자 원격관리시스템

강원도는 농·어촌 의료취약지역 주민의 공공보건 의료서비스를 강화하여 기본적인 의료 접근성 보장을 위해 2002년 시범사업을 시작으로 보건진료소와 도시의 보건소나 대학병원을 연계시킨 “만성질환 원격관리시스템” 제도를 도입하여 2004년도에는 도 자체시범사업으로 12개소 보건진료소를 대상으로 한 원격시스템을 운영하였고, 2005년 24개 보건진료소로 확대되어(Ryu et al., 2006) 2012년 12월 기준으로 도내 16개 시·군 42개 보건진료소, 26개 보건지소, 16개 보건소, 4개 종합병원에 원격화상진료시스템이 구축되어 있으며 본 연구 참여를 동의한 3개 보건진료소에서는 2013년도 기준으로 약 210명의 환자가 원격관리시스템으로 고혈압을 관리 받고 있다.

보건진료소의 고혈압환자 원격관리시스템은 보건진료원(간호사)이 환자의 의료정보시스템을 통해 혈압, 혈당, 산소포화도, 체지방, 심전도, 심·폐음 등의 생체정보를 측정하여 입력하면 환자의 정보가 원격지(보건소 또는 대학병원) 의사에게 전달한다. 원격지 의사는 이미 축척된 환자의 의료정보와 생체정보를 종합하고, 화상 상담으로 진료하여 환자가 있는 보건진료소의 보건진료원(간호사)에게 치료지침(2차 소견서)을 전달하고, 현지의 보건진료원은 환자에게 투약, 보건교육, 방문간호 등의 서비스를 제공한다(Kwon, Park, & Choi, 2013 참조).

### 2) 기존에 수행되고 있는 보건진료소의 고혈압환자 관리

보건진료소는 일차보건의료 시행을 위해 "농어촌등보건의료를위한특별조치법"에 의해 1981년부터 실시된 보건진료원 제도로 설립된 일차보건의료조직으로 공공보건의료서비스 전달체계의 최일선 기관이다(Kim, Lee, Lee, & Ryu, 2008).

보건진료소의 고혈압환자 관리 사업은 1995년 건강증진법 제정이후 2002년 보건진료원 환자진료지침이 개정되면서 본격적으로 시작되었다. 보건진료원은 보건진료소 설치조례에 따라 관할지역 주민 중 40세 이상 성인 전원의 혈압을 측정하여 1기 이상(수축기혈압 140mmHg 이상 또는 이완기혈압 90mmHg 이상)인 고혈압 환자는 등록하여 관리하고, 등록된 고혈압 환자들은 혈압조절을 위한 약물 치료를 받는다. 보건진료원이 처방할 수 있는 약물로는 하이드로클르치아자이드(상품명: 다이크로짓정)가 있으며, 그 외 고혈압관리지침에 의거해 약물치료(베실산암로디핀 6.944mg(상품명 노바스트정), 아테놀올 50mg(현대테놀민정)만 해당)가 필요하다고 판단되는 환자를 처음 발견한 경우에는 의사에게 진단을 의뢰하여 확진을 받은 후 치료지침에 의해 관리가 이루어진다. 투약관리 대상자는 3달에 1번 보건기관이나 병의원을 방문하여 최근의 의사지침(소견서, 회신서)을 받아 보건진료소에 내원하면 지침에 따라 약물을 제공받는다(Ministry of Health and Welfare, 2002).

## Ⅱ. 연구방법

### 1. 연구설계

본 연구는 농촌지역 보건진료소 원격관리시스템 적용의 효과를 확인하기 위해 원격관리시스템을 적용하는 보건진료소 고혈압 환자와 기존의 보건진료소 고혈압환자의 혈압, 체중, 체질량지수 및 생체학적 변수를 비교한 후향적 환자-대조군 코호트조사연구이다.

### 2. 연구 대상

본 연구의 대상자는 도내 16개 시·군에서 원격관리시스템을 적용하는 42개 보건진료소 중, 연구에 동의한 3개 보건진료소와 원격관리시스템 없이 기존의 고혈압환자 관리 사업을 시행 중인 87개 보건진료소 중 연구에 동의한 5개 보건진료소에 등록된 환자를 대상으로 하였다. 2013년 9월 1일부터 2014년 1월 31일까지 기간 내에 보건진료소 등록 관리 중인 환자를 대상으로 하였으며 구체적인 선정기준은 다음과 같다.

1) 보건진료소에 등록되어 고혈압을 주진단으로 관리 중인 대상자
2) 보건진료소 등록한 지 3년 이상 경과하여 관리 중인 대상자
3) 보건진료소 고혈압 관리 대상자로 등록되어 경구용 혈압강하제를 복용 중인 대상자
4) 연구에 필요한 일반적 특성, 수축기혈압, 이완기혈압, 체중, 체질량지수와 Total cholesterol(TC), Triglycerides(TG), High-density lipoprotein cholesterol(HDL), Low-density lipoprotein cholesterol(LDL) 등 생체학적 검사 결과의 기록이 최소 2회 이상 보건진료소 통합정보시스템에 저장되어 있는 대상자

조사 대상 보건진료소의 기간 내 관리 중인 전체 환자 중 고혈압과 함께 당뇨병과 기타 심장질환의 만성질환을 동반한 대상자는 제외하였으며, 고혈압을 주진단으로 관리 중인 환자를 대상으로 하였다. 공분산분석에 필요한 표본 수 산정을 위해 G*power 프로그램을 이용한 결과, $\alpha$=.05, power=.90, effect size=0.25에서 필요한 최소 표본 수가 64명인 것을 근거로 원격관리시스템 적용군 76명과 원격관리시스템 비적용군 76명을 선정, 총 152명을 대상으로 하였다. 일반적 특성 및 생체학적 검사 결과는 만성질환 원격관리시스템과 보건진료소 통합정보시스템에 저장된 환자진료기록을 이용하여 비교하였다.

### 3. 자료 수집 및 연구윤리

본 연구의 자료수집 및 연구절차에 대해 H대학교 윤리심의 위원회의 심의(HIRB-2013-55)를 통과하였으며, 강원도 보건정책과의 승인을 받은 후 연구를 진행하였다.

자료 수집은 2013년 9월 1일부터 2014년 1월 31일까지 강원도 내 보건진료소 중 원격관리시스템을 적용하는 3개소에 등록된 고혈압 환자와 기존의 보건진료소 고혈압환자 관리를 하고 있는 5개소에 등록된 고혈압환자를 대상으로 만성질환 원격관리시스템과 보건진료소 통합정보시스템에 저장된 환자진료기록을 이용하여 대상자의 일반적 특성, 수축기혈압, 이완기혈압, 체중, 체질량지수 및 생체학적 검사 결과를 조사하였다. 생체학적 검사는 Total cholesterol(TC), Triglycerides(TG), High-density lipoprotein cholesterol(HDL), Low-density lipoprotein cholesterol(LDL) 수치를 조사하였다.

### 4. 자료 분석 방법

본 연구에서 수집된 자료는 SPSS 20.0 프로그램을 이용하여 통계 처리하였으며, 원격관리시스템 적용군과 원격관리시스템 비 적용군 간 일반적 특성 및 생체학적 검사 결과의 차이는 $\chi$2-test와 t-test를 실시하였다. 또한 원격관리시스템의 최근 2년간 효과를 분석하기 위한 원격관리시스템 적용군과 비 적용군의 집단 간 비교는 ANCOVA를 이용하여 분석하였다.

## Ⅲ. 연구 결과

### 1. 원격관리시스템 적용군과 비 적용군의 일반적 특성, 혈압, 체중, 체질량지수 및 생체학적 변수 비교

대상자의 평균 연령은 72세이고, 여성이 63.2%로 남성 36.8%보다 높은 분포를 보였다. 독거가 23.7%이었으며, 배우자와 함께 사는 경우가 52.0%로 과반수를 차지했다. 대상자의 일반적 특성은 두 군 간에 유의한 차이가 없었다[표 21].

두 군의 사전 생체학적 변수를 비교한 결과, 수축기와 이완기혈압, 체중, TG, HDL가 차이가 있었다. 원격관리시스템 적용군의 평균 수축기혈압은 128.78mmHg, 비 적용군은 136.11mmHg이었고, 이완기 혈압은 원격관리시스템 적용군 75.26mmHg, 비 적용군이 80.29mmHg이었으며, 평균 체중은 원격관리시스템 적용군 61.50kg, 비 적용군 57.01kg이었다. TG는 원격관리시스템 적용군 130.01mg/dl, 비 적용군 161.47mg/dl이었으며, HDL은 원격관리시스템 적용군 52.52mg/dl, 비 적용군 47.54mg/dl로 두 군에 차이가 있었다.

반면, 체질량지수 평균은 원격관리시스템 적용군 24.95kg/m2, 비 적용군 24.15kg/m2이었고, TC은 원격관리시스템 적용군 189.47mg/dl, 비 적용군 190.21mg/dl이었으며, LDL은 원격관리시스템 적용군 111.62mg/dl, 비 적용군 112.47mg/dl로 체질량시수와 TC, LDL은 두 군간 차이가 없었다[표 21].

[표 21] Comparison of general characteristics of participants

| Characteristics | Categories | Telemedicine(n=76) Mean ±SD/n(%) | Non-telemedicine(n=76) Mean ±SD/n(%) | t/$\chi^2$ | *p* |
|---|---|---|---|---|---|
| Age(yr) | | 71.08 ±12.22 | 72.20 ±7.30 | -.685 | .494 |
| Gender | Female | 44 (57.9) | 52 (68.4) | 1.810 | .179 |
| | Male | 43 (42.1) | 24 (31.6) | | |
| Living with | Alone | 15 (19.7) | 21 (27.6) | 3.007 | .380 |
| | Partner | 44 (57.9) | 35 (46.1) | | |
| | Children | 10 (13.2) | 15 (19.7) | | |
| | Partner & Children | 4 (5.3) | 5 (6.6) | | |
| Height(cm) | | 156.46 ±10.74 | 153.36 ±8.80 | 1.938 | .055 |
| SBP(mmHg) | | 128.78 ±12.17 | 136.11 ±16.44 | -3.124 | .002 |
| DBP(mmHg) | | 75.26 ±11.65 | 80.29 ±10.56 | -2.786 | .006 |
| Weight(kg) | | 61.50 ±11.85 | 57.01 ±8.10 | 2.725 | .007 |
| BMI(kg/m$^2$) | | 24.95 ±3.61 | 24.15 ±2.45 | 1.596 | .113 |
| TC(mg/dl) | | 189.47 ±37.85 | 190.21 ±43.84 | -.112 | .911 |
| TG(mg/dl) | | 130.01 ±67.42 | 161.47 ±100.53 | -2.261 | .025 |
| HDL(mg/dl) | | 52.52 ±11.30 | 47.54 ±10.65 | 2.783 | .006 |
| LDL(mg/dl) | | 111.62 ±32.54 | 112.47 ±40.38 | -.142 | .887 |

Note: SBP: systolic blood pressure, DBP: diastolic blood pressure, BMI: body mass index, TC: total cholesterol, TG: Triglycerides, HDL: high-density lipoprotein cholesterol, LDL: low-density lipoprotein cholesterol

## 2. 원격관리시스템 적용군과 비 적용군의 2년 간의 혈압, 체중, 체질량지수 및 생체학적 변수 비교

본 연구에서 원격관리시스템 적용군과 비 적용군의 2년 간 혈압, 체중, 체질량지수 및 생체학적 변수의 비교를 위해 사전 차이가 있었던 수축기와 이완기혈압, 체중, TG, HDL를 통제한 분석 결과는 다음과 같다[표 22].

### 1) 혈압

수축기혈압의 실험전후 차이를 검정한 결과, 원격관리시스템 적용군(전: 128.78mmHg, 후: 127.28mmHg)은 비 적용군(전: 136.11mmHg, 후: 131.00mmHg)에 비하여 유의하게 낮았다(집단 간 효과: F=9.802, p=.002, 시점 간 효과: F=8.021, p=.005). 그러나 집단 간의 상대적인 효과성은 없었다(F=1.973, p=.162). 이완기혈압의 경우, 원격관리시스템 적용군(전: 75.26mmHg, 후: 78.88mmHg)과 비 적용군(전: 80.29mmHg, 후: 76.80mmHg)은 유의한 차이가 없었으며(집단 간 효과: F=1.409, p=.237, 시점 간 효과: F=0.007, p=.935), 집단 간의 상대적인 효과성은 있는 것으로 나타났다(F=12.244, p=.001).

### 2) 체중과 BMI

체중은 측정시점별로 원격관리시스템 적용군(전: 61.50kg, 후: 60.44kg)과 비 적용군(전: 57.01kg, 후: 57.71kg)은 집단 간 차이는 유의했으나(F=4.016, p=.047) 시점 간에 차이가 없었으며(F=3.765, p=.054), 집단 간의 상대적인 효과성은 있었다(F=4.723, p=.031). BMI의 경우, 원격관리시스템 적용군(전: 24.95kg/m2, 후: 24.47kg/m2)과 비 적용군(전: 24.15kg/m2, 후: 24.30kg/m2)은 집단 간 유의한 차이가 없었으나(F=0.727, p=.395) 시점 간 차이가 있었고(F=4.016, p=.047), 집단 간의 상대적인 효과성은 있는 것으로 나타났다(F=5.225, p=.024).

### 3) TC, TG, HDL, LDL

집단 간의 상대적인 효과성이 있는 것은 TG, HDL로 나타났다. TC는 원격관리시스템 적용군(전: 189.47mg/dl, 후: 189.64mg/dl)과 비 적용군(전: 190.21mg/dl, 후: 183.71mg/dl)은 유의한 차이가 없었으며(집단 간 효과: F=0.193, p=.661, 시점 간 효과: F=1.207, p=.274), 시점과 집단 간 교호작용 또한 유의하지 않았다(F=1.121, p=.292). TG의 경우, 적용군(전: 130.01mg/dl, 후: 159.65mg/dl)은 비 적용군(전: 161.47mg/dl, 후: 164.18mg/dl)에 비해 유의하게 높은 효과의 차이가 있었고(집단 간 효과: F=2.327, p=.015, 시점 별 효과: F=6.486, p=.012), 집단 간의 상대적인 효과성은 있었다(F=4.591, p=.034). HDL을 측정한 결과, 원격관리시스템 적용군(전: 52.52mg/dl, 후: 50.25mg/dl)은 비 적용군(전: 47.54mg/dl, 후: 54.97mg/dl)과 유의한 차이가 없었으며(집단 간 효과: F=0.008, p=.929, 시점 간 효과: F=2.782, p=.097), 집단 간의 상대적인 효과성은 있었다(F=10.322, p=.002). LDL은 원격관리시스템 적용군(전: 111.62mg/dl, 후: 109.43mg/dl)과 비 적용군(전: 112.47mg/dl, 후: 98.49mg/dl)은 집단 간 차이는 유의하지 않았으며(F=1.097, p=.297), 시점 간 효과는 유의하였다(F=6.764, p=.010). 그러나 집단 간의 상대적인 효과성은 없었다(F=3.317, p=.071).

[표 22] Comparison of Telemedicine group and non-telemedicine group on blood pressure, weight, BMI and blood test

| Variables | | 2011 | | 2013 | | Group | | Time | | Group*Time | |
|---|---|---|---|---|---|---|---|---|---|---|---|
| | | Mean | SD | Mean | SD | F | p | F | p | F | p |
| SBP(mmHg) | Tel. | 128.78 | 12.17 | 127.28 | 8.96 | 9.802 | .002 | 8.021 | .005 | 1.973 | .162 |
| | Non-tel. | 136.11 | 16.44 | 131.00 | 13.12 | | | | | | |
| DBP(mmHg) | Tel. | 75.26 | 11.65 | 78.88 | 7.27 | 1.409 | .237 | 0.007 | .935 | 12.244 | .001 |
| | Non-tel. | 80.29 | 10.56 | 76.80 | 9.69 | | | | | | |
| Weight(kg) | Tel. | 61.50 | 11.85 | 60.44 | 12.30 | 4.016 | .047 | 3.765 | .054 | 4.728 | .031 |
| | Non-tel. | 57.01 | 8.10 | 57.71 | 7.57 | | | | | | |
| BMI(kg/m2) | Tel. | 24.95 | 3.61 | 24.47 | 3.74 | 0.727 | .395 | 4.016 | .047 | 5.225 | .024 |
| | Non-tel. | 24.15 | 2.45 | 24.30 | 2.48 | | | | | | |
| TC(mg/dl) | Tel. | 189.47 | 37.85 | 189.64 | 36.89 | 0.193 | .661 | 1.207 | .274 | 1.121 | .292 |
| | Non-tel. | 190.21 | 43.84 | 183.71 | 43.59 | | | | | | |
| TG(mg/dl) | Tel. | 130.01 | 67.42 | 159.65 | 78.72 | 2.327 | .015 | 6.486 | .012 | 4.591 | .034 |
| | Non-tel. | 161.47 | 100.53 | 164.18 | 86.37 | | | | | | |
| HDL(mg/dl) | Tel. | 52.52 | 11.30 | 50.25 | 12.64 | 0.008 | .929 | 2.782 | .097 | 10.322 | .002 |
| | Non-tel. | 47.54 | 10.65 | 54.97 | 22.27 | | | | | | |
| LDL(mg/dl) | Tel. | 111.62 | 32.54 | 109.43 | 31.28 | 1.097 | .297 | 6.764 | .010 | 3.317 | .071 |
| | Non-tel. | 112.47 | 40.38 | 98.49 | 39.55 | | | | | | |

Note: Tel.: telemedicine group, non-tel.: Non-telemedicine group, SBP: systolic blood pressure, DBP: diastolic blood pressure, BMI: body mass index, TC: total cholesterol, TG: Triglycerides, HDL: high-density lipoprotein cholesterol, LDL: low-density lipoprotein cholesterol

## Ⅳ. 논의

본 연구는 강원도 보건진료소에서 실시하는 기존의 고혈압관리사업과 원격관리시스템을 도입하여 적용하는 보건진료소 간의 고혈압환자의 결과에 대한 비교 분석을 통해 원격관리시스템 적용의 효과를 파악하기 위해 시도하였다. 기존에 보건진료소에서 시행하는 고혈압관리 중재를 받고 있는 환자를 원격관리시스템 비 적용군으로 하고, 원격관리시스템 적용군은 기존의 보건진료소 고혈압관리에 추가로 원격관리시스템을 적용하는 보건진료소의 고혈압환자로 하여 두 군의 혈압, 체중, BMI와 생체학적 변수(TC, TG, HDL, LDL)를 비교하였다.

본 연구대상자의 성별 분포는 여성 63.2%로 남성 36.8%로 Kim 등(2008)이 원격관리시스템을 이용하는 고혈압환자 1,048명을 대상으로 조사했던 연구에서의 대상자의 성별 분포(여성 66.5%, 남성 33.5%)와 유사하였다. 본 연구의 가족형태는 독거가 23.7%, 부부가 52.0%로 Jang(2008)이 원격진료가 당뇨관리에 미치는 효과연구에서의 대상자 가족형태와 비교했을 때, 독거 19.5%, 부부 53%로, 최근에 독거가족형태가 증가한 것을 알 수 있다.

원격관리시스템 적용군은 기존의 보건진료소 고혈압관리를 받는 원격관리시스템 비 적용군에 비해 원격관리시스템 적용군이 체중과 BMI에서 효과가 있었다. Shea 등(2006)의 연구에서는 일반적 치료에 추가로 원격사례관리로 중재한 원격관리시스템 적용군과 일반적 치료를 제공한 원격관리시스템 비 적용군을 대상으로 1년 간 혈압 및 생체학적 검사를 조사한 결과, 수축기혈압(-3.4mmHg), 이완기혈압(-1.9mmHg)과 LDL이 유의하게 차이가 있었고, Artinian 등(2007)은 1년 동안 기존에 실시해오던 간호사 관리와 간호사 관리와 더불어 원격모니터링을 제공한 군의 차이를 분석한 결과, 수축기혈압이 유의하게 하강하였다. 또한 Bove와 Homko(2013)의 연구에서는 원격진료시스템의 사용 유무와 관계없이 전화를 통한 상담을 받으며 스스로 혈압을 모니터링하고 기록하는 과정만으로도 혈압과 맥박, 몸무게 등의 유의한 변화가 있었다. 따라서 본 연구와 완전히 동일한 생체학적 검사는 아니지만 원격을 적용한 중재방법이 고혈압관리에 효과가 있었던 점에서 유사한 결과로 해석할 수 있다. 그러나 원격진료시스템의 효과 측면에서 선행연구와의 차이점은 대부분의 선행연구에서 기존의 방법보다 새로운 중재법이 효과가 있었던 반면, 본 연구에서는 기존의 중재법이 새로운 원격관리시스템을 적용했을 때보다 생체학적 변수인 이완기혈압, TG, HDL에서만 효과가 있었다는 점이다. 이는 기존의 고혈압관리 방법에 추가로 도입한 원격관리시스템 적용에 있어서 재 고려해야 할 사항이 있음을 반영하는 결과로 보인다. 따라서 이러한 결과가 도출된 원인이 될 수 있는 것에 대한 검토가 필요할 것이다. 우선 본 연구와 선행연구에서 사용하는 원격관리에 대한 개념 정의가 다소 차이가 있기 때문에 원격관리를 중재법으로 적용했다고 해서 동일하게 적용된 것으로 보기에는 제한이 있다. 본 연구에서 사용한 원격관리시스템은 보건진료소에서 보건진료전담공무원이 화상을 통해 환자가 의사와 상담이나 진료를 실시하기 전에 기초적인 검진을 하고 만성질환원격관리 정보시스템에 자료를 입력하고 난 후 화상을 통해 환자와 의사의 상담과 진료가 진행된다[그림 31]. 결론적으로, 원격관리/원격진료라는 개념에 대해서 기존의 연구마다 다소 차이가 있고 구체적인 중재 방법도 연구에 따라 미미하게 다르기 때문에 원격관리/원격진료를 중재로 사용했다고 해도 연구결과에 대해서 해석하는데 있어서는 주의가 요구된다.

원격관리시스템 이외에도 고혈압관리를 위한 중재법으로 재가 고혈압환자를 위한 사례관리를 적용한 선행연구(Park, & Oh, 2010)에 의하면 수축기와 이완기혈압이 유의하게 감소하였고, 혈압 조절율이 25.2%의 증가를 보였고, Joen(2003)의 연구에서는 8주간 유산소운동으로 수축기와 이완기혈압이 모두 유의하게 감소하였다. 이외에도 Cheong 등(2013)은 의원급 의료기관에서 관리 받고 있는 고혈압·당뇨병환자를 대상으로 조사한 결과에 의하면 보건소 상설교육을 받은 환자가 교육을 받지 않은 환자에 비해 1년 후 혈압조절의 효과가 더 컸고, 필수검사 경험도 환자의 혈압 조절에 효과가 있었다. Ko 등(2007)의 연구에서는 재가 고혈압환자인 방문간호 대상자를 대상으로 한 고혈압 교육이 수축기혈압을 하강하는 효과가 있었고, Moon과 Kim(2011)은 50세 이상 성인 고혈압환자를 대상으로 영양교육을 했을 때, BMI, 체지방과 TC가 유의하게 감소한 것으로 보고하였다. 또한 So와 Lee(2010)는 15편의 고혈압 중재프로그램의 효과를 파악하기 위해 실시한 메타분석에 의하면, 15개 중재 연구 중 혈압하강에 효과가 있었던 연구는 9편이었고, 이 중에서 생활습관개선에 효과를 보인 중재법은 교육과 상담이었으며, 이 외에 런닝머신을 이용한 유산소 운동과 보완대체요법도 혈압하강에 효과가 있었다. 이 외에도 Kim 등(2008)의 연구에서 원격관리시스템을 적용하는 고혈압 환자를 2년 6개월 동안 추적 조사한 결과, 치료순응도(74.3%)와 혈압조절률(89.4%)에서 효과가 있었다. 또한 24주 동안의 스마트케어 중재 후 혈압의 변화를 분석한 Jung, Moon과 Lee(2013)의 연구에서도 수축기와 이완기혈압이 모두 유의하게 차이가 있었고, Bosworth 등(2011)은 6개월 간격으로 18개월 간 원격진료의 효과를 분석한 결과에 의하면 혈압이 유의하게 하강되는 결과를 보였다.

공공보건의료기관의 최일선에 있는 보건진료소는 보건진료전담공무원이 단독으로 근무하고 있으며 농어촌 보건의료를 위한 특별조치법에 명시된 바에 의해 만성질환관리 이외에도 다양한 업무를 이행해야 할 책임이 있다(Ministry of Government Legislation, 2014). 따라서 보건진료소에서 처방 가능한 약물투여를 하는 고혈압환자 뿐만이 아니라 그 외에 약물처방을 받는 고혈압환자들도 등록·관리함에 따른 진료 환자의 수의 증가와 함께 원격관리시스템 적용에 따른 생체학적 검사 및 심전도 검사 실시, 보건진료소의 기존 통합정보시스템과 만성질환 원격관리시스템의 환자 정보 호환 불가에 따른 자료의 이중 입력 등 법적으로 규정된 보건진료원의 기본 업무와 함께 원격관리시스템에 따른 여러 가지 추가 업무를 대부분 한 사람이 진행하는데 있어서의 업무과부하로 어려움을 호소하고 있는 실정이다. 또한 화상을 통한 환자-의사 간 상담과 진료를 위한 기기가 보건진료소 내에 설치되어 있어 원격관리시스템을 적용하기 위해서 환자가 직접 보건진료소를 내방해야 하는 불편함이 있다. 근거리나 일상생활이 가능한 대상자는 문제가 없지만 거동이 불편하거나 원거리에 거주하면서 이동할 수단이 마땅히 없는 대상자의 경우, 일부 보건진료소에서는 화상진료를 위해 보건진료전담공무원이 직접 대상자를 보건진료소 수송해야 하는 경우도 있다. 따라서 향후 시스템 보완 및 개선에 있어서는 거동이 불편한 환자와 서비스제공자의 전반적인 근무환경이 고려되어야 할 것이다.

본 연구의 제한점은 연구에서 자료로 분석한 환자기록이 각각의 보건진료소마다 진료 환경에 있어 다소 차이가 있을 수 있고, 생체학적 검사를 측정하는 기기에도 미미한 차이가 있을 수 있다는 점이다. 그리고 현재 원격관리시스템을 적용하는 보건진료소 전수를 대상으로 하지 않고 편의추출 하였고, 표본 선정 시 적용군과 비 적용군의 보건진료소 이용 횟수 등의 차이를 고려하지 못했으므로 본 연구 결과를 일반화시키는 데 조심스러운 접근이 필요하다. 또한 본 연구의 실험군과 대조군의 표본수가 적었던 이유 중에 하나는 연구에서 측정하고자 하는 변수들이 두 군 모두에서 수집이 가능했어야 하나, 기존의 보건진료소 고혈압관리에서는 주기적인 생체학적 검사가 필수 사항이 아니었기 때문에 본 연구에 적합한 생체학적 검사결과 자료를 모두 갖춘 대상자의 확보에 어려움이 있었다. 따라서 향후 연구에서는 원격관리시스템의 효과 평가를 대비하여 실험군뿐만 아니라 대조군도 동일한 변수를 측정할 수 있도록 고려함으로써 많은 수의 보건진료소를 대상으로 비교분석할 것을 제안하며, 고혈압관리 효과를 측정하는 변수에 있어서 혈압, 체중, 체질량지수 및 생체학적 검사뿐만 아니라 대상자의 만성질환과 관련된 건강관련 생활양식과 심리적·사회적인 측면의 변수들도 연구에 포함시켜 고혈압환자 관리에 있어 체계적이며 포괄적인 접근이 필요할 것을 제안한다.

## Ⅴ. 결론

고령인구 증가와 함께 만성질환의 급증에 따른 고혈압환자 관리는 인구의 고령화 비율이 높은 농촌에서는 주요한 건강 문제이다. 본 연구는 강원도에서 농촌지역의 건강형평성을 위한 방안으로 재가 고혈압

환자 관리에 IT기술을 접목한 고혈압환자를 위한 원격관리시스템의 효과를 파악하기 위해 시도되었다.

원격관리시스템을 적용한 군에서는 체중, BMI가 유의하게 효과가 있었고, 기존의 보건진료소 고혈압관리를 하고 있는 원격관리시스템 비 적용군이 원격관리시스템 적용군에 비해 이완기혈압, TC, HDL에서 효과가 있음은 건강생활습관 교정을 위한 보건교육과 상담에 주력하고 있는 기존의 보건진료소 중심의 만성질환관리도 중요하다는 것을 보여준다고 할 수 있다. 따라서 향후 원격관리시스템에 대한 개선 및 보완이 필요하며, 대상자의 건강한 생활습관 형성을 위한 체계적인 보건교육과 상담이 시스템에 내재될 수 있도록 해야함은 물론이고 서비스 제공자의 용이성과 편이성도 고려해야 할 것이다.

# 6.

# 원격의료 해외 사례분석

원격의료는 미국, 호주, 캐나다, 프랑스, 영국, 그리스, 이태리, 일본, 네덜란드, 스위스, 노르웨이, 핀란드, 스웨덴 등 주로 선진국에서 발전해 왔다[9]. 그러나 재정, 시설, 교통, 시스템 등의 열악함으로 인해 의료 서비스를 제공할 수 없는 개발도상국들에게 오히려 정보통신을 이용한 원격의료 서비스는 새로운 해결책이 될 수 있다(G ler, & beyli, 2002). 특히 최근의 글로벌 네트워크의 구축은 원격의료를 가능케 함으로써 개발도상국가의 의료서비스 품질을 향상시킬 수 있다. 그러나 국가 간 서로 다른 수준의 통신시스템 및 관련 기준, 의료에 대한 인식의 문화적 차이, 정치·경제적인 측면에서의 장애 요소들은 이러한 가능성의 속도를 늦추고 있다. 본 장에서는 미국, 일본, 뉴질랜드, 중국 등 주요 국가들의 원격의료 도입 배경과 운영현황, 그리

9) 퐁(Fong, 2014)은 원격의료의 뿌리를 유럽에서 찾고 있다. 1905년 네덜란드의 의사이자 발명가인 윌렘(Willem)이 전화선을 통해 심박기록을 주고받는 원격심박기록(tele-cardiogram)의 시연을 했다.

고 장애 요인들을 분석함으로써 원격의료의 미래에 대해 살펴보고자 한다.

## 1) 원격의료의 역사 및 도입 배경

### □ 미국

오늘날 우리가 사용하는 정보통신 기술에 기반을 둔 원격의료의 역사는 지난 30~40년 전으로 올라간다[10]. 그러나 지리적으로 멀리 떨어진 두 지역사이에서 아날로그적인 방식으로 건강 관련 정보를 주고 받는 원격의료의 역사는 훨씬 오래되었다. 중세 시대에는 성(城)과 성(城)사이에 깃발을 통한 신호 형태의 단순한 건강 정보 전달이 있었다. 그러나 19세기 중반 유선 전신망의 개발로 더 빠른 의료 정보의 전달이 가능해졌다. 예를 들어 미국 남북전쟁 당시 전신(telegraphy)을 통해 사망자 수나 필요한 약품 관련 정보를 제공한 것 역시 원격의료의 역사에 포함될 수 있다(Craig & Patterson, 2005).

19세기 말 전화기의 발명은 원격의료의 본격 시작을 가져 왔다고 볼 수 있다. 전화를 원격의료에 처음 적용한 사례는 1877년 초라고 할 수 있다. 이 시기에 지역에 있는 21명의 의사들이 전화망을 사용하여 약국과의 원격의료를 시험했었다(Clark, Capuzzi, & Harrison, 2010). 이후 전화를 통한 의사와 환자의 상담은 지금까지도 전화를 통한 원격의료(엄밀히 말하면 원격 상담)으로 활발히 활용되고 있다[11].

---

10) 영어의 telemedicine을 우리나라에서는 원격의료로 번역하고 있다. 그러나 telemedicine에서 tele라는 접두사는 원격이라기보다는 전자적 정보의 전달을 의미하기 때문에 이것을 어떻게 해석하느냐에 따라 원격의료의 역사는 달라질 수 있다(Turner, 2003). 원격은 거리적으로 멀리 떨어져 있음을 의미하기 때문에 이런 의미에서 본다면 원격의료의 역사는 매우 오래되었다고 볼 수 있다. 그러나 오늘날 우리가 사용하는 전자적 의료 정보 교환과 치료의 측면에서 보면 비교적 최근의 일이다.

11) 모바일 헬스(mHealth)는 정보통신기술의 발전으로 음성 뿐 아니라 영상과 각종 정보

그러나 원격의료의 발전에 가장 큰 영향을 준 것은 1950년대 후반 텔레비전의 활용이라고 할 수 있다. 이것은 음성 중심의 원격의료에 영상이 더해질 수 있음을 보여주는 획기적 변화라 할 수 있다[12]. 텔레비전과 영상녹화기술, 그리고 위성을 활용한 원격의료는 알래스카의 시골지역에서 시도되었다. 도시 지역에 있는 의사들과 수백 마일 떨어진 시골의 의료보조인 사이에 영상과 위성을 활용한 원격의료 서비스는 시골 지역에 원격의료 서비스를 도입한 모델로서 의미가 있다(Collins, Nicolson, & Bowns, 2000).

네브래스카 대학교 의과 대학(College of Medicine, University of Nebraska)은 1959년 정신과 치료에 영상 통신을 성공적으로 사용하면서 공식적으로 원격의료의 첫 사례를 만들었다. 네브래스카 정신질환 연구소(Nebraska Psychiatric Institute)는 1964년 미국 국립 정신 건강 연구소(U.S. National Institute for Mental Health)의 승인 아래 연구소와 180km 떨어진 곳에 위치한 노포크 주립 병원(Norfolk State Hospital) 사이에 양방향 폐쇄 회로 텔레비전 시스템을 설치하였다. 이 시스템은 전문가와 일반 실무자 사이의 상호작용적인 협의를 가능하게 만들었으며, 멀리 떨어진 두 장소에서 교육과 훈련을 용이하게 하였다.

의사와 환자를 연결했던 텔레비전의 또 다른 예로는 미국 하버드 의과대학 메사추세츠 병원(Massachusetts General Hospital)과 1967년 설립된 보스턴 로건 국제공항(Boston's Logan International Airport) 의료센터 사이의 연결을 들 수 있다. 당시 메사추세츠 병원의 의료진들은 공항의 승객들과 직원들에게 양방향 마이크로파 음성/영상 링크를 이용하여 24시간 의료 서비스를 제공하였다.

---

를 제공하는 것이 가능해져서 향후 가장 유망한 원격의료의 분야가 될 것으로 예측되고 있다.

12) 1927년 환자와 의사 사이의 첫 실시간 비디오 상담이 "라디오 의사(radio doctor)"라는 이름으로 시도됐으나 본격적인 활용은 1950년대 쌍방향의 텔레비전 기술이 도입된 후다(Clark, Capuzzi, & Harrison, 2010).

1968년에는 다트머스 의과대학(Dartmouth Medical College)과 버몬트 대학(University of Vermont)이 함께 개발한 INTERACT 프로그램이 버몬트(Vermont)와 뉴햄프셔(New Hampshire)의 10개 시골 지역에 의료서비스와 교육서비스를 제공하기 시작했다. 이것은 시골 지역의 진료를 지원하기 위해 네트워크를 처음으로 설립한 원격의료 프로그램 중 하나였다.

1971년에는 미국 국립의학도서관 산하 리스터 힐 생의학 커뮤니케이션 센터(U.S. National Library of Medicine's Lister Hill National Center for Biomedical Communication)가 알래스카의 26개 지역을 선정하여 위성 통신을 통한 원격의료의 신뢰도를 검증하였다. 미국 항공우주국(NASA)의 ATS-1 위성을 사용한 이 프로젝트의 주된 목적은 알래스카 시골 지역의 의료서비스 품질을 향상시키기 위해 위성 영상 상담의 활용 가능성을 조사하는 것이었다. 미국 항공우주국(NASA)은 1972년 애리조나 파파고 인디언 보호 구역(Arizona's Papago Indian Reservation)과 같이 의료 서비스가 열악한 지역에 살고 있는 사람들에게 원격의료 서비스를 제공하기 위해 우주 기술 프로그램(Space Technology Applied to Rural Papago Advanced Health Care)을 응용한 원격의료 서비스를 시행했다. 이 프로그램은 이동 무선국에 있는 보조 의료전문가들과 고정 교신국에 있는 의료 전문가들을 연결하기 위해 양방향 마이크로파 전송을 사용하였다.

1977년 캐나다 뉴펀들랜드 메모리얼 대학교(Memorial University of Newfoundland)는 캐나다와 미국의 공동 위성인 헤르메스(Hermes)를 이용하여 캐나다 사람들에도 원거리 교육과 의료서비스를 위한 위성 기술을 사용하였다.

그러나 1980년대까지 원격의료 서비스는 확산에 그렇게 큰 진전이 없었다. 그 이유로 몇 가지 원격의료의 확산에 제한적인 요소들이 제시되었다. 예를 들면, 낮은 기술 수준이나 운영에 대한 비용 부담,

의료진의 낮은 관심, 그리고 제한적인 보험의 보상범위가 문제점으로 제시되었다(Field, 1996).

1980년대 원격의료에 대한 관심은 재난 구호의 측면에서 원조 서비스의 형태로 발전하였다. 1989년 미국 항공우주국(NASA)은 아르메니아 소비에트 공화국(Soviet Republic of Armenia)을 강타한 거대 지진 발생 후, 처음으로 국제 원격의료 프로그램인 '공간연결(Space Bridge)'을 실시하였다. 원격진료 협의는 우주 생물학에 관한 미국과 구소련의 공동 작업 그룹(the guidance of US/USSR Joint Working Group on Space Biology)의 감독 하에 예레반(Yerevan)과 아르메니아(Armenia), 그리고 미국 내 네 곳의 의료 센터 사이에서 협의를 위한 단방향 국제 원격의료 네트워크를 통해 이뤄졌다.

1990년대는 정보 고속도로(information superhighway)에 대한 사회적 관심의 증가와 더불어 원격의료 서비스에 대한 의료조직의 관심 또한 증가하였다. 미국 원격의료협회의 자료에 따르면, 1995년에는 200개 이상의 원격의료 프로젝트가 수행됐고 2,400개 이상의 인터랙티브 원격의료 시스템이 미국 내에서 판매되었다(Moore, 1999). 의료정보경영협회(Healthcare Information Management Systems Society, 1998)가 의료조직의 경영자들을 대상으로 한 1998년 설문조사에서 35%의 경영진들은 이미 원격의료를 활용하고 있으며, 38%는 향후 원격의료 시스템을 도입할 것이라고 답하였다. 1995년의 시장보고서에 따르면 당시 미국의 원격의료 시장의 규모는 7,600만 달러(일반 원격의료가 2,123만 달러, 의료영상판독/원격병리진단 시스템이 5,500만 달러를 차지했다)를 넘어섰다(Moore, 1999).

2000년대 들어서 미국의 원격의료에 대한 관심과 투자는 또 한 번 크게 증가하였다. 그것은 기술의 발전과 더불어 경제적인 측면에서의 고려가 있었기 때문이다. 예를 들어, 미국의 2009년 재건과 재투자 관련 법안(The American Recovery and Reinvestment Act, ARRA)은 경제성장을 자극할 특화된 비즈니스 영역으로서 건강 정보기술과 원격의료를 포함하고 있다(LeRouge & Garfield, 2013). 이 법안은 헬스 정보통신 시스템의 현대화에 220억 달러를 그리고 헬스 관련 연구와 시설의 건설을 위해 100억 달러를 정부보조금으로 지출한다는 내용을 담고 있다.

원격의료를 위한 인프라에서도 오바마 대통령이 2010년 3월 17일에 '미국 연결: 국가 브로드밴드 계획'(Connecting America: The National Broadband Plan)을 발표하면서 미 전역에 걸쳐 브로드밴드 네트워크의 구축이 활발히 진행되고 있다[13]. 정보통신 기술의 발전은 적은 주파수대를 사용하면서도 더 빠르고 많은 정보의 전송이 가능해졌다. 예를 들어, 4G/LTE 모바일 브로드밴드의 경우는 적은 주파수대를 사용하여 비용적인 측면에서도 효과적이고 클라우드 서비스 및 모바일 기기의 확대와 함께 원격의료의 확산에 기여하고 있다.

최근 의학 분야에서의 기술혁명 또한 정보통신 기술과 결합하면서 원격의료에 많은 변화를 가져오고 있다. 예를 들면 가지고 다닐 수 있는 원격의료 키트(Kits)나 바이오센서가 장착된 의자, 원격의료 로봇을 비롯해 최근 유행하고 있는 각종 웨어러블 기기(wearable devices)나 사물인터넷(Internet of Things) 기술은 원격의료의 측면에서 활용이 증가할 것으로 예측된다.

원격의료는 현재 전문 진료, 환자 상담, 원거리 환자 모니터링 그리고 의료 교육 등의 다양한 형태를 보이고 있다[14]. 또한 원격의료는 도시 의료 센터로부터 건강관리 서비스를 받고자하는 다수의 사람들에게 대안적인 치료를 제공하고 있다. 미국 사회의 인구가 고령화 되면서 증가하는 만성질환으로 자택에서 환자를 진료할 수 있는 외래 환자

13) 미국의 브로드밴드 보급률은 OECD 국가들 중 15위다. 2013년 5월 기준으로 미국의 성인 중 15%는 인터넷을 사용하고 있지 않다. 이러한 접근의 한계가 가정 내 원격의료의 확대에 장애가 되고 있다.

14) 미국에서 원격의료 프로그램은 정신과, 소아과, 피부과 등 전 영역에 걸쳐 200여 개 이상이 실시되었다. 원격수술의 경우는 높은 사회적 관심에도 불구하고 아직까지 관련 사례는 보고되지 않았다.

원격 의료서비스는 급증하고 있다. 특화된 컴퓨터 모뎀과 연결된 모니터링 기기는 혈압, 심박동수, 혈당치, 맥박 측정과 같은 생리적 지표를 측정하고 전송할 수 있게 되었다. 최근에는 화상회의 시스템을 이용한 실시간 원격의료 서비스가 빠르게 성장하고 있으며, 핸드폰이나 위성 통신의 발달로 모바일 기기를 활용한 원격의료 또한 발달하고 있다. 공급자의 측면과 수요자의 측면에서 살펴볼 때 원격의료는 서로의 요구에 부응하는 상생할 수 있는 시스템이라 할 수 있다[표 23].

[표 23] 원격의료의 도입 목표(Fong, 2014)

1. 지역적, 경제적, 문화적으로 건강관리가 어려운 사람들에게 의료에 대한 접근권을 증진시켜주기 위해서
2. 운영절차에 따라 약속된 시간과 장소에서 환자들의 요구에 따른 서비스 제공을 통해 의료시스템의 운영 효과와 효율성을 높이기 위해서
3. 불필요한 여행에 대한 필요를 제거함으로써 순회하던 의사는 물론 환자들의 기회비용을 줄이기 위해서
4. 불필요한 진단검사의 중복이나 입원, 응급실 이용을 줄임으로써 의료비용을 제한하고, 의료진, 병원, 환자 간의 정보 공유를 활성화하기 위해서

### ▢ 일본

일본 원격의료의 역사는 1971년 와카야마현의 나카츄무라와 코자가와초 사이의 실험적 도입에서 시작된다(Takahashi, 2001). 이 실험에는 지역의 건강 관리 센터와 중재 센터, 그리고 원거리에 있는 병원으로 구성된 체계적 모델(hierarchy model)이 적용되었고 와카야마 의료협회, 와카야마 의과대, 그리고 오사카 대학의 지원이 있었다. 이 실험에서는 심전도 검사(ECG)의 자료를 팩스나 모뎀을 사용하여 전송했고, CATV 시스템을 통한 이미지 전송을 검증하였다.

와카야마의 실험 이후 일본통신(NTT)은 전화선 및 4Mhz의 밴드를 사용한 비디오 이미지 전송 등 다양한 실험을 했지만, 지속되지는 못하였다. 그 이유는 실험에 너무 큰 비용이 들어갔기 때문이다.

그러나 당시 나가사키 현에서는 오무라 시에 있는 나카사키 중앙병원과 섬에 있는 작은 병원들 사이에서는 CT 이미지와 X-ray 사진의 원격 방사선 판독(tele-radiology)이 성공적으로 활용되기 시작했다. 이후 원격 방사선 판독은 3일에 한번 꼴로 사용될 정도로 실용적인 시스템이 되었고, 원거리 섬에 있는 의사들은 또한 원격상담을 통해 가능한 신속하게 적절한 치료를 하는 것이 가능해졌다(Takahashi, 2001).

한편 토카이 대학교(Tokai University)에서는 해상에서 환자들에게 의료 서비스를 제공하기 위해 위성통신을 활용하는 방안을 실험해 왔다. 위성통신은 폭넓은 대역을 사용하기 때문에 실시간으로 내시경 사진을 원거리에서 토카이 대학병원으로 성공적으로 전송함으로써 의사들의 정확한 진단이 가능했다.

종합정보통신망(ISDN, Integrated Services Digital Network)의 초기 도입 당시에는 미카타 시를 중심으로 원격의료에 이것을 활용하는 다양한 실험이 있었다. 예를 들면, 원격가정간호(tele-home care) 같은 경우 공중 보건 간호사가 환자를 방문한 후 각종 의료 데이터를 전송하면 의사는 병원에서 이를 확인할 수 있었다. 그러나 이 실험은 매우 부정적인 평가를 받았다. 그 이유는 종합정보통신망 자체의 문제가 아니라 값비싼 장비와 실제 활용 가능한 관련 기술, 즉 이미지의 품질이나 저장 및 편집의 기술이 따라오지 못했기 때문이다.

위와 같은 다양한 실험에도 불구하고 기술적인 한계와 재정적인 부담으로 인해 원격의료는 사실 의료실습의 보완적인 측면에서만 고려가 되었다. 그러나 정보통신 기술의 발전으로 인해 원격의료에 대한 이러한 시각은 크게 변했다. 1991년 일본 의사대회(medical congress)에서는 화질이 좋지 않은 NTSC방식의 이미지가 아닌 위성을 통한 고화질 텔레비전(HDTV) 이미지를 활용한 원격병리진단(tele-pathology) 실험이 성공적으로 수행되었다. 그러나 상업적인 측면에서 본격적인 원격의료 사업으로 뿌리 내리기 시작한 것은 원격방사선판독(tele-radiology) 분야라 할 수 있다[그림 33]. 예를 들어 한 기업의 진단연구소는 150여개의 병원으로부터 매일 200개의 CT 혹은 MRI이미지를 전송 받은 후, 이를 판독하여 팩스로 그 결과를 전송해 주는 원격의료 사업을 수행하고 있다(Takahashi, 2001).

일본에서 원격의료는 1990년대 들어서 본격적으로 도약하기 시작한다. 특히 1997년은 원격의료에 대한 관심이 증가하는 매우 중요한 시기라 할 수 있다. 당시 100개 이상의 원격의료 서비스를 제공하는 사이트가 구축되고, 무엇보다도 인터넷 네트워크가 대중화 되면서 사람들이 자유롭게 그것을 이용할 수 있게 되었다. 이 때 본격적으로 원격의료에 대한 연구가 활발히 진행되고, 원격의료에 대한 주요 선진국들이 참여하는 국제적인 컨퍼런스가 또한 일본에서 개최된다[15] (Takahashi, 2001).

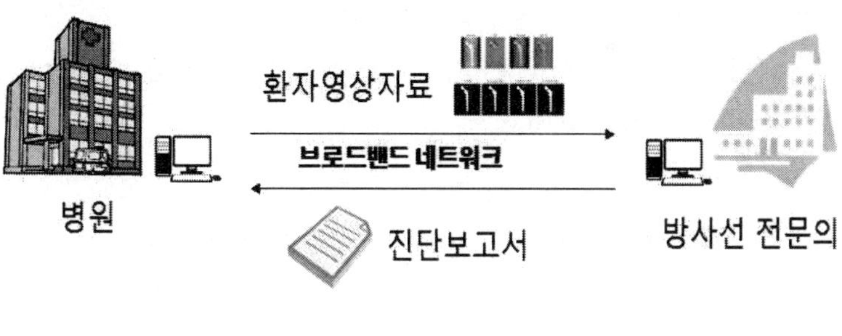


[그림 33] 원격 방사선 판독

15) 미국 원격의료 협회(American Telemedicine Association)은 원격의료를 '환자들의 건강 상태를 향상시키기 위해 전자 통신을 통해 한 지역에서 다른 지역으로 교환되는 건강정보의 사용'이라고 정의하고 있다(JTTA, 2013).

2005년에는 일본 원격의료 학회(Japan Telemedicine Society)가 설립되었고, 일본 원격의료 학회는 2006년 7월 원격의료를 '텔리커뮤니케이션 테크놀로지를 활용하여 보건, 간호, 의료에 기여하는 행위'라고 그 정의를 내렸다.

그러나 일본 원격의료 및 원격간호협회(Japanese Telemedicine and Telecare Association, JTTA)의 회장인 카주히로 하라(Kazuhiro Hara)는 정부의 원격의료 정책이 2011년 일본 북동부 지역의 대지진 이후 크게 변했다고 주장한다(JTTA, 2013). 대지진으로 인해 북동부 지역의 많은 의료시설이 파괴되고, 많은 의료진이 희생됨으로 인해 정부차원에서 원격의료를 지원하지 않을 수 없게 된 것이다. 오늘날 일본 정부는 원격의료를 옹호할 뿐 아니라 적극적으로 홍보하고 있다. 특히 전자 건강 기록(Electronic Health Record, EHR)이나 개인의 건강 기록(Personal Health Record, PHR)의 활용과 지역에서 협진에 의한 의료 서비스 제공이 적극적으로 지원되고 있다.

2009년 이후 일본 보건노동복지부는 지역에 4,500억 엔의 의료 개선 기금을 지원했고, 그중 10%가 의료 IT 네트워크, 즉 원격의료에 사용되었다. 일본에서의 원격의료는 IT 네트워크를 사용하여 원격으로 임산부를 검진하는 서비스부터 가정 내 간호, 모니터링 서비스, 응급간호 등 다양한 분야로 확대되고 있다[그림 34].

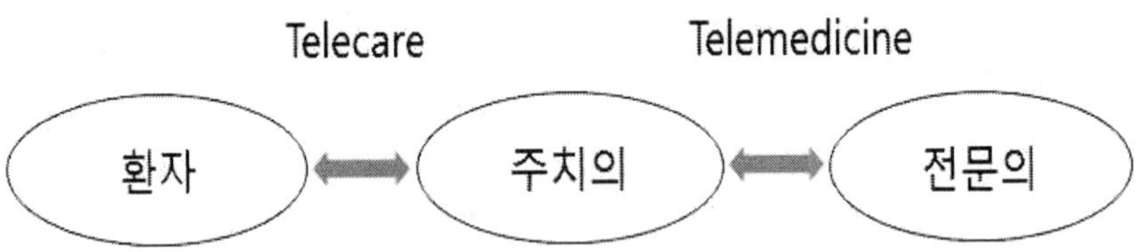


[그림 34] 원격의료의 유형(telecare는 원격간호와 같이 주치의나 간호사와 가정 내 환자 사이의 상호작용을 의미하고, telemedicine은 주치의와 전문의 사이에서의 커뮤니케이션과 상호 교육을 의미, JTTA, 2013).

그러나 일본에서 원격의료 도입의 사회적 배경을 살펴보면, 우리나라와 같이 출생률의 저하 및 증가하는 고령 인구의 측면에서 도입의 이유를 찾을 수 있다. 일본 사회에서 고령 인구의 증가는 자연히 의료비용의 지출 증가를 가져 오며 시급히 해결해야 할 문제가 되고 있다 [그림 35]. 급증하는 노인층의 의료비용을 해결하는데 원격의료는 유용할 수 있다.

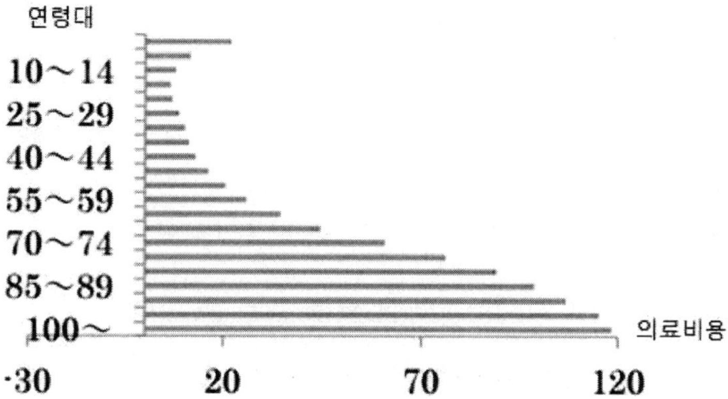


[그림 35] 2010년 기준 연령대별 의료비용 지출 비교
단위 1000엔/년(JTTA, 2013)

일본사회에서 증가하는 의료서비스를 충족시켜줄 만큼 충분한 의료진의 공급이 이뤄지고 있지 못하다는 것도 원격의료 도입의 근거를 제공하고 있다. 앞서 언급한 것과 같이 2011년 일본 대지진은 이러한 경향을 더욱 심화시켰다고 볼 수 있다. 의료진의 부족과 불균형한 의료진의 지역적 분포는 또한 원격의료 도입의 이유가 되고 있다.

그리고 무엇보다도 원격의료 도입을 서두르는 데는 일본의 지역적 특성을 빼놓을 수 없다. 일본은 적은 인구가 사는 섬 지역이 많고 최근 들어 본토에서도 거주 인구가 적은 과소지역(depopulated area)이 증가함에 따라 원격의료에 대한 요구가 증가하고 있다. 그러나 80%의 섬 지역이 아직까지 원격의료를 위한 광섬유 네트워크가 설치되어 있지 않아서 이 또한 시급히 해결해야 할 문제가 되고 있다.

현재 일본에서 원격의료 확산의 장애요소로서 제시되고 있는 것은 크게 네 가지다(JTTA, 2013). 첫째, 원격의료 확산을 위한 정책의 부재다. 원격의료를 위한 보건 자료나 정책의 부족으로 인해 관련 정책의 개발이 늦어지고 있다. 둘째, 원격의료 서비스에 대한 국가 건강보험 요금체계의 부족을 지적할 수 있다. 초기에 잘못 설정된 요금체계로 의료서비스와 요금 사이에 불일치가 존재한다. 셋째, 초기와 달리 정보통신기술의 발달로 원격진료 서비스의 품질은 비약적으로 발전하고 있으나 관련 연구가 부족한 편이다. 이것은 의료적인 측면뿐 아니라 사회경제적인 측면에서도 마찬가지다. 그리고 끝으로 교육시스템의 부재를 들 수 있다. 원격의료의 확산을 위해서는 의사, 간호사, 전문의 등 관련 인력에 대한 교육이 필수라 할 수 있다.

[표 24] 일본 카가와현의 원격의료 성공 사례

| 일본 카가와현의 지역 원격의료 사례 |
| --- |
| 일본 카가와현의 지역 원격의료를 연구한 박수경(2011)은 의료서비스의 지역화라는 관점에서 지역에서의 병원 간 통합을 통한 원격의료 사례를 소개하고 있다. 다른 국가나 지역의 원격진료 서비스와 달리 일본의 원격의료는 지역사회의 협의체 구성을 통해 효율적으로 운영되고 있다. 지역의 현청과 대학, 의사회, 지역산업으로 구성된 '원격진료위원회'는 상호 협력하는 지역의 원격의료 시스템이라 할 수 있다. 현청에서는 원격의료 관련 정책을 지원하고, 지역의 의사회에서는 서로 간 신뢰와 이해를 바탕으로 맞춤형 원격의료 서비스를 제공하고 있다. 특히 원로 의사집단들의 지역사회에 대한 이해와 참여, 그리고 지역 의사회와의 협력은 인간관계에 기반을 둔 지역사회 원격의료의 모델이 되고 있다. 이것은 지역사회가 갖고 있는 인간적 네트워크가 온라인으로 이전된 것으로 우리나라 지역사회 원격의료에도 참고할 만한 사례다. |

## ▢ 뉴질랜드

뉴질랜드는 4백만 명의 인구를 가진 작은 나라다. 인구의 85%가 대도시 지역에 거주하고 있고 15% 정도가 지역에 흩어져 살고 있다. 뉴질랜드의 의료시스템의 66%가 공적 지원금을 받고 있고, 민간 영역에서 담당하는 부분은 주로 선택적 수술 등 제한적인 의료 서비스로 전체 의료서비스의 34%를 차지하고 있다(Kerr & Norris, 2004).

> 뉴질랜드의 경우 지역에 거주하고 있는 주민들을 대상으로 건강관리 및 의료 서비스를 제공하기 위해 관심을 갖기 시작한 것은 2000년 이후다. 뉴질랜드 보건부가 2000년 12월에 뉴질랜드 건강 전략에 대한 보고서를 마련하면서 부족한 의료 전문 인력과 지역의 의료서비스 문제를 해결하기 위해 원격의료의 도입에 관심을 갖기 시작했다[16]. 2001년 보건부는 지역 전문가 자문 그룹을 구성하였으며, 그들과의 상담 서비스를 통해 지역의 의료진에 대한 지원, 교육 프로그램, 향상된 의료 서비스를 제공하고자 하였다.

뉴질랜드의 원격의료와 관련 주목할 부분은 신뢰할 만한 헬스 네트워크(health network)의 조기 구축이라 할 수 있다. 뉴질랜드는 1999년 11월에 1단계 헬스 네트워크의 구축을 시작한 이후, 통신과 보안에서 국제적 기준에 부합하는 헬스 네트워크를 마련함으로써 민감한 건강 정보를 안전하게 공유하고 전송할 수 있는 커뮤니케이션 인프라를 갖추게 되었다. 네트워크의 구축을 통해 일반적인 인터넷 테크놀로지의 이점을 건강 분야에 적용시킬 수 있게 되었다. 즉, 원격의료 서비스의 제공이 가능해졌으며, 의료 전문가들 사이에 보다 쉽고 신속하게 데이터를 전송할 수 있게 되었고, 보다 안전하게 개인의 건강정보를 전송할 수 있게 됨에 따라 프라이버시에 대한 보호가 가능해졌고, 치료 시점에서 접근 가능한 건강 정보의 양과 가치가 증가함으로써 의료사고를 줄이는 이점이 생겼다(Kerr & Norris, 2004).

---

16) 호주와 뉴질랜드의 원격의료 계획은 1998년 만들어 졌지만 대부분 호주 중심의 계획이어서 실질적인 뉴질랜드의 원격의료 계획은 2000년 이후 마련되었다.

그러나 2000년에 발간된 뉴질랜드 원격의료 위원회의 보고서에 따르면, 대부분의 공공의료 기관에서 비디오 화상회의 시스템을 구비했지만 이것들은 원격의료가 아닌 행정적 목적을 위해 주로 사용되었다. 원격진료 목적으로의 활용은 더디게 진행됐다. 뉴질랜드 원격의료 서비스 분야에서 가장 빠르게 확산된 분야는 원격방사선의학과 원격신경진단 분야였다.

뉴질랜드에서 원격의료 확산에 장애요소가 되는 것은 전 지역을 연결하는 브로드밴드 커뮤니케이션 네트워크를 갖추지 못했다는 점이다.

### □ 중국

세계에서 그 어떤 나라보다도 원격의료가 필요한 나라가 바로 중국이다. 넓은 영토와 세계에서 가장 많은 인구를 보유하고 있고, 인구의 70% 이상이 농촌지역에 거주하고 있으나 의료수준은 매우 낮기 때문이다[17].

농촌지역의 인구는 9억 명이나 되지만 도시지역과 비교해 볼 때, 중국의 의료 자원(resources) 중 단지 20%만이 농촌 지역에서 활용되고 있어서 도시와 농촌 지역 간 건강 불평등 또한 심화되고 있다. 이러한 건강 불평등과 의료서비스에 대한 접근권을 해소할 수 있는 방안으로서 원격의료는 중국에서 매우 중요하게 고려되고 있다.

그러나 다른 선진국들과 비교해서 중국의 원격의료 서비스에 대한 연구나 실행은 뒤쳐졌다. 최근 들어 정보통신기술의 발달로 원격의료에 대한 연구 및 서비스의 제공이 매우 빠르게 발전하고 있다(Zhao, Zhang, Guo, Ren, & Chen, 2010).

중국의 원격의료는 1980년대 중반에 시작된 것으로 알려졌다(Wang & Gu, 2009). 초기의 원격의료 서비스는 실시간 치료를 위

17) 세계보건기구(WHO)의 세계건강보고서 2000에 따르면 중국의 의료수준은 세계에서 144위다(Wang & Gu, 2009).

한 텔레커뮤니케이션 네트워크가 구축된 상황이 아니었기 때문에 이메일과 같이 주로 저장한 후 전송하는 수준이었다.

그러나 텔레커뮤니케이션 네트워크의 빠른 성장과 함께 지금은 세 개의 주요한 원격의료용 헬스 네트워크 - 즉, Golden Health Network(GHN), International MedioNet of China(IMNC), People's Liberation Army(PLA) 원격의료 네트워크를 보유하고 있다. 이러한 주요 네트워크 이외에도 다양한 디지털 네트워크, 예를 들면 디지털 데이터 네트워크(Digital Data Network), ATM, ISDN, 전화선 등이 원격의료에 활용되고 있다(Wang & Gu, 2009).

1997년 도입된 IMNC 네트워크의 경우 현재 중국 내 300개 이상의 병원을 회원으로 가지고 있다. IMNC는 초기에 전화선과 인터넷을 통해 원격의료 서비스를 제공하다보니 큰 용량의 의료 데이터의 전송에 문제가 있었다. 물론 데이터 압축기술의 발전으로 약간의 어려움이 해소되었지만 선진국의 사례처럼 브로드밴드 테크놀로지로의 업그레이드는 필수가 되고 있다. 원격의료 시스템은 특히 중국 군대에서도 많은 관심을 갖게 되었다. PLA에서는 원격의료 서비스를 활용하기 위해 1997년에 위성 채널을 이용한 군용 원격의료 시스템을 구축하였다. 이 시스템은 베이징과 난징에 센터를 두고 211개의 병원들(114개 군병원, 97개 공공병원)과 300명 이상의 전문가들을 연결시켜 주었다. 병사들에게 원격의료 서비스를 제공하기 위해 60개의 원격의료서비스시설이 부대 내에 만들어졌고, 첫 운영이후 3,560건 이상의 원격의료 사례가 생겼다(Wang & Gu, 2009).

이러한 대형 네트워크 서비스 이외에도 최근에는 무선랜, SMS(short message service), 블루투스, 모바일 폰 등 무선 통신에 기반을 둔 다양한 원격의료 서비스가 시험되고 있다.

그러나 중국의 원격의료 시장은 아직 초기단계라 볼 수 있다. 그것은 초기 인프라 구축 비용에 대한 정부 차원의 투자가 약하고 무엇보다도 의료 소비자들이 원격의료 서비스 비용을 부담할 만큼 경제적인 여유가 없기 때문이다. 그리고 기술에 기반을 둔 원격의료보다는 면대면의 의료상담이나 전통적인 진단방법들이 아직까지 중국인들에게 익숙한 것으로 보고되고 있다(Wang & Gu, 2009).

그리고 원격의료를 도입했던 대부분의 선진국들이 경험했던 것처럼 중국 역시 현재 불충분한 인프라와 의료 인력의 부족, 낮은 교육 수준, 관련 정책과 기준의 미비 등이 원격의료 발전의 한계로 지적된다.

## 2) 원격의료의 운영 형태

원격의료는 환자와 전문가 사이의 상호작용과 전송되고 있는 정보의 형태에 따라 두 가지 기준으로 분류할 수 있다. 첫째, 상호작용의 형태에 따른 유형으로는 보통 '축적전송' 또는 '실시간'의 형태가 있다. 축적전송은 정보가 전달되기 전에 특정한 방식으로 습득되고 저장된 다음 추후에 전문 해석을 위해 전송되는 것을 의미한다. 반면 실시간 상호작용은 정보가 수집되고, 전송되며 나타나는 데까지 전혀 지체되지 않는 것을 의미한다. 따라서 멀리 떨어져 있는 개인들 사이의 상호작용적인 소통이 가능하게 된다. 둘째, 전송되는 정보의 형태에 따른 분류로는 데이터, 문자, 청각, 정지 화상, 영상 사진 등 다양하다. 상호작용의 유형과 정보의 형태에 따른 기준에 의해 원격의료는 세 가지 주요 범주로 분류 된다: 축적전송, 원격모니터링, 실시간 쌍방향 서비스.

축적전송 방식(Store-and-Forward)은 의학 영상이나 생체 신호 같은 환자의 의료 정보를 수집한 다음 오프라인 진단을 위해 편리한 시간에 의사나 의료 전문가에게 전송하는 것이다. 축적전송 방식의 가장 큰 장점은 수신 측이나 발신 측이 동시에 자리에 있지 않아도 통신이 가능하다는 점이다. 사전에 적절하게 조정된 진료 기록은 가급적이면 전자식으로 전송되어야 한다. 환자를 직접 대하는 전통적인 방식과 원격의료의 가장 중요한 차이는 정기적인 신체 진찰과 환자의 내력이 배제된다는 것이다. 따라서 축적전송 방식에서 의사는 내력 보고서와 신체 진찰을 위한 시청각 데이터에 의존하게 된다.

원격 모니터링(Remote Monitoring)은 자가 모니터링 혹은 자가 테스트라 불리기도 하는데, 의료 실무자들이 원격의료의 폭넓은 기술을 이용하여 원거리에 있는 환자의 상태를 모니터링하는 것을 의미한다. 원격 모니터링은 심장병, 진성 당뇨병, 천식과 같은 만성질환을 관리하는데 유용하다. 최근의 연구 보고에 따르면, 원격 모니터링을 이용하는 환자들은 그들이 집에서 편안함을 느끼며 향상된 진료를 제공받고 있다고 답하였다. 뿐만 아니라, 이 방식은 향후 25년 동안 미국의 건강 관리 비용을 2000억 달러까지 절감시킬 수 있을 것으로 예상된다.

쌍방향 원격의료 서비스(Interactive Telemedicine Services)는 환자와 의사 사이의 동시적인 상호작용을 제공한다. 이 서비스는 전화 통화, 온라인 커뮤니케이션, 가정 방문을 포함한다. 쌍방향 원격의료 서비스를 통하여 환자의 의료 내력 검토, 신체 진찰, 정신 감정 등이 실시된다. 이 서비스는 전통적인 환자 대면 방식과 비교 했을 때 품질 차원에 큰 차이를 보이지 않으면서 환자들이 더 저렴한 비용으로 의료서비스를 제공받을 수 있게 한다.

미국 내의 원격의료는 다양한 프로그램으로 그 성장률이 현저하며, 의사-환자 간 상담의 건수도 급증하고 있다[그림 36].

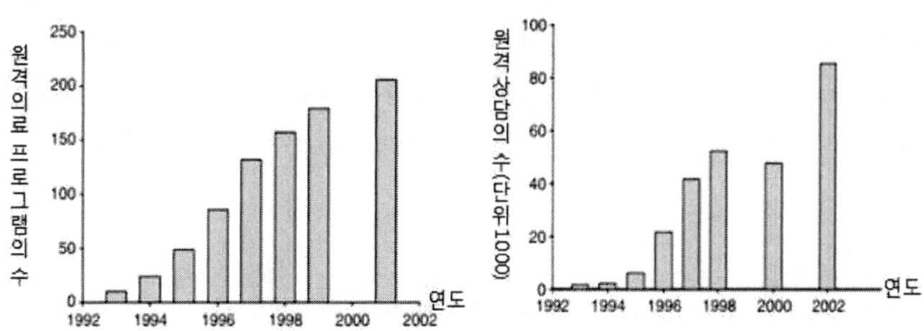


[그림 36] 미국 원격의료 현황(출처: Grigsby, 2004)

## 3) 원격의료의 이슈

원격의료의 도입과정부터 현재까지 원격의료의 확산 과정에서 나타난 법적, 경제적, 윤리적 이슈에 대해 알아본다.

### □ 법적 이슈

미국의 주들은 환자를 보호하기 위해 여러 법들을 제정했다. 그 중 '의사와 환자의 권한'과 '의사 면허 교부'에 관한 두 개의 법이 원격의료가 세워진 토대에 직접적인 영향을 준다. 의료배상 책임법, 퇴직소득보장법, 노인의료보험, 저소득층의료보장 등과 같은 법들도 원격의료 실행에 의해 영향을 받지만, 이러한 문제들은 원격의료의 중심 문제를 먼저 분석하지 않고서는 고려될 수 없다. 따라서 원격의료에서의 의사와 환자 간의 관계를 고려한 후에 의사면허 교부와 규율에 관한 법적 문제를 다룰 필요가 있다.

의사와 환자의 권한은 의사들이 환자들에 관한 비밀 정보를 발설하는 것을 금지하는 것을 의미한다. 의료 정보 이동 및 보호법(The Healthcare Information Portability and Protection Act)은 환자의 비밀과 안전을 도모하기 위한 모든 의료 주체들의 의무와 책임에 대해 기술하고 있다.

다음으로 의사 면허 교부에 관한 문제는 각 주마다 다소 상이하나 몇몇 주에서는 원격의료 활동을 엄격하게 규정하고 있다[18]. 의사들이 다른 주에 살고 있는 환자들에게 그 주의 의사 면허 혹은 임시 면허 없이 접근 권한을 갖도록 허용하는 것과 무면허의 의사로부터 환자를 보호하는 것 사이에는 분명 갈등이 존재한다. 따라서 규제없이 무면허

---

18) 미국 내에서는 앨라배마, 루이지애나, 몬타나, 네바다, 뉴멕시코, 오하이오, 오클라호마, 오레곤, 테네시, 텍사스 등 10개 주가 원격의료를 통해 다른 주의 환자에게 서비스를 제공하는 것을 허용하는 면허를 발급하고 있다(American Hospital Association, 2015).

진료를 하는 의사로부터 환자들을 보호하면서 의사들에게 전자 건강 진료를 제공할 수 있도록 하는 권한 사이의 균형이 중요한 문제로 떠오르고 있다.

한편, 대부분의 배상문제에서 보험 회사들은 의사와 환자 간의 면대면 진료만을 고집하고 있는 실정이다. 원격 상담과 원격 방사선 진단 만이 몇몇의 주에 있는 건강 보험사로부터 배상에 관한 승인을 받은 바 있다. 2002년 10월, 노인의료보험제도 센터와 저소득층의료보장센터는 쌍방향 상담의료를 배상하기로 했지만 여전히 많은 보험회사들이 원격의료 진료상담을 배상 대상에 포함하지 않고 있다.

그 외 공공과 개인의 차원 모두에서 전략적인 투자 정책의 필요성을 인식한 미국 회계감사기관(The US General Accounting Office)은 원격의료의 효과적인 확산을 위해 1997년 원격의료의 효과적인 투자를 위한 원격의료 연방 전략을 공식적으로 요구했다. 보건사회복지부(The Department of Health and Human Services) 역시 최근 국가적인 전자 건강관리 시스템을 건설하기 위하여 환자와 그들의 담당 의사들이 언제 어디서든 진료 기록에 접근할 수 있도록 하였다.

## ▢ 윤리적 이슈

윤리적인 이슈들은 환자와 의사의 관계에 대한 원격의료의 영향[19]과 원격의료가 환자 진료의 양과 질을 향상시켜주는지의 여부, 환자의 개인 정보와 비밀에 대한 보장에 대해 주로 집중하고 있다. 원격의료의 윤리적 부분은 사람에 대한 존경, 선행, 무해성의 원칙, 공정성에 의해 평가될 것이다. 사람에 대한 존경은 두 가지 윤리적 신념을 포함한다. 첫째, 개인은 독립된 주체로써 대우 받아야 한다는 것이며 둘째, 약화된 자율성을 가지고 있는 사람은 마땅히 보호를 받을만하다는 것이다. 환자와 의사의 관계는 상호적인 신뢰를 바탕으로 한 약속이다.

19) 미국에서는 현재 20개 주만이 원격의료 기술을 통한 의사-환자의 관계를 인정하고 있다(American Hospital Association, 2015).

의사는 환자들의 취약점에 민감하게 반응하여야 하고 의사의 양심을 위반하지 않는 한에서 환자들의 자주성을 인정해야 한다. 선행은 해악을 예방하고 제거할 의무와 피해를 최소화하고 가능한 이익을 최대화하면서 사람의 좋은 부분을 증진시키는 것을 포함한다. 만약 원격의료가 기존의 전통적인 진료 관계를 대체하는 것이 아니라 그것을 보완한다면 원격의료의 이점들은 단점을 충분히 뛰어 넘을 수 있다(Stanberry, 2000). 원격의료의 사용으로 나타나는 두려움들은 교육과 적절한 소통, 민감한 인간의 문제에 대한 고민, 그리고 적절히 응답함으로써 최소화될 수 있다. 공정성의 원리는 각각의 개인들이 공정하게, 평등하게 대우 받고 그들의 몫을 받는 것을 인정한다. 의료와 관련한 불평등은 이미 잘 알려진 사실이다. 비슷한 환경에 놓여있는 몇몇의 환자들에게 더 나은 의료 혜택과 접근을 허용하는 것은 공정성의 원리에 위반된다. 공정성은 환자들이 가능하다면 비슷한 방식으로 대우받아야 한다고 주장한다.

### □ 경제적 이슈

2007년 미국의 한 보고서에 따르면 대략 21%의 미국 가정이 건강관리를 위해 원격의료의 형태의 서비스를 이용하고 있는 것으로 나타났다. 서비스 이용에 따른 투자수익률은 아직까지 명확하지 않으나 벤톤 재단(Benton Foundation)의 연구에 따르면 원격 모니터링 시스템을 사용한 펜실베니아 지역의 당뇨병 환자들은 기존의 전통적인 방식으로 치료를 받은 환자들에 비해 많은 비용을 절감한 것으로 보고됐다. 또한 미국의 머시 의료원(Mercy Health System)은 만성질환 관리로 인한 지나친 비용을 줄이기 위해 필립스(Philips)에서 개발한 홈 케어 원격진료를 사용하고 있다.

현재의 원격의료 서비스는 보험 배상 문제로 인해 복잡해진 비용과 수익 측정 때문에 다소 혼란스러운 상태이다. 예를 들면 머시 의료원(Mercy Health System)과 애틀랜틱케어(AtlantiCare)의 원격의료 프로그램들은 현재 보험 프로그램으로 처리되고 있지 않다. 대부분 병원들이 모든 의료 비용들을 흡수하고 있는 실정이다. 원격의료가 증가하는 의료 비용을 감소시키면서 재정적인 이익을 제공한다는 추가적인 재정 데이터가 보험회사에 근거로 제공될 필요가 있다. 그런 후에야 보험 회사들이 원격진료 범위를 포함한 정책들을 수용하게 될 것이다. 그러나 구체적인 배상 구조로서의 재정적 그림은 주마다 그 내용이 상이하기 때문에 훨씬 복잡해 질 수도 있다. 예를 들면, 뉴저지의 병원들은 환자들에게 원격정신의학 상담에 대한 비용을 청구하지 못하도록 하였다.

## 4) 원격의료 서비스의 발전을 위한 제언

### □ 성공적인 원격의료 서비스 모델

원격의료 서비스가 성공하기 위해서는 여러 국가들의 사례에서 살펴본 바와 같이 고려해야 할 요소들이 있다. 선행 연구들에 대한 고찰을 통해 브로엔과 동료들(Broens et al., 2007)은 성공적인 원격의료의 결정요인으로서 다섯 가지를 제시하고 있다. 그것은 기술(technology), 수용(acceptance), 투자(fiancing), 조직(organization), 그리고 정책과 입법(policy & legislation)이다. 국가적, 문화적, 사회적 맥락 속에서 이러한 요인들은 각각 환자, 의료전문가, 의료조직, 정책기관, 기술제공자, 제3의 투자자 등 다양한 이해 관계자들에 의해 영향을 받게 된다[그림 37].

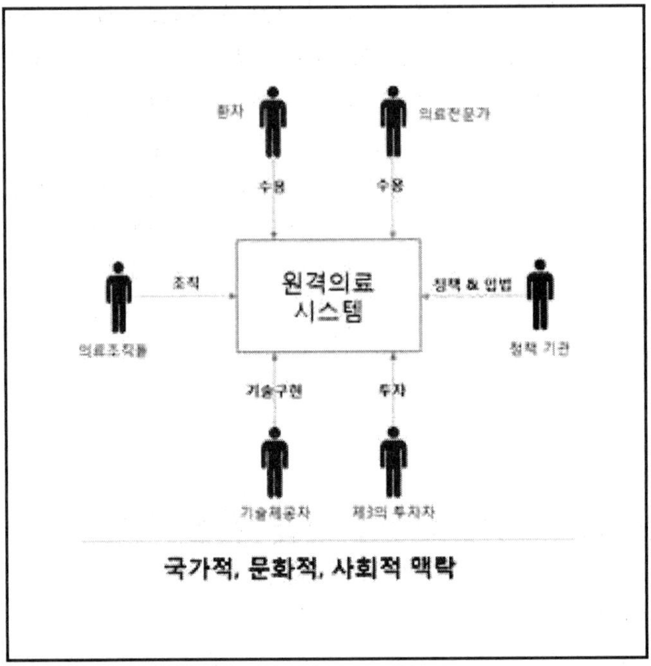


[그림 37] 성공적인 원격의료 서비스 모델(Broens et al., 2007)

여기서 또한 주목해야 할 것은 원격의료 서비스가 갖는 다학제적 특성이다. 즉, 원격의료 서비스는 의료분야 뿐 아니라 기술, 정책(법), 커뮤니케이션, 경영 등 다양한 분야의 참여 및 지원이 있어야 한다는 것을 알 수 있다.

## ▢ 원격의료 서비스 활성화를 위한 제언

원격의료 서비스의 도입 및 발전 과정에서 서구 선진국들이 경험했던 장애 요소들을 고려해 볼 때, 원격의료 서비스의 활성화를 위해서는 다음과 같은 부분에서의 한계를 극복해야 할 것이다(G ler & beyli, 2002; Kerr & Norris, 2004; Matusitz & Breen, 2007).

### ① 원격의료 서비스의 인프라 기획 및 개발

원격의료관련 정책을 개발하는 단계에서는 다양한 참여자들의 요구와 해결책을 명확히 파악하여 분석하고 이를 정책에 반영해야 한다. 명확한 정책과 기준의 부재는 의료관련 조직은 물론 서비스 이용자에게도 혼란을 가져올 수 있다. 경제적인 시각에서 보면, 농어촌 지역에 브로드밴드 네트워크를 구축하는 것이 비효율적일 수 있으나, 농어촌 지역의 건강 서비스에 대한 접근권을 확장하고 기회를 제공한다는 측면에서 고려가 필요하다.

또한 해외의 사례를 살펴보면, 원격의료는 독립적으로 성공한 사례는 드물다. 즉 원격의료와 기존의 의료 서비스가 경쟁하는 것이 아니라 원격의료 서비스는 기존의 서비스와 상호 보완을 통해 결합하여야 한다.

### ② 면허와 의료 서비스 인증, 기준의 마련

원격의료 시스템의 확대를 위해서는 발전에 방해가 되는 애매한 규정이나 법을 제거하고 국가 면허 시스템이나 인증을 확대하여 새로운 테크놀로지의 도입과 활용에 적극적이어야 한다. 그리고 제공되는 원격의료 서비스의 품질에 대한 제도적 기준의 마련도 필요하다. 예를 들어 비디오 화상회의의 경우 조직마다 서로 다른 기준과 시스템을 갖춘다면 조직간 상호협력이 어렵게 된다. 원격의료 서비스의 상호 호환과 협력을 위해서는 공통의 기술적 기준 마련이 필요하다.

### ③ 경제적 측면의 고려

원격의료 시스템의 초기 투자와 운영에 소요되는 비용을 충분히 감당할 수 있는지 혹은 재정적인 지원이 가능한지에 대한 고민이 있어야 할 것이다. 원격의료의 수익적 모델에 대한 부분이 아직까지 명확하게 제시되고 있지 않기 때문에 재정적인 측면에 대한 논란의 여지가 남아 있다. 대부분의 국가에서 원격의료 서비스는 초기 국가적 차원의 재정적 지원이 중심이었으나 의료서비스 공급자나 후원

기업으로부터의 재정적 기여도 이제는 고려되어야 한다.

④ **보안과 비밀 유지**

원격의료는 기본적으로 통신망을 통해 서비스가 제공되기 때문에 환자 및 치료 관련 데이터의 보안과 비밀 유지에 특히 유의해야 한다. 개인들의 의료정보가 해킹을 당해 원치 않는 곳으로 전송되거나 외부에 공개되지 않도록 철저한 보안과 비밀을 유지하는 것은 가장 기본적이며 중요하게 고려해야 할 사항이다.

⑤ **인터넷에서의 관련 연구 결과에 대한 신뢰도**

인터넷의 접근이 쉬워지면서 온라인의 다양하고 새로운 건강정보에 대한 접근이 가능해졌다. 그러나 그러한 정보들이 믿을만한 것인가는 또 다른 이슈가 된다. 인터넷의 건강 관련 연구결과나 새로운 서비스는 도입이 되기 전에 면밀히 조사되어야 한다.

⑥ **커뮤니케이션의 속도**

원격의료 서비스는 짧은 시간에 많은 양의 데이터 전송이 이뤄져야 한다. 모뎀을 통한 연결부터 브로드밴드까지 관련 정보통신기술이 계속 발전하고 있어서 커뮤니케이션 속도의 문제는 많이 개선되고 있다. 그러나 모바일을 이용한 원격의료 서비스에 대한 사회적 요구의 증가는 커뮤니케이션 속도와 안정성 측면에서 해결해야 할 또 하나의 과제다.

⑦ **전문인력의 양성**

간호 및 의료 전문 인력의 부족은 많은 나라에서 겪는 문제다. 원격의료 서비스 분야도 성공적인 확산을 위해서는 서비스를 제공할 전문 인력의 공급이 필수라 할 수 있다. 그러나 지금까지 의료조직이나 전문가 집단의 테크놀로지에 대한 저항이나 지각된 불편함 등으로 인해 제한된 소수의 전문가 집단만이 원격의료를 시범적으로 활용하고 있다. 의료조직 내 전문가집단의 테크놀로지 수용 관련 열린 자세가 필요하다.

전문 인력의 양성과 관련 또한 고려되어야 할 것은 지속적인 교육 프로그램(continuing education)의 마련이다. 최신 관련 연구 및 기술에 대한 지속적인 보수교육을 통해 전문인력의 역량을 강화해야 한다.

### ⑧ 원격의료 도입에 대한 부정적 여론

원격의료는 환자 중심으로 의료 서비스에 대한 접근 문제를 해결하기 위해 시작되었지만 환자 중심의 이런 관점보다 비즈니스 중심적 시각이 강조될 경우 부정적인 여론을 만나게 될 가능성이 크다. 원격의료 서비스는 의료기관, 텔레커뮤니케이션 네트워크, 보험업계 등 관련 기관의 복잡한 이해관계가 존재한다. 그러나 수익 중심의 비즈니스 모델은 공공 보건(public health)의 관점과 충돌되어 원격의료 도입과 확산에 장애 요인이 될 수 있다. 수익적 관점보다는 원격의료 도입이 가져올 의료 서비스의 질적 향상, 효율성, 접근성 문제의 해결 등 의료 서비스 본질에 대한 인식의 강조가 필요하다. 일본의 사례처럼 지방자체단체와 지역의료협회, 지역의과대학 등 지역 차원에서의 인적네트워크를 활용한 성공적인 원격의료 사업사례는 참고할 만하다.

# 참고문헌


강원도 보건정책과. (2014). ⟨2014년도 보건기관 원격건강관리 사용자 교육⟩. 강원도 보건정책과.

강원도 보건정책과. (2014). ⟨보건기관원격건강관리인프라구축사업완료보고회⟩. 강원도 보건정책과.

강원도 한림대학교. (2013). ⟨강원도 공공 u-헬스 서비스 운영성과 만성질한 원격관리시스템을 중심으로-⟩. 강원도 한림대학교.

강원도. (2015). ⟨2014 도청백서⟩. 강원도.

고대영, 조현승. (2011). ⟨u-health 서비스 소비자 인식 조사 및 정책적 시사점⟩. 산업연구원.

곽기영, 이유진. (2005). 디지털 컨버전스 시대의 모바일 뱅킹 사용의도 결정요인에 관한 연구. ⟨Information Systems Review⟩, 7권 2호, 85-100.

구병기. (2013). ⟨초고속 연구망을 활용한 의료분야 원격협업 실태 연구⟩. 충북대학교.

권명순, 박동진, 최정화. (2013). 보건진료원의 원격관리 경험. ⟨보건교육·건강증진학회지⟩, 30권 2호, 20-39.

권명순, 노기영, 최정화. (2014). 강원도 보건진료소 고혈압 환자의 원격관리시스템 적용효과, ⟨보건교육·건강증진학회지⟩, 31권 2호, 55-64.

권오준. (2010). 정보기술통합이론을 응용한 스마트폰 수용 고찰. ⟨한국경영정보학회 학술대회⟩, 180-187.

권혁녀. (2013). ⟨지방정부 u-Health 사업의 활성화 방안연구-강원도 사례를 중심으로-⟩. 강릉원주대학교.

김경규, 류성렬, 김문오, 김효진. (2009). 모바일 웹 브라우징 서비스의 사용의도에 영향을 미치는 요인. ⟨Journal of Information Technology Applications & Management⟩, 16권 1호, 149-168.

김광재. (2009). DMB의 수용결정요인에 관한 연구. ⟨한국언론학보⟩, 53권 3호, 296-323.

김기문. (2008). 정보기술 수용의 다채널 관점. ⟨경영학연구⟩, 37권 4호, 873-900.

김대호, 김도연, 김은미, 도준호. (2006). 초점집단 인터뷰를 통해 본 위성 DMB 초기채택자의 채택 동기 및 이용행태. 〈한국언론학보〉, 50권 3호, 87-91.
김미녀, 정기한, 오재신. (2009). 의료서비스에서 환자만족의 선· 후행변수의 구조적 관계. 〈산업경제연구〉, 22권 6호, 2955-2984.
김민철, 이동철. (2005). 정보통신 기술이 의료서비스에 미치는 영향과 파급효과. 〈인터넷전자상거래연구〉, 5권 2호, 29-46.
김백수. (2013). 귀농민의 농촌사회 적응에 대한 생태체계적 분석. 전남대학교 학사학위 논문.
김성수, 류시원. (2011). 원격진료서비스 수용요인의 구조적 관계 실증연구, 〈Asia Pacific Journal of Information Systems〉, 21권 3호, 71-91.
김성애, 조재위, 이규석. (2013). 울릉도의 피부과 환자들을 대상으로 한 원격진료 치험. 〈대한피부과학회지〉, 51권 1호, 8-12.
김수연, 이상훈, 황현석. (2011). 스마트폰 수용에 영향을 미치는 요인에 관한 연구. 〈Entrue Journal of Information Technology〉, 10권 1호, 29-39.
김영균, 안영효, 오주연. (2009). 개인의 이용 경험과 기술능력에 따른 온라인 게임 수용성. 〈e-비즈니스연구〉, 10권 3호, 257-279.
김영석. (2000). 〈디지털미디어와 사회〉. 나남출판.
김영욱, 소애영. (2012). 원격관리시스템을 통한 보건진료소관할지역주민의 만성질환관리효과. 〈한국농촌간호학회〉, 11권 2호, 1-30.
김영주. (2015). 원격진료 폴리콤, 국내외 의료기관 원격진료 활용 사례 소개.아시아뉴스통신(2014.11.19.),2015.05.22., http://www.anewsa.com/detail.php?number=739775&thread=10r03
김영택, 오종철, 홍상진. (2006). 개인형 커뮤니티 사이트 사용자의 후기 수용모형에 관한 연구. 〈대한경영학회지〉, 19권 6호, 2215-2235.
김영환, 최수일. (2009). 지각된 서비스 품질, 유용성, 용이성이 IPTV 사용자 만족 및 지속적 사용의도에 미치는 영향. 〈한국콘텐츠학회논문지〉, 9권 10호, 314-327.
김인경, 박원준. (2011). 디지털 융합미디어에 대한 수용자 인지가 사용의도에 미치는 영향. 〈한국전자통신학회지〉, 6권 3호, 30-36.
김잔디. (2015). 원격진료 시범사업 참여 환자 “대체로 만족”. YTN(2015.05.21.), 2015.05.22., http://www.ytn.co.kr/_ln/0103_201505211202431295
김정탁. (1998). 〈미디어와 인간〉. 커뮤니케이션북스.

김주란, 이기훈, 최영균. (2011). 광고매체로서 스마트폰 애플리케이션 이용동기와 사용의도에 관한 연구. 〈광고연구〉, 89호, 229-254.
김효정, 한창희, 서보밀, 김근종. (2005). 모바일 게임 이용의도에 영향을 미치는 요인에 관한 연구. 〈한국전자거래학회지〉, 10권, 1호, 1-19.
노기영. (2012). 헬스비디오게임의 사용자경험과 기술수용의 확장모델. 〈한국방송학보〉, 26권 5호, 78-113.
노기영, 권명순, 장한진. (2014). 지역기반 만성질환 원격진료서비스 수용모델. 〈한국콘텐츠학회논문지〉, 14권 8호, 287-296.
류시원, 이재국, 김경희. (2009). 국내 유헬스 현황분석과 발전방향. 〈대한의사협회지〉, 52권 12호, 1141-1147.
류시원. (2002). 원격진료의 동향과 대응방안. 〈한국보건사회연구원〉, 69호, 1-7.
류시원. (2004). 〈공공의료 강화를 위한 원격진료 수용성 제고방안〉. 한국보건사회연구원.
매일경제.(2015). 韓國 원격진료 시범사업 中國보고 배워라. 매일경제 (2015.03.17.), 2015.05.22., http://news.mk.co.kr/column/view.php?year=2015&no=251512
문성철, 김경환. (2007). 인터넷 라디오 mini 이용의도에 영향을 미치는 요인들에 관한 연구. 〈방송과 커뮤니케이션〉, 8권 2호, 82-115.
박근수. (2012). U-Health 서비스를 활용한 농촌 노인의 원격건강관리 활성화 방안 연구. 〈e-비즈니스 연구〉, 13권 1호, 463-486.
박동균, 김종훈, 김재권, 정은영, 이영호. (2011). 멀티플랫폼 환경의 만성질환자 건강관리를 위한 유헬스 서비스 모델. 〈한국콘텐츠학회논문지〉, 11권 8호, 23-32.
박동진, 정의철. (2009). 헬스커뮤니케이션의 역사, 정의, 과제. 〈헬스커뮤니케이션연구〉, 1권 1호, 33-48.
박수경. (2011). 일본 원격진료의 지역화 형성 및 특성에 관한 연구. 〈대한지리학회지〉, 46권 4호, 501-517.
박정순. (1997). 〈대중매체의 기호학〉. 나남출판.
박정환, 길병원. (2015). 원격협진 시범사업 8일 본격 시행. 조세일보 (2015.05.08.), 2015.05.22., http://health.joseilbo.com/html/news/?f=read&code=1341294464&seq=12981
배성철, 김일곤, 박샛별, 송준현, 이병기, 차지훈, ... & 오현주. (2012). 원격의료시스템의 성능 평가 기준. 〈FDC 법제연구〉, 7권 2호, 53-57.
백철화. (1998). Telemedicine 의 현황. 〈전자공학회지〉, 25권 12호, 38-41.
서울대 의대 정신건강의학과. (2011). 〈원격진료 서비스 가이드라인 개발·검증〉.

송수민, 이희경. (2002). 청소년의 의존성향 및 사회적응력이 인터넷중독에미치는 영향. 〈한국청소년연구〉, 13권 1호, 107-31.

송태민, 이상영, 이기호, 박대순, 진달래, 류시원, 장상현. (2011). 〈u-Health 현황과 정책과제〉. 한국보건사회연구원.

송태민. (2003). 일본의 원격진료 동향. 〈보건보기포럼〉, 77호, 100-107.

송태민. (2005). 건강정보 웹 사이트의 수용요인 분석. 〈보건사회연구〉, 25권 1호, 143-182.

신현식, 송용욱, 성낙현. (2010). 모바일 인터넷과 PC 인터넷의 특성 차이에 대한 인식이 모바일 인터넷 사용 의도에 미치는 영향에 대한 연구. 〈한국전자거래학회지〉, 15권 3호, 99-129.

신현희. (2011). 의료서비스 신뢰의 선행요인과 신뢰가 고객반응에 미치는 영향에 관한 연구. 〈한국병원경영학회지〉, 16권 1호, 27-49.

안양희 외. (2014). 〈지역사회보건간호학〉. 현문사.

양순옥, 정금희, 권명순, 양숙자, 심문숙. (2012). 〈건강생활설계〉. 소화.

양지은. (2002). 〈인터넷 커뮤니케이션의 특성에 관한 연구: 미디어 발달을 중심으로〉. 숙명여자대학교 디자인대학원 석사논문.

양희동, 최인영. (2001). 사회적 영향이 정보 시스템 수용에 미치는 영향-정보기술수용모형(Technology Acceptance Model)에서. 〈Asia Pacific Journal of Information Systems〉, 11권 3호, 165-184.

오상현, 김상현. (2006). 기술수용모델의 확장과 인터넷뱅킹 이용행동에 관한 연구: 신뢰와 적합성의 역할을 중심으로. 〈경제연구〉, 24권 1호, 175-205.

원우현. (2006). 〈인터넷커뮤니케이션〉. 서울: 박영사.

유 일, 최혁라. (2008). 온라인 커뮤니티에서 사회적 영향이 플로우, 지각된 유용성, 이용의도에 미치는 영향: 싸이월드를 중심으로. 〈정보시스템연구〉, 17권 2호, 113-135.

윤대흥, 김선표, 김성중, 조수형, 조남수. (2008). 원격 화상 진료가 무의도 주민의 의료 이용에 미치는 영향. 〈대한응급의학회지〉, 19권 4호, 359-365.

윤승욱. (2009). IPTV의 수용결정요인에 대한 연구. 〈언론과학연구〉, 9권 1호, 162-197.

윤영민, 김성철, 김정환, 이현기. (2011). 국내언론사 뉴스룸의 사용자 제작 콘텐츠 (UGC) 수용에 대한 영향요인 연구. 〈한국방송학보〉, 25권 4호, 139-175.

이근실, 전승환. (2008). 해상 원격진료시스템 구축에 관한 연구. 〈한국항해항만학회〉, 32권 2호, 180-181.

이기광, 정유수, 한창희. (2009). 의료서비스 인터넷 마케팅 활동에 대한 진료과목별 소비자 수용에 관한 연구. 〈한국전자거래학회지〉, 14권 1호, 121-142.

이만우, 정미아. (2014). 〈유-헬스케어(u-Healthcare)의 현황과 과제〉. 국회입법조사서.

이문봉. (2011). SNS 에서 지속적인 사용 의도에 영향을 미치는 요인 연구. 〈한국산업정보학회논문지〉, 16권 5호, 151-161.

이병관, 변웅준, 임주리. (2010). 개인의 e-헬스 리터러시(e-Health Literacy)가 의사-환자 커뮤니케이션에 미치는 영향. 〈사이버커뮤니케이션학보〉, 27권 3호, 89-125.

이병문, 조원희, 윤영미. (2009). 실시간 심음 전송을 위한 원격 의료상담 시스템. 〈한국콘텐츠학회논문지〉, 9권 8호, 158-165.

이상구. (2015). 한국 원격진료, 페루 등 중남미 진출. 메디파나뉴스 (2015.04.30.), 2015.05.22., http://medipana.com/news/news_viewer.asp?NewsNum=166449&MainKind=A&NewsKind=5&vCount=12&vKind=1

이상우, 강재원, 신호철, 김윤정. (2005). 다매체 환경에서 IPTV의 융합 수용모델. 〈정보통신정책연구원〉, 5-12.

이성준. (2012). 소셜커머스 이용의향에 영향을 미치는 요인에 관한 연구. 〈한국방송학보〉, 26권 3호, 495-529.

이옥기. (2011). 3D 영상에 대한 매체별 수용자 경험에 관한 연구. 〈언론과학연구〉, 11권 1호, 329-370.

이윤태, 김시연. (2008). 〈국내 u-Health 등장에 따른 정책 대응방안 연구〉. 한국보건산업진흥원.

이은아, 김은정, 정재진, 김태석. (2009). 개인의 특성이 온라인 게임 포털 사이트에 대한 태도에 미치는 영향에 관한 분석. 〈멀티미디어학회논문지〉, 12권 4호, 583-590.

이재신, 이민영. (2006). 확장된 기술수용모델을 이용한 IPTV의 수용의도에 영향을 미치는 요인들에 대한 연구. 〈방송과커뮤니케이션〉, 7권 1호, 100-131.

이재신. (2006). 기술사용에 대한 태도변화에 영향을 미치는 요인들에 관한 종단적 연구. 〈한국언론학보〉, 50권 6호, 388-414.

이정기, 김효은. (2010). 텔레비전 시청이 여성의 친환경 화장품 구매의도에 미치는 영향에 관한 연구. 〈언론과학연구〉, 10권 4호, 463-497.

이정기, 최믿음, 박성복. (2012). 대학생들의 신문 이용동기와 기술수용모델 변인이 유료 모바일 뉴스 콘텐츠 수용의도에 미치는 영향. 〈미디어경제와문화〉, 10권 3호, 129-172.

이정렬. (2012). 〈역학과 건강증진〉. 수문사.

이종윤, 최영. (2012). 스마트 TV 채택결정 요인에 관한 연구. 〈한국방송학보〉, 26권 4호, 386-430.

이준상, 이기영. (2001). 원격진료의 법적문제. 〈한국의료법학회지〉, 9권 2호, 129-151.

이현실. (2005). 노년층에 대한 원격진료 인식도 조사. 〈보건과학논집〉, 31권 2호.

이혜경. (2014). 의사-환자 원격진료 윤곽…보건진료소당 환자 50명. 데일리팜(2014.10.02.), 2015.05.22., http://www.dailypharm.com/News/189158

임형주, 심정택, 이상식. (2009). EMR 시스템의 도입 특성요인이 지각된 유용성, 편이성 및 사용의도에 미치는 영향에 관한 연구. 〈한국산업정보학회논문지〉, 14권 2호, 32-50.

장기욱. (2015). 당뇨환자에게 심혈관질환 수시 검사는 필수…당뇨병만큼 두려운 합병증. 중앙선데이(2015.05.10.), 2015.05.22., URL: http://sunday.joins.com/article/view.asp?aid=38011

장병희. (2007). UCC 채택 영향요인 분석. 〈한국언론학회 심포지움〉, 1-23.

장 욱, 이승환, 김춘배, 김기경. (2010). 우리나라 원격진료제도의 개선을 위한 비교법적 연구. 〈한국의료법학회〉, 18권 1호, 79-104.

전국대학보건관리학교육협의회. (2009). 〈보건교육학〉. 한미의학.

전영주. (2014). 원격진료 활성화를 위한 선결과제. 〈한국컴퓨터정보학회논문지〉, 19권 8호, 169-176.

정경희, 조인희, 박재민, 조재립. (2008). IPTV이용의도결정요인에 대한연구. 〈인터넷전자상거래연구〉, 8권 3호, 23-46.

정옥경, 김인규, 박철. (2011). 서비스 전문성이 고객만족, 신뢰, 그리고 재구매 의도에 미치는 영향. 〈고객만족경영연구〉, 13(1), 57-79.

정유석, 신진아, 채혁기, 조위덕. (2008). U-시티에서의 U-홈 건강관리서비스 기술. 〈정보과학회지〉, 26권 8호, 42-51.

정화민, 조원길. (2011). 지각된 유용성과 지각된 사용용이성이 웹 기반 원격교육의 학습 성과에 미치는 영향. 〈e-비즈니스연구〉, 12권 2호, 255-272.

조윤경, 정일권. (2007). 방송·통신 이용성향이 DMB 채택에 미치는 영향. 〈한국방송학보〉, 21권 5호, 240-270.

존 피스크지음, 강태완·김선남옮김. (2001). 〈커뮤니케이션학이란 무엇인가?〉. 커뮤니케이션북스.

주정민, 박복길. (2006). 정보기술수용모형과 쌍방향 TV 채택 요인 연구. 〈한국언론학보〉, 50권 1호, 332-354.

진창현, 김상준. (2010). 양방향TV로써 IPTV광고 수용결정요인에 관한연구. 〈미디어경제와문화〉, 8권 4호, 56-102.

최재호, 신은경. (2014). 〈PD ISSUE REPORT DECEMBER 2014〉. 14권 12호.

통계청. (2014). 〈2014 한국의 사회지표 통계〉. http://kostat.go.kr/portal/korea/kor_nw/2/6/1/index.board?bmode=read&-aSeq=334501

한국보건산업진흥원. (2009). 〈u-Health 시범사업 종합평가〉. 민간-의료정보-2009-26.

한국산업연구원. (2011). 〈U-health 서비스의 소비자 인식 조사와 활성화 방안〉

한국인터넷진흥원. (2005). 〈2005년 상반기 정보화실태조사 최종보고서〉. 한국인터넷진흥원.

홍기선. (1989). 〈커뮤니케이션론〉. 서울: 나남.

홍성익. (2015). 우리나라 60대 이상 65% 고혈압 보유. 의학신문(2015.02.24.), 2015.05.22.,
URL: http://www.bosa.co.kr/umap/sub.asp?news_pk=584413.

황유익. (2015). 〈정부의 원격진료 도입에 따른 의료계와의 인식차이에 대한 대응전략 연구〉. 건국대학교.

Adams, D. A., Nelson, R. R., & Todd, P. A. (1992). Perceived usefulness, ease of use, and usage of information technology: a replication. MIS quarterly, 227-247.

American Hospital Association. (2015). Realizing the Promise of Telehealth: Understanding the Legal and Regulatory Challenges. Trend Watch. www.aha.org

Anderson, L. A., & Dedrick, R. F. (1990). Development of the trust in physician scale: A measure to assess interpersonal trust inpatient-physician relationships. Psychological reports, 67(3f), 1091-1100.

Artinian, N. T., Flack, J. M., Nordstrom, C. K., Hockman, E. M., Washington, O. G., Jen, K. L. C., & Fathy, M. (2007). Effects of nurse-managed telemonitoring on blood pressure at 12-month follow-up among urban African Americans. Nursing research, 56(5), 312-322.
http://dx.doi.org/10.1097/01.NNR.0000289501.45284.6e

Bar-Sela, S. M., & Glovinsky, Y. (2007). A feasibility study of an Internet-based telemedicine system for consultation in an ophthalmic emergency room. Journal of telemedicine and telecare, 13(3), 119-124.

Bashshur, R. & Lovett, J. (1977). Assessment of telemedicine: results of the initial experience. Aviation, Space, and Environmental Medicine, 48, 65-70.

Bashshur, R., Sanders, J., & Shannon, G. (1997). Telemedicine Theory and Practices. Charles C Thomas.

Beisecker, A. E., & Beisecker, T. D. (1990). Patient information-seeking behaviors when communicating with doctors. Medical care, 28(1), 19-28.

Bhattacherjee, A. (2001). Understanding information systems continuance: an expectation-confirmation model. MIS quarterly, 351-370.

Bosworth, H. B., Powers, B. J., Olsen, M. K., McCant, F., Grubber, J., Smith, V., ... & Oddone, E. Z. (2011). Home blood pressure management and improved blood pressure control: results from a randomized controlled trial. Archives of internal medicine, 171(13), 1173-1180. http://dx.doi.org/10.1001/archinternmed.2011.276

Bove, A. A., Homko, C. J., Santamore, W. P., Kashem, M., Kerper, M., & Elliott, D. J. (2013). Managing hypertension in urban underserved subjects using telemedicine—a clinical trial. American heart journal, 165(4), 615-621.

Broens, T. H., Vollenbroek-Hutten, M. M., Hermens, H. J., van Halteren, A. T., & Nieuwenhuis, L. J. (2007). Determinants of successful telemedicine implementations: a literature study. Journal of telemedicine and telecare, 13(6), 303-309.

Brooks, W. D., & Emmert, P. (1976). Interpersonal Communication. Dubuque, IA: Wm. C. Brown Company Publishers.

Bryant, J., & Heath, R. (2000). Human communication theory and research. Mahwah, NJ: LEA.

Burgoon, J. (1976). The unwillingness-to-communication scale: development and validation. Communication Monographs.

Carpenedo, D. J. (2006). Telepractice in the city: The story of the visiting nurse service of New York home care.The ASHA Leader, 11(14), 10-11.

Chau, P. Y., & Hu, P. J. (2002). Examining a model of information technology acceptance by individual professionals: An exploratory study. Journal of management information systems, 18(4), 191-229.

Cheong, W., Yim, J., Oh, D. K., Im, J. S., Ko, K. P., & Kim, Y. M. (2013). Effects of chronic disease management based on clinics for blood pressure or glycemic control in patients with hypertension or type 2 diabetes mellitus. Journal of Agricultural Medicine and Community Health, 38(2), 108-115. http://dx.doi.org/10.5393/JAMCH.2013.38.2.108

Chiravuri, A., & Nazareth, D. (2001). Consumer trust in electronic commerce: An alternative framework using technology acceptance. AMCIS 2001 Proceedings, 152.

Chung, Y. S., Moon, M., & Lee, C. H. (2013). The effect of smart care ubiquitous health service on hypertension management. Journal of the Korea Academia-Industrial cooperation Society, 14(3), 1213-1220. http://dx.doi.org/10.5762/KAIS.2013.14.3.1213

Clark, P. A., Capuzzi, K., & Harrison, J. (2010). Telemedicine: Medical, legal and ethical perspectives. American Journal of Case Reports, 16(12), 261-272.

Collins, K., Nicolson, P., & Bowns, I. (2000). Patient satisfaction in telemedicine. Health Informatics Journal, 6(2), 81-85.

Conrath, D. W., Buckingham, P., Dunn, E. V., & Swanson, J. N. (1975). An experimental evaluation of alternative communication systems as used for medical diagnosis. Behavioral science, 20(5), 296-305.

Craig, J., & Patterson, V. (2005). Introduction to the practice of telemedicine. Journal of Telemedicine and Telecare, 11(1), 3-9.

Cukor, P., Baer, L., Willis, B. S., Leahy, L., O′ Laughlen, J. O. H. N., Murphy, M., ... & Martin, E. (1998). Use of videophones and low-cost standard telephone lines to provide a social presence in telepsychiatry. Telemedicine Journal, 4(4), 313-321.

Davis, F. D. (1989). Perceived usefulness, perceived ease of use, and user acceptance of information technology. MIS quarterly, 319-340.

Davis, F. D., Bagozzi, R. P., & Warshaw, P. R. (1989). User acceptance of computer technology: a comparison of two theoretical models. Management science, 35(8), 982-1003.

Doering, N., Legido-Quigley, H., Glinos, I. A., McKee, M., & Maarse, H. (2013). Asuccess-storyin cross-border telemedicine in Europe: The use ofintra-operative teleneuromonitoring during a ortasurgery. Health Policy and Technology, 2(1), 4-9.

Doll, W. J., Hendrickson, A., & Deng, X. (1998). Using Davis'sperceived usefulness and ease of use in struments for decision making: aconfirmatory and multigroup in variance analysis. Decision Sciences, 29(4), 839-869.

Dongier, M., Tempier, R., Lalinec, M. M., & Meunier, D. (1986). Telepsychiatry: Psychiatric consultation through two-way television: a controlled study. The Canadian Journal of Psychiatry/La Revue canadienne de psychiatrie, 31, 32-34.

Dunn, E., Conrath, D., Acton, H., Higgins, C., & Bain, H. (1980). Telemedicine links patients in Sioux lookout with doctorsinToronto. Canadian Medical Association Journal, 22(4), 484-487.

Evans, H. H. (1993). High tech vs “High touch”: The impact of medical technology on patient care. Sociomedical perspectives on patient care, 82-95.

Everett, R. O. G. E. R. S. (1986). Communication Technology: The New Media in Society.

Fang, N., Lee, H., Sun, C., & Zhang, X. (2005). Sub - diffraction-limited optical imaging with a silver superlens. Science, 308(5721), 534-537.

Fong, H. F. (2014). Telemedicine - Case Study 8. In S. Garber, S. M. Gates, E. B. Keeler, M. E. Vaiana, A. W. Mulcahy, C. Lau, & A. L. Kellermann, Redirecting Innovation in US Health Care: Options to Decrease Spending and Increase Value. Research Report. Rand Corporation.

Federal Telemedicine Update. (2002). Federal telemedicine update. Available: http://www.federaltelemedicine.com/

Field, M. J. (Ed.). (1996). Telemedicine: A guide to assessing telecommunications for health care. National Academies Press.

Fishbein, M., & Ajzen, I. (1975). Belief, attitude, intention and behavior: An introduction to theory and research.

Fisher, R. J., & Price, L. L. (1992). An investigation into the social context of early adoption behavior. Journal of Consumer Research, 477-486.

Flaherty, L. M., Pearce, K. J., & Rubin, R. B. (1998). Internet and face to face communication: not functional alternatives. Communication Quarterly, 46(3), 250-268.

Gállego, J. R., Hernández-Solana, Á., Canales, M., Lafuente, J., Valdovinos, A., & Fernández-Navajas, J. (2005). Performance analysis of multiplexed medical data transmission for mobile emergency care over the UMTS channel. Information Technology in Biomedicine, IEEE Transactions on, 9(1), 13-22.

Gangwondo, department of health policy internal data. (2014). 2013 are port of operation status of health clinics.

Gangwondo, department of health policy. (2013). 2013 an annual meeting of medical treatment affairs.

Gangwondo. (2012b). Guideline of public u-health in 2012.

Gangwondo., & Hallym University. (2013). Gangwondo public u-health service operating performance: Telemedicine centered on chronic disease.

Gangwongdo. (2012a). Overview of u-Health(Management of chronic disease) local specialized public health services.

Gefen, D., Karahanna, E., & Straub, D. W. (2003). Trust and TAM in online shopping: an integrated model. MIS quarterly, 27(1), 51-90.

Giffin, K., & Patton, B. (1976). Fundamental of Interpersonal Communication. NY: Harper & Row.

Glanz, Rimer&Viswanath. (2009). Health Behavior and Health Education: Theory, research, and Practice, Jossey-Bass

Grigsby, B. (2004). 2004 TRC Report on US Telemedicine Activity: With an Overview of Non-US Activity. Journal of Telemedicine and Telecare, 10, 366-368.

Güler, N. F., & Übeyli, E. D. (2002). Theory and applications of telemedicine. Journal of Medical Systems, 26(3), 199-220.

Harrison, R., MacFarlane, A., Murray, E., & Wallace, P. (2006). Patients' perceptions of joint teleconsultations: a qualitative evaluation. Health Expectations, 9(1), 81-90.

Healthcare Information Management Systems Society. (1998). Healthcare Information Management Systems Society's 9th Annual leadership survey.

Hjelm, N. M. (2005). Benefits and drawbacks of telemedicine. Journal of telemedicine and telecare, 11(2), 60-70.

Hopper, B., Buckman, M., & Edwards, M. (2011). Evaluation of satisfaction of parents with the use of videoconferencing for a pediatric genetic consultation. Twin Research and Human Genetics, 14(04), 343-346.

Hsiao, C. H., & Yang, C. (2010). Predicting the travel intention to take High Speed Rail a mongcollege students. Transport action research part F: traffic psychology and behaviour, 13(4), 277-287.

Hsiao, C. H., & Yang, C. (2011). The intellectual development of the technology acceptance model: Aco-citation analysis. International Journal of Information Management, 31(2), 128-136.

Hsieh, H. F., & Shannon, S. E. (2005). Three approaches to qualitative content analysis. Qualitative health research, 15(9), 1277-1288.

Irwin, W. G., McClelland, R., & Love, A. H. G. (1989). Communication skills training for medical students: an integrated approach. Medical Education, 23(4), 387-394.

James, W. C. (1989). Communication as cultue. MA: Unwin Hyman, Inc. 15-23.

Jang, M. W. (2008). The influences of telemedicine on diabetes care: mainly focus on rural areas in Gangwon-do. Unpublished master's thesis, University of Hallym, Chuncheon.

Jennett, P. A., Hall, L. A., Hailey, D., Ohinmaa, A., Anderson, C., Thomas, R., & Scott, R. E. (2003). The socio-economic impact of telehealth: a systematic review. Journal of telemedicine and telecare, 9(6), 311-320.

Jeon, E. Y. (2003). The effects of aerobic exercise on health status of the patients with essential hypertension. The Korean Journal of Rehabilitation Nursing, 6(2), 173-182. Jordan Marsh, M., & Neutra, R. (1985). Relationship of health locus of control to life style change programs. Research in nursing & health, 8(1), 3-11.

JTTA. (2013). Telemedicine in Japan 2013. Japanese Telemedicine and Telecare Association.

Kerr, K., & Norris, T. (2004). Telehealth in New Zealand: current practice and future prospects. Journal of telemedicine and telecare, 10(suppl 1), 60-63.

Kim, K. H. (2006). A study on compliance of hypertensive patients registered in primary health care posts implementing the Gangwon telemedicine service system. Unpublished master's thesis, Gangneungwonju University.

Kim, K. H., Lee, M. O., Lee, J. G., & Ryu, S. (2008). Compliance of hypertensive patients registered in primary health care posts implementing the Gangwon telemedicine service system. J Korean Soc Health Inf Health Stat, 33(2), 59-76.

Kim, S., Moon, O., Ahn, M., & Ryu, S. (2007). Estimating the willingness-to-pay for telehealth services of chronic disease in rural area. J Korean Soc Health Inf Health Stat, 32(1), 17-31.

Kim, Y. S. (2004). Telemedicine in the USA with focus on clinical applications and issues. Yonsei medical journal, 45(5), 761-775.

Kim, Y., & Zhang, P. (2009). Individual users' adoption of smartphone services. SIGHCI 2009 Proceedings, 19.

Ko, H. J., & Yoo, T. W. (1999). Primary care Oriented telemedicine. Korean Journal of Family Medicine, 20(1), 13-22.

Ko, I. S., Kim, G. S., Lim, M. H., Lee, K. J., Lee, T. W., Park, H. S., ... & Choi, J. M. (2007). Effects of health education on the knowledge and self-care of hypertension for visiting nursing clients. Journal of Korean Public Health Nursing, 21(2), 134-145.

Korea Centers for Disease Control and Prevention. (2013). Korea health statistics 2012 : Korea national health and nutrition examination survey (KNHANESV-3). Report No.: 11-1351159000027-10.

Koufaris, M., & Hampton-Sosa, W. (2002). Customer trust online: examining the role of the experience with the Web-site. Department of Statistics and Computer Information Systems Working Paper Series, Zicklin School of Business, Baruch College, New York.

Kreps, G. L., & Thornton, B. C. (1992). Health communication: Theory and practice (2nd ed.). Prospect Heights, IL: Waveland Press.

Kwon, M. S., Noh, K. Y., & Choi, J. H. (2013). Experience on telemedicine use of community health practitioners. Korean Journal of Health Education and Promotion, 30(2), 23-39.

Lasswell, H. D. (1948). The structure and function of communication in society. The communication of ideas, 37, 215-228.

Lee J. K. (2010). The effects of quality and accessibility of telehealth service for patients with chronic disease on patient satisfaction, compliance, and intention to reuse. Journal of the Korean Society of Health Information and Health Statistics, 35(2), 149-176.

Lee, H. J. (2004). Effect of individual health education the medical clinic of public health centers on knowledge, self-efficacy, and self-care behavior in clients with hypertension. Journal of Korean Public Health Nursing, 18(1), 80-89.

Lee, K. E. (2005). Outcome evaluation of telehealth for chronic disease in Kangwon Province. In Health We lf Policy Forum, 106, 63-79.

Lee, W. J. (1996). Experiences in the U.S. A and Korea=Telehealth for rural health problems. Korean Journal of Hospital Management, 1(1), 188-202.

LeRouge, C., & Garfield, M. J. (2013). Crossing the telemedicine chasm: have the US barriers to widespread adoption of telemedicine been significantly reduced?. International journal of environmental research and public health, 10(12), 6472-6484.

LeRouge, C., Garfield, M. J., & Collins, R. W. (2012). Telemedicine: Technology mediated service relationship, encounter, or something else?. International journal of medical informatics, 81(9), 622-636.

LeRouge, C., Hevner, A. R., & Collins, R. W. (2007). It's more than just use: An exploration of telemedicine use quality. Decision Support Systems, 43(4), 1287-1304.

Levenstein, J. H., Brown, J. B., Weston, W. W., Stewart, M., McCracken, E. C., & McWhinney, I. (1989). Patient-centered clinical interviewing. Communicating with Medical Patients. London: Sage Publications, 107-20.

Lin, C. A. (2001). Audience attributes, media supplementation, and likely online service adoption. Mass Communication & Society, 4(1), 19-38.

L. L. Berry, J. T. Parish, and R. Janakiraman. (2008). Patients commitment to their primary physician and why it matter, The Annals of Family Medicine, Vol.6, No.1, 6-13.

Lin, S. P., & Yang, H. Y. (2009). Exploring key factors in the choice of e-health using an asthma care mobile service model. Telemedicine and e-Health, 15(9), 884-890.

Liu, X., Sawada, Y., Takizawa, T., Sato, H., Sato, M., Sakamoto, H., ... & Sakamaki, T. (2007). Doctor-Patient Communication: A Comparison between Telemedicine Consultation and Face-to-Face Consultation. Internal Medicine, 46(5), 227-232.

Loane, M., & Wootton, R. (2002). A review of guidelines and standards for telemedicine. Journal of telemedicine and telecare, 8(2), 63-71.

Lou, H., Luo, W., & Strong, D. (2000). Perceived critical mass effect on group ware acceptance. EuropeanJournalofInformationSystems, 9(2), 91-103.

MacFarlane, A., Harrison, R., Murray, E., Berlin, A., & Wallace, P. (2006). A qualitative study of the educational potential of joint tele consultations at the primary - secondary care interface. Journal of telemedicine and telecare, 12(suppl 1), 22-24.

Matusitz, J., & Breen, G. M. (2007). Telemedicine: Its effects on health communication. Health Communication, 21(1), 73-83.

McLaren, P., Ball, C. J., Summer-field, M. A. B., Watson, J. P., & Lipsedge, M. (1995). An evaluation of the use of interactive television in an acute psychiatric service. Journal of Telemedicine and Telecare, 1(2), 79-85.

Mechanic, D., & Schlesinger, M. (1996). The impact of managed care on patients' trust in medical care and their physicians. Jama, 275(21), 1693-1697.

Miller, E. A. (2001). Telemedicine and doctor-patient communication: an analytical survey of the literature. Journal of Telemedicine and Telecare, 7(1), 1-17.

Miller, E. A. (2003). The technical and interpersonal aspects of telemedicine: effects on doctor - patient communication. Journal of Telemedicine and Telecare, 9(1), 1-7.

Miller, E. A. (2010). Telemedicine and the Provider Patient Relationship: What We Know So Far. Report Prepared for the Nuffield Council's Working Party on Medical Profiling and Online Medicine: The Ethics of "Personalised" Medicine in a Consumer Age.

Ministry of Government Legislation. (2013,January1). Medicallaw. Retrieved from http://www.law.go.kr/lsSc.do?menuId=0&p1=&subMenu=1&nwYn=1&query=%EC%9D%98%EB%A3%8C%EB%B2%95&x=0&y=0#liBgcolor7

Ministry of Government Legislation. (2013,January23). Act on special measures for the health care of rural. Retrieved from http://www.law.go.kr/lsInfoP.do?lsiSeq=129336&efYd=20130123#0000

MinistryofGovernmentLegislation.(2014,February28). Theen for cement decree of special measures act for rural health care. Retrieved from http://www.law.go.kr/lsInfoP.do?lsiSeq=146278&efYd=20131212#AJAX

Ministry of Health & Welfare. (2002). Standardized practice guidelines for community health practitioner.

Ministry of Health & Welfare. (2012). 2012 Primary health care community health center guide.

Ministry of Health and Welfare. (2002). Community Health Practitioners of patient care guidelines.

Ministry of Health and Welfare. (2012). Senior Survey 2011. Report No.: 11-1352000-000672-12.

Moon, E. H., & Kim, K. W. (2011). Evaluation of nutrition education for hypertension patients aged 50 years and over. Korean Journal of Community Nutrition, 16(1), 62-74. http://dx.doi.org/10.5720/kjcn.2011.16.1.62

Moon, J. W., & Kim, Y. G. (2001). Extending the TAM for a World-Wide-Web context. Information & management, 38(4), 217-230.

Moore, M. (1999). The evolution of telemedicine. Future Generation Computer Systems, 15(2), 245-254.

Ong, L. M., De Haes, J. C., Hoos, A. M., & Lammes, F. B. (1995). Doctor-patient communication: a review of the literature. Social science & medicine, 40(7), 903-918.

Ostlund, L. E. (1974). Perceived innovation attributes as predictors of innovativeness. Journal of consumer research, 23-29.

Park, J. S., & Oh, Y. J. (2010). The Effect of Case Management for Clients with Hypertension. DM Registered in Customized Home Visiting Health Care Services. Journal of Korean Public Health Nursing, 24(1), 135-150.

Pavlou, P. A. (2003). Consumer acceptance of electronic commerce: Integrating trust and risk with the technology acceptance model. International journal of electronic commerce, 7(3), 101-134.

Penning, M., & Wasyliw, D. (1992). Homebound learning opportunities: Reaching out to older shut-ins and their caregivers. The Gerontologist, 32(5), 704-707.

Pierucci, L., & Del Re, E. (2000). An interactive multimedia satellite telemedicine service. IEEE Multi Media, (2), 76-83.

Rey-Moreno, C., Reigadas, J. S., Villalba, E. E., Vinagre, J. J., & Fernández, A. M. (2010). A systematic review of telemedicine projects in Colombia. Journal of telemedicine and telecare, 16(3), 114-119.

Roca, J. C., Chiu, C. M., & Martínez, F. J. (2006). Understanding e-learningcontinuance intention: An extension of the Technology Acceptance Model. International of human-computerstudies, 64(8), 683-696.

Rogers, E. M. (1986). Communication technology. Simonand Schuster, 1.

Rogers, E. M. (2003). Diffusion of innovations (5th ed.). 김영석, 강내원, 박현구 역. (2005). 〈개혁의 확산〉. 서울: 커뮤니케이션북스.

Rogers, E. M., & Agarwala, R. R. (1976). Communication in organizations.

Roter, D. L., & Hall, J. A. (1992). Doctors talking with patients. Patients Talking with Doctors: Improving Communication in Medical Visits, 1-38.

Roter, D., & Hall, J. A. (2006). Doctors talking with patients/patients talking with doctors: improving communication in medical visits (Vol. 2). Westport, CT: Praeger.

Rotter, J. B. (1966). Generalized expectancies for internal versus external control of reinforcement. Psychological monographs: General and applied, 80(1), 1.

Rubin, R. B., & Martin, M. M. (1994). Development of a measure of interpersonal communication competence. Communication Research Reports, 11(1), 33-44.

Ryu S. W., Jo, J. K., Song T. M., Lee S. Y., Kang E. J., Jang W. I., & Lee, K. E. (2004). Enhancing acceptance of telehealth for the public sector. Seoul: Korea Institute for Health and Social Affairs.

Ryu S. W., Lee H. S., Lee K. H., & Yoon J. Y. (2006). The operational reality and performance evaluation of Kangwon chronic disease telemedicine service system. Seoul: Korea Institute for Health and Social Affairs.

Ryu, M. H., Kim, S., & Lee, E. (2009). Understanding the factors affecting online elderly user's participation in video UCC services. Computersin

Human Behavior, 25(3), 619-632.
Ryu, S. W., Jo, J. K., Song, T. M., Lee, S. Y., Kang, E. J., Jang, W. I., et al. (2004). Enhancing acceptance of telehealth for the public sector. Korea Institute for Health and Social Affairs.
Ryu, S. W., Lee, H. S., Lee, K. H., & Yoon, J. Y. (2006). The operational reality and performance evaluation of Kangwon chronic disease telemedicine service system. Korea Institute for Health and Social Affairs.
Saliba, V., Legido-Quigley, H., Hallik, R., Aaviksoo, A., Car, J., & McKee, M. (2012). Telemedicine across borders: a systematic review of factors that hinder or support implementation. International journal of medical informatics, 81(12), 793-809.
Sallis, P., & Kassabova, D. (2000). Computer-mediated communication: experiments with e-mail readability. Information Sciences, 123(1), 43-53.
Shea, S., Weinstock, R. S., Starren, J., Teresi, J., Palmas, W., Field, L., ... & Lantigua, R. A. (2006). A randomized trial comparing telemedicine case management with usual care in older, ethnically diverse, medically underserved patients with diabetes mellitus. Journal of the American Medical Informatics Association, 13(1), 40-51.
Sisk, J. E., & SANDERS, J. H. (1998). A proposed framework for economic evaluation of telemedicine. Telemedicine Journal, 4(1), 31-37.
So, E. S., & Lee, I. S. (2010). Meta-analysis of hypertension-related nursing intervention programs. Journal of East-West Nursing Research, 16(1), 11-18.
Song, T. M., Lee, S. Y., Lee, K. H., Park, D. S., Jin, D. R., Ryu, S. W., & Jang, S. H. (2011). U-Health: Current status and tasks ahead. Seoul: Korea Institute for Health and Social Affairs.
Song, Y. E. (2012, December). Community health practitioners in prescription drug use status and revision. Paper presented at the meeting of the Korean Academy of Rural Health Nursing's Fall Conference, Asan, Sunmoon University.
Stanberry, B. (2000). Telemedicine: barriers and opportunities in the 21st century. Journal of internal medicine, 247(6), 615-628.
Statistics Korea. (2012). 2012 Statistics on the Aged. Retrieved from http://kostat.go.kr/portal/korea/kor_nw/2/6/1/index.board
Statistics Korea. (2013). Statistics on the elderly in 2013. http://kostat.go.kr/portal/korea/kor_nw/3/index.board?bmode=read&aSeq=308689
Steinfatt, T. M. (1987). Personality and communication: Classical approaches. Personality and interpersonal communication, 42-126.
Strain, L. A. (1991). Use of health services in later life: The influence of health beliefs. Journal of Gerontology, 46(3), S143-S150

Suzuki, T., Murase, S., Kitano, A., Nagase, H., Momoi, S., & Nakamaki, M. (2006). Eye contact in medical examinations using videophones. Telemedicine Journal & e-Health, 12(5), 535-541.

Takahashi, T. (2001). The present and future of telemedicine in Japan. International journal of medical informatics, 61(2), 131-137.

Teo, T. S., Lim, V. K., & Lai, R. Y. (1999). In trinsic and extrinsic motivation in Internetusage. Omega, 27(1), 25-37.

Thom, D. H., Hall, M. A., & Pawlson, L. G. (2004). Measuring patients' trust in physicians when assessing quality of care. Health affairs, 23(4), 124-132.

Tornatzky, L. G., & Klein, K. J. (1982). Innovation characteristics and innovation adoption-implementation: A meta-analysis of findings. Engineering Management, IEEE Transactions on, (1), 28-45.

Touati, F., & Tabish, R. (2013). U-healthcare system: State-of-the-art review and challenges. Journal of medical systems, 37(3), 1-20.

Turner, J. W. (2003). Telemedicine: expanding health care into virtual environments.

Venkatesh, V., & Bala, H. (2008). Technology acceptance model 3 and are search agenda on interventions. Decisions ciences, 39(2), 273-315.

Venkatesh, V., & Davis, F. D. (1996). A model of the antecedents of perceived ease of use: Development and test. Decision sciences, 27(3), 451-481.

Venkatesh, V., & Davis, F. D. (2000). A theoretical extension of the technology acceptance model: Four longitudinal field studies. Management science, 46(2), 186-204.

Venkatesh, V., & Morris, M. G. (2000). Why don't me never stop to ask for directions? Gender, social influence, and their role in technology acceptance and usage behavior. MIS quarterly, 115-139.

Venkatesh, V., Speier, C., & Morris, M. G. (2002). User acceptance enablers in individual decision making about technology: Toward an integrated model. Decision Sciences, 33(2), 297-316.

Wang, Z., & Gu, H. (2009). Are view of telemedicine in China. Journal of telemedicine and telecare, 15(1), 23-27.

Wei, R. (2001). From luxury to utility: a longitudinal analysis of cell phone laggards. Journalism & Mass Communication Quarterly, 78(4), 702-719.

Yoon, D. H., Kim, S. P., Kim, S. J., Cho, S. H., & Cho, N. S. (2008). Influence on a doctorless island residents' health care utilization by video telemedicine. Journal of the Korean Society of Emergency Medicine, 19(4), 359-365.

Zhao, J., Zhang, Z., Guo, H., Ren, L., & Chen, S. (2010). Development and recent achievements of telemedicine in china. Telemedicine and e-Health, 16(5), 634-638.

원격의료와 지역사회

초판 1쇄 발행 | 2015년 6월 30일

글쓴이 | 노기영 · 권명순 · 박동진
발행인 | 노건일
발행처 | 한림대학교 출판부
(200-702) 강원도 춘천시 한림대학길 1 (옥천동 1)
출판등록 제48호(1983. 3. 10)
전화번호 033) 248-2875~6 팩스 033) 248-2879
전자우편 press@hallym.ac.kr
홈페이지 http://press.hallym.ac.kr
인쇄처 | 프린아트


ISBN 978-89-6402-056-2 93510



정가 15,000원